Arbeitsplatz HNO-Praxis

Hans Werner Eichel

Arbeitsplatz HNO-Praxis

Wissen für die medizinische Fachangestellte

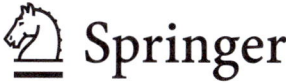

Hans Werner Eichel
Baden-Baden, Deutschland

ISBN 978-3-662-70501-8   ISBN 978-3-662-70502-5   (eBook)
https://doi.org/10.1007/978-3-662-70502-5

Die Deutsche Nationalbibliothek verzeichnet diese Publikation in der Deutschen Nationalbibliografie; detaillierte bibliografische Daten sind im Internet über https://portal.dnb.de abrufbar.

© Der/die Herausgeber bzw. der/die Autor(en), exklusiv lizenziert an Springer-Verlag GmbH, DE, ein Teil von Springer Nature 2025

Das Werk einschließlich aller seiner Teile ist urheberrechtlich geschützt. Jede Verwertung, die nicht ausdrücklich vom Urheberrechtsgesetz zugelassen ist, bedarf der vorherigen Zustimmung des Verlags. Das gilt insbesondere für Vervielfältigungen, Bearbeitungen, Übersetzungen, Mikroverfilmungen und die Einspeicherung und Verarbeitung in elektronischen Systemen.
Die Wiedergabe von allgemein beschreibenden Bezeichnungen, Marken, Unternehmensnamen etc. in diesem Werk bedeutet nicht, dass diese frei durch jede Person benutzt werden dürfen. Die Berechtigung zur Benutzung unterliegt, auch ohne gesonderten Hinweis hierzu, den Regeln des Markenrechts. Die Rechte des/der jeweiligen Zeicheninhaber*in sind zu beachten.
Der Verlag, die Autor*innen und die Herausgeber*innen gehen davon aus, dass die Angaben und Informationen in diesem Werk zum Zeitpunkt der Veröffentlichung vollständig und korrekt sind. Weder der Verlag noch die Autor*innen oder die Herausgeber*innen übernehmen, ausdrücklich oder implizit, Gewähr für den Inhalt des Werkes, etwaige Fehler oder Äußerungen. Der Verlag bleibt im Hinblick auf geografische Zuordnungen und Gebietsbezeichnungen in veröffentlichten Karten und Institutionsadressen neutral.

Springer ist ein Imprint der eingetragenen Gesellschaft Springer-Verlag GmbH, DE und ist ein Teil von Springer Nature.
Die Anschrift der Gesellschaft ist: Heidelberger Platz 3, 14197 Berlin, Germany

Wenn Sie dieses Produkt entsorgen, geben Sie das Papier bitte zum Recycling.

Vorwort

Die Hals-Nasen-Ohrenheilkunde ist die medizinische Teildisziplin, die sich mit Krankheiten, Verletzungen und Funktionsstörungen des Ohres, der oberen Luftwege und Teilen der oberen Speisewege befasst. Die größtenteils versteckt im Kopf und Hals liegenden Organe haben die Entwicklung spezieller diagnostischer und operativer Methoden erfordert, die bereits vor über 100 Jahren zur Eigenständigkeit der Hals-Nasen-Ohrenheilkunde innerhalb der medizinischen und chirurgischen Fächer geführt haben.

In Deutschland arbeiten mehrere tausend medizinische Fachangestellte in HNO-Praxen und HNO-Klinikambulanzen Die meisten MFA machen ihre Ausbildung in einer hausärztlichen Praxis und sind in dieser Zeit kaum mit den speziellen Abläufen und Gerätschaften in einer HNO-Praxis vertraut geworden. In den Lehrplänen der Berufsschulen wird die HNO-Heilkunde nur am Rand erwähnt. Auch medizinische Fachangestellte, die in einer HNO-Praxis ausgebildet wurden, schätzen eine solide theoretische Grundlage ihrer Arbeit.

In der HNO-Arztpraxis haben medizinische Fachangestellte außer organisatorischen und administrativen Tätigkeiten eigenständige und verantwortliche Aufgaben bei der Funktionsdiagnostik sowie in der Assistenz bei diagnostischen und therapeutischen Eingriffen bis hin zu ambulanten Operationen.

Diese Buch führt in die HNO-Heilkunde ein und bietet das theoretische Rüstzeug und viele praktische Informationen für die Tätigkeit am HNO-Untersuchungs- und Behandlungsplatz, bei der Funktionsdiagnostik und an der Anmeldung.

Die medizinischen Kapitel fördern das Verständnis für die Hals-Nasen-Ohrenheilkunde und die ärztlichen Maßnahmen bei der Abklärung und Behandlung häufiger Krankheitsbilder. Die Funktionsdiagnostik, speziell Audiometrie und Allergologie, wird wegen der Bedeutung für die MFA in gebührendem Umfang erklärt.

Die organisatorischen Kapitel bieten einen hilfreichen Überblick von der Gesprächsführung bis zur Leistungsabrechnung. Wegen der zunehmenden Bedeutung für die „Praxis der Zukunft" werden alle Aspekte der elektronischen Praxisverwaltung berücksichtigt. Notfallmanagement und Praxishygiene haben einen unmittelbaren Einfluss auf das Patientenwohl und werden relativ ausführlich beschrieben. Das Buch schließt mit wichtigen Fakten zum Arbeitsschutz für die MFA.

Genderhinweis: Zur flüssigen Lesbarkeit wird auf die durchgehend doppelte Verwendung der männlichen und weiblichen Personenbezeichnung verzichtet. Bei Arzt und Patient wird die männliche grammatische Form, bei MFA und Mitarbeiterin die weibliche grammatische Form verwendet. Selbstverständlich sollen sich alle Geschlechter angesprochen fühlen.

In der Gesamtschau soll das Buch zum Verständnis der Abläufe in der HNO-Praxis und zur Freude am Beruf beitragen.

Stellvertretend für alle Beteiligten möchte ich mich bei Frau Antje Lenzen vom Springer-Verlag Heidelberg für ihre Geduld und Unterstützung in jeder Phase des Schreibens herzlich bedanken.

Hans Werner Eichel
Baden-Baden, Deutschland
September 2024

Inhaltsverzeichnis

1	**HNO-Organe**	1
1.1	**Ohr**	3
1.1.1	Äußeres Ohr	3
1.1.2	Mittelohr	4
1.1.3	Innenohr	6
1.1.4	Innerer Gehörgang	10
1.1.5	Hörbahn	11
1.1.6	Gleichgewichtsbahn	12
1.1.7	Hören	12
1.1.8	Hörstörung	15
1.2	**Nase und Nasennebenhöhlen**	16
1.2.1	Atemwege	16
1.2.2	Nase und Nasennebenhöhlen	16
1.3	**Mundhöhle, Speicheldrüsen, Rachen, Speiseröhre**	18
1.3.1	Mundhöhle und Zunge	19
1.3.2	Kopfspeicheldrüsen	20
1.3.3	Rachen	20
1.3.4	Speiseröhre	22
1.3.5	Schluckfunktion	22
1.4	**Kehlkopf und Luftröhre**	22
1.4.1	Kehlkopf	22
1.4.2	Kehlkopffunktion	27
1.4.3	Luftröhre und Bronchien	28
1.5	**Äußerer Hals**	28
1.5.1	Muskeln und Zungenbein	29
1.5.2	Lymphknoten	29
1.5.3	Schilddrüse	30
1.5.4	Blutgefäße	30
1.5.5	Tracheostoma	31
	Literatur	31
2	**Krankheiten des HNO-Gebietes**	33
2.1	**Überblick**	35
2.1.1	Pathologische Kategorien im HNO-Bereich	35
2.1.2	Therapie bei HNO-Krankheiten	37
2.1.3	Diagnosen in der HNO-Praxis	38
2.2	**Krankheiten des Ohres**	39
2.2.1	Krankheiten des äußeren Ohres	40
2.2.2	Krankheiten des Mittelohrs	42
2.2.3	Erkrankungen des Innenohrs	47
2.2.4	Krankheiten des Gleichgewichtshörnerven und der Hörbahn	52
2.2.5	Hörprothetik	53

2.3	**Krankheiten der Nase, der Nasennebenhöhlen, des Gesichts**	56
2.3.1	Krankheiten der Nase	56
2.3.2	Krankheiten der Nasennebenhöhlen	60
2.3.3	Allergie der Atemwege	62
2.3.4	Neubildungen der Gesichtshaut	64
2.4	**Krankheiten der Mundhöhle, des Rachens, der Speicheldrüsen**	65
2.4.1	Krankheiten der Lippen und der Mundhöhle	65
2.4.2	Krankheiten des Rachens	66
2.4.3	Krankheiten der Mandeln	67
2.4.4	Schnarchen und obstruktive Schlafstörung	71
2.4.5	Krankheiten der Speiseröhre	73
2.4.6	Krankheiten der Speicheldrüsen	73
2.5	**Krankheiten des Kehlkopfs und der Luftröhre**	75
2.5.1	Krankheiten des Kehlkopfs	75
2.5.2	Krankheiten der Luftröhre und Tracheostoma	83
2.6	**Krankheiten des äußeren Halses**	85
2.6.1	Zysten und Fisteln	85
2.6.2	Krankheiten der Lymphknoten	85
2.6.3	Krankheiten der Schilddrüse	86
	Literatur	87
3	**Untersuchung der HNO-Organe**	89
3.1	**Überblick**	91
3.1.1	HNO-Status	91
3.1.2	Funktionsprüfungen	93
3.1.3	Bildgebung	94
3.1.4	Labordiagnostik	94
3.2	**Untersuchung der Ohren**	95
3.2.1	Inspektion und Palpation	95
3.2.2	Otoskopie	95
3.2.3	Orientierende Funktionsprüfungen	96
3.2.4	Untersuchung außerhalb des Arztzimmers	100
3.3	**Untersuchung der Nase und Nasennebenhöhlen**	101
3.3.1	Inspektion und Perkussion	101
3.3.2	Rhinoskopie und Endoskopie	101
3.3.3	Orientierende Funktionsprüfung	103
3.3.4	Untersuchung außerhalb des Arztzimmers	103
3.4	**Untersuchung der Mundhöhle, des Rachens und der Speicheldrüsen**	104
3.4.1	Inspektion und Palpation	104
3.4.2	Endoskopie	105
3.4.3	Orientierende Funktionsprüfungen	105
3.4.4	Untersuchung außerhalb des Arztzimmers	106
3.5	**Untersuchung des Kehlkopfs**	106
3.5.1	Inspektion und Palpation	106
3.5.2	Laryngoskopie	106
3.5.3	Orientierende Funktionsprüfungen	110
3.5.4	Untersuchung außerhalb des Arztzimmers	110

Inhaltsverzeichnis

3.6	**Untersuchung des äußeren Halses**	110
3.6.1	Inspektion und Palpation	110
3.6.2	Sonografie und Punktion	110
3.6.3	Untersuchung außerhalb des Arztzimmers	111
3.7	**Untersuchung von Luftröhre, Bronchien und Speiseröhre**	112
3.7.1	Tracheobronchoskopie	112
3.7.2	Ösophagoskopie	113
	Literatur	113
4	**Ablauf im Arztzimmer**	**115**
4.1	**Der Untersuchungs- und Behandlungsplatz**	116
4.1.1	Ausstattung	116
4.1.2	Instrumente und Materialien	117
4.1.3	Vor- und Nachbereitung	117
4.1.4	Die MFA während der Sprechstunde	118
4.2	**Ärztliche Maßnahmen**	118
4.2.1	Anamnese	118
4.2.2	Ärztliche Untersuchung	119
4.2.3	Therapeutische Maßnahmen im Arztzimmer	119
4.2.4	Das weitere Vorgehen	120
4.2.5	Die MFA außerhalb des Arztzimmers	121
5	**Funktionsdiagnostik durch die MFA**	**123**
5.1	**Hörprüfung**	124
5.1.1	Überblick	124
5.1.2	Tonaudiometrie zur Ermittlung der Hörschwelle	125
5.1.3	Ermittlung der Hörschwelle beim Säugling und Kleinkind	128
5.1.4	Überschwellige Tonaudiometrie	129
5.1.5	Sprachaudiometrie	130
5.1.6	Tympanometrie und Stapediusreflexmessung	132
5.1.7	Otoakustisch Emissionen	134
5.1.8	Akustisch evozierte Potenziale	135
5.1.9	Universelles Neugeborenenhörscreening	136
5.2	**Gleichgewichtsprüfung**	136
5.2.1	Videookulografie (Videonystagmografie)	137
5.2.2	Weitere apparative Vestibularisprüfungen	139
5.3	**Rhinomanometrie**	140
5.4	**Diagnostik bei Allergie**	141
5.4.1	Pricktest	142
5.4.2	Nasaler Provokationstest	143
5.4.3	Bluttest	143
5.5	**Riech- und Schmeckprüfung**	144
5.5.1	Subjektive Olfaktometrie	144
5.5.2	Subjektive Gustometrie	144
5.6	**Schlafdiagnostik**	145
5.6.1	Kardiorespiratorische Polygrafie	145
5.6.2	Kardiorespiratorische Polysomnografie	145
	Literatur	146

6	**Operationen**	**147**
6.1	HNO-Operationen im Überblick	148
6.1.1	Operationsverfahren	148
6.1.2	Kleinchirurgische Eingriffe	149
6.1.3	Ambulante Operationen	149
6.1.4	Belegärztliche Operationen	150
6.1.5	Operationen an einer HNO-Klinik	150
6.2	**Operationen am Ohr**	150
6.2.1	Operation am äußeren Ohr	150
6.2.2	Operationen am Trommelfell und Mittelohr	151
6.2.3	Operationen am Innenohr	153
6.3	**Operationen an Nase und Nasennebenhöhlen**	154
6.3.1	Operationen an der Nase	154
6.3.2	Operationen an den Nebenhöhlen	155
6.3.3	Operationen am Gesicht	156
6.4	**Operationen in Mundhöhle und Rachen**	156
6.4.1	Operationen an den Mandeln	156
6.4.2	Operationen an den Speicheldrüsen	157
6.4.3	Operationen bei Rhonchopathie (Schnarchen)	158
6.5	**Operationen am Kehlkopf und Hals**	158
6.5.1	Operationen am Kehlkopf	158
6.5.2	Operation an der Luftröhre	159
6.5.3	Operationen am äußeren Hals	159
	Literatur	160
7	**Notfälle**	**161**
7.1	**Organisation und Ausrüstung**	162
7.1.1	Was ist ein Notfall?	162
7.1.2	Notfallausrüstung	163
7.1.3	Notfallmedikamente	164
7.2	**Patient von außen als HNO-Notfall**	165
7.2.1	Welche Notfälle sind zu erwarten?	165
7.2.2	Verhalten bei der Anmeldung	166
7.3	**Komplikationen bei ärztlichen Maßnahmen**	167
7.3.1	Internistische und HNO-Komplikationen	167
7.3.2	Anaphylaxie	169
7.4	**Internistische Notfälle in der Praxis**	170
7.4.1	Die Notfallsituation	170
7.4.2	Beispielhafte Notfälle	174
7.4.3	Herz-Lungen-Wiederbelebung nach der ABC-Regel	178
	Literatur	181
8	**Praxisorganisation**	**183**
8.1	**Kommunikation mit Patienten**	185
8.1.1	Gesprächskultur	185
8.1.2	An der Anmeldung	187
8.1.3	Am Telefon	187

8.1.4	Elektronische Post	188
8.1.5	Während der Funktionsdiagnostik	188
8.1.6	Im Arztzimmer	189
8.1.7	Aufklärung über Operationen und Selbstzahlerleistungen	189
8.1.8	Exkurs: Teambesprechung	190
8.2	**Terminvereinbarung**	191
8.2.1	Terminvereinbarung am Telefon	191
8.2.2	Terminvergabe an der Anmeldung	192
8.2.3	Internetbasierte elektronische Terminvergabe	193
8.2.4	Terminvermittlung über Terminservicestelle	193
8.3	**Die elektronische Praxis**	195
8.3.1	Telematikinfrastruktur	196
8.3.2	Dienste und Geräte der Telematikinfrastruktur	197
8.3.3	Anwendungen der TI	198
8.4	**Abrechnung**	201
8.4.1	Abrechnung nach dem EBM	202
8.4.2	Abrechnung nach der GOÄ	205
8.4.3	Abrechnung nach der UV-GOÄ	206
8.4.4	Abrechnung nach dem JVEG	206
8.5	**Dokumentation**	207
8.5.1	Patientenbezogene Dokumentation	207
8.5.2	Sonstige Dokumente	208
8.6	**Qualitätsmanagement**	209
8.6.1	Qualitätsmanagement: was–warum–wozu- wie	209
8.6.2	Methoden	210
8.6.3	Anwendung	211
	Literatur	213
9	**Hygiene und Arbeitsschutz**	**215**
9.1	**Allgemeine Infektionsprävention**	217
9.1.1	Was ist Hygiene?	217
9.1.2	Erreger von Infektionen	217
9.1.3	Hygiene in der Praxis	220
9.2	**Händehygiene**	221
9.2.1	Händewaschen und Händepflege	222
9.2.2	Hygienische Händedesinfektion	223
9.2.3	Chirurgische Händedesinfektion	225
9.3	**Bekleidung und persönliche Schutzausrüstung**	226
9.3.1	Arbeitskleidung – Bereichskleidung – Schutzkleidung	227
9.3.2	Schutzausrüstung	227
9.3.3	Aufbereitung der Arbeits- und Schutzkleidung	228
9.4	**Hygiene bei der Patientenbehandlung**	229
9.4.1	Bei allen Patienten	229
9.4.2	Patienten mit übertragbaren Krankheiten und multiresistenten Erregern	231
9.5	**Aufbereitung von HNO-Instrumenten**	232
9.5.1	Medizinprodukt	232
9.5.2	Unkritisch-semikritisch-kritisch	234
9.5.3	Aufbereitung	234

9.6	**Hygiene beim Umgang mit Medikamenten**	236
9.6.1	Lagerung	236
9.6.2	Zubereitung	237
9.7	**Hygiene bei Räumen und Geräten**	237
9.7.1	Reingung und Desinfektion von Flächen	238
9.7.2	Untersuchungs- und Behandlungseinheit	239
9.7.3	Abfallentsorgung	240
9.8	**Hygieneplan**	240
9.8.1	Was ist ein Hygieneplan ?	240
9.8.2	Hygieneplan für die HNO-Praxis	242
9.9	**Arbeitsschutz**	243
9.9.1	Impfungen	244
9.9.2	Unfallvermeidung	244
9.9.3	Vorgehen nach Stich- oder Schnittverletzung	245
	Literatur	246

Serviceteil

Stichwortverzeichnis 251

Über den Autor

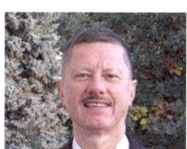

Dr. med. Hans Werner Eichel
Hals-Nasen-Ohren-Arzt mit langjähriger Tätigkeit in eigener Praxis in Baden-Baden, Deutschland

HNO-Organe

Inhaltsverzeichnis

1.1 Ohr – 3
1.1.1 Äußeres Ohr – 3
1.1.2 Mittelohr – 4
1.1.3 Innenohr – 6
1.1.4 Innerer Gehörgang – 10
1.1.5 Hörbahn – 11
1.1.6 Gleichgewichtsbahn – 12
1.1.7 Hören – 12
1.1.8 Hörstörung – 15

1.2 Nase und Nasennebenhöhlen – 16
1.2.1 Atemwege – 16
1.2.2 Nase und Nasennebenhöhlen – 16

1.3 Mundhöhle, Speicheldrüsen, Rachen, Speiseröhre – 18
1.3.1 Mundhöhle und Zunge – 19
1.3.2 Kopfspeicheldrüsen – 20
1.3.3 Rachen – 20
1.3.4 Speiseröhre – 22
1.3.5 Schluckfunktion – 22

1.4 Kehlkopf und Luftröhre – 22
1.4.1 Kehlkopf – 22
1.4.2 Kehlkopffunktion – 27
1.4.3 Luftröhre und Bronchien – 28

© Der/die Autor(en), exklusiv lizenziert an Springer-Verlag GmbH, DE, ein Teil von Springer Nature 2025
H. W. Eichel, *Arbeitsplatz HNO-Praxis*, https://doi.org/10.1007/978-3-662-70502-5_1

1.5	**Äußerer Hals** – 28
1.5.1	Muskeln und Zungenbein – 29
1.5.2	Lymphknoten – 29
1.5.3	Schilddrüse – 30
1.5.4	Blutgefäße – 30
1.5.5	Tracheostoma – 31
	Literatur – 31

1.1 Ohr

Das Hör- und Gleichgewichtsorgan befindet sich mit Ausnahme der Ohrmuschel vollständig im Schläfenknochen. Es wird in äußeres Ohr, Mittelohr und Innenohr eingeteilt (◘ Abb. 1.1). Im Schläfenknochen verlaufen auch der Gleichgewichtshörnerv und der Fazialisnerv (Gesichtsnerv).

1.1.1 Äußeres Ohr

Das äußere Ohr besteht aus der Ohrmuschel und dem äußeren Gehörgang und ist mit Haut bedeckt. Es bündelt den eintreffenden Schall und leitet ihn zum Trommelfell.

Das äußere Ohr besteht aus der Ohrmuschel und dem äußeren Gehörgang

- **Ohrmuschel**

Die Ohrmuschel wird durch ein Knorpelgerüst geformt, nur das Ohrläppchen ist knorpelfrei. Die Knorpel haben charakteristische Namen (◘ Abb. 1.2). Durch Druck auf den vor dem Gehörgangseingang liegenden Tragus kann der Gehörgangseingang schalldicht verschlossen werden. Durch Zug an der Ohrmuschel nach hinten oben stellt sich der Gehörgang gerade.

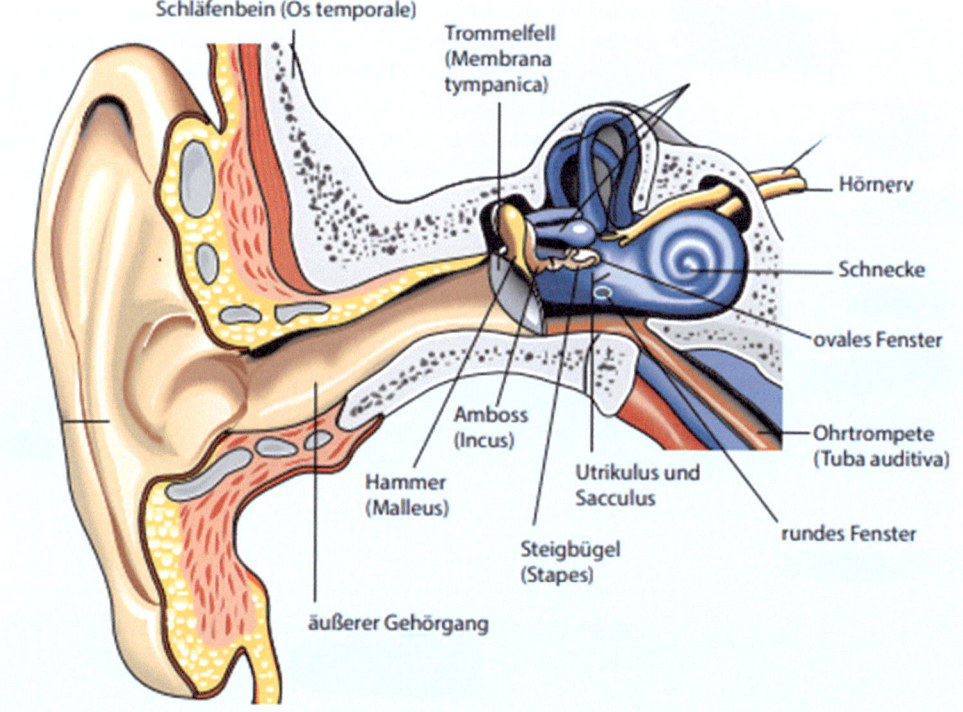

◘ Abb. 1.1 Anatomische Darstellung des Ohrs. (Beschriftung bearbeitet) (Beise et al. 2013)

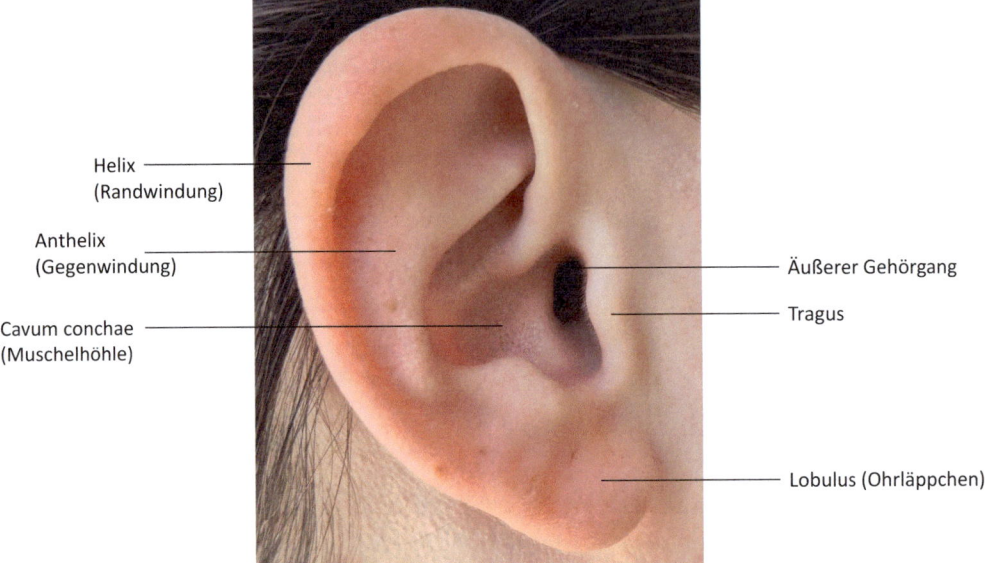

Abb. 1.2 Rechte Ohrmuschel

Ohrschmalz besteht aus Talg, flüssigem Sekret und abgeschilferten Hautzellen

Äußerer Gehörgang

Dieser hat eine knorpelig-knöcherne Grundlage. Die Haut am Eingang enthält Haare als Grobfilter gegen Schmutz und die Ohrenschmalzdrüsen. Ohrenschmalz (Cerumen) besteht aus Talg (Fett), flüssigem Sekret und abgeschilferten Hautzellen. Das Ohrenschmalz wird durch Wanderung abgeschilferter Hautzellen nach außen transportiert und bindet dabei Schmutzteilchen.

> **Tipp**
>
> Im Praxisalltag wird der äußere Gehörgang verkürzt als „Gehörgang" bezeichnet. Der innere Gehörgang ▶ Abschn. 1.1.4 wird immer mit der vollständigen Bezeichnung genannt.

1.1.2 Mittelohr

Das Mittelohr ist ein System von schleimhautausgekleideten Hohlräumen.

1.1 · Ohr

> **Schleimhaut** (Tunica mucosa) ist eine Gewebeschicht, die Hohlorgane wie Atemwege, Speisewege und Mittelohr zum jeweiligen Hohlraum abdichtet. Schleimhaut besteht aus einer oder mehreren Schichten von Deckzellen (Epithel) und der darunter liegenden Bindegewebeschicht mit Drüsen, Blutgefäßen und Nerven

■ Paukenhöhle

Der zentrale Raum des Mittelohrs ist die Paukenhöhle, die mit dem Trommelfell den Abschluss zum äußeren Gehörgang bildet. Das Trommellfell, eine dünne, teilweise transparente Membran ist mit der Gehörknöchelchenkette aus Hammer, Amboss, Steigbügel (Stapes) verbunden (◘ Abb. 1.3). Die Steigbügelfußplatte sitzt im ovalen Fenster der knöchernen Innenohrkapsel (► Abschn. 1.1.3).

Das Trommelfell hat die Form eines Trichters und ist mit dem Hammer verwachsen. Der auftreffende Schall versetzt das Trommelfell und die damit verbundenen Gehörknöchelchen in Schwingungen, die über die Steigbügelfussplatte auf die Hörschnecke übertragen werden. In der Paukenhöhle befinden sich zwei winzige Muskeln, der Trommelfellspannermuskel und der Steigbügelmuskel (Musculus stapedius). Der Steigbügelmuskel wird reflektorisch bei lautem Schall aktiviert und zieht den Steigbügel für einen Sekundenbruchteil an sich. Dadurch wird die Schallübertragung über die Gehörknöchelchenkette vermindert und das Innenohr vor lautem Schall geschützt. Dieser Stapediusreflex (stapedius = zum Steigbügel gehörend) wird diagnostisch genutzt (► Abschn. 5.1.5).

Die Beweglichkeit der Trommelfell-Gehörknöchelchenkette und damit die Schallübertragung funktionieren am besten, wenn in der Paukenhöhle der gleiche Luftdruck herrscht wie im Gehörgang, der dem atmosphärischen Luftdruck entspricht.

Zum Mittelohr gehören die Paukenhöhle, die Ohrtrompete und lufthaltige Räume im Warzenfortsatz. Die Paukenhöhle mit Trommelfell und Gehörknöchelchen sowie die Ohrtrompete sind wichtig für die Schallübertragung auf die Hörschnecke

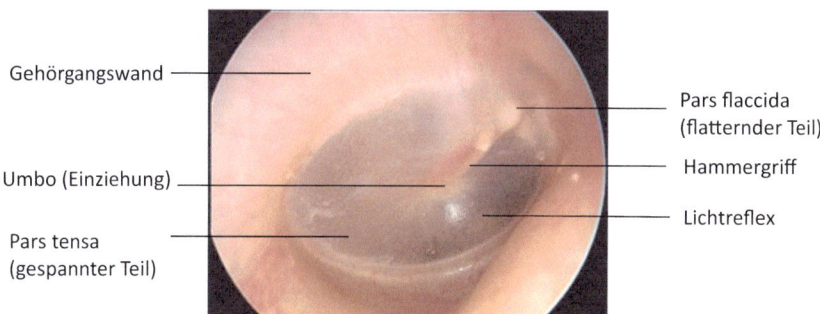

◘ Abb. 1.3 Rechtes Trommelfell durch den Gehörgang gesehen. (Beschriftung bearbeitet) (Lenarz und Boenninghaus 2012)

Über die Ohrtrompete wird der Luftdruck in der Paukenhöhle dem äußeren Luftdruck angepasst

- **Ohrtrompete**

Über die Ohrtrompete (Tuba auditiva, Tube), den Verbindungskanal zwischen der Paukenhöhle und dem Nasenrachenraum ▶ Abschn. 1.3.1 findet der Druckausgleich statt: Bei jedem Schlucken öffnet sich kurz die Ohrtrompete und passt den Luftdruck in der Paukenhöhle dem äußeren Luftdruck an. Dies kann auch willkürlich durch das **Valsalva-Manöver** erfolgen: Die Nase wird durch Zusammendrücken der Nasenwände verschlossen, gleichzeitig wird Luft in den Rachen und in die Tuben gepresst.

- **Warzenfortsatz**

Hinter der Ohrmuschel ist am Schläfenknochen eine Knochenvorwölbung zu tasten, der Warzenfortsatz (Mastoid). Dieser enthält kleine luftgefüllte Hohlräume, die mit der Paukenhöhle in Verbindung stehen. Eine Entzündung des Mittelohrs kann sich bis in den Warzenfortsatz ausbreiten.

1.1.3 Innenohr

Das Innenohr ist ein System von labyrinthartigen, zusammenhängenden Kanälen im Felsenbein, dem härtesten Teil des Schläfenknochens.

- **Knöchernes und häutiges Labyrinth**

Das knöcherne Labyrinth besteht aus Vorhof, Hörschnecke und drei Bogengängen (◘ Abb. 1.4). Es umgibt als Knochenkapsel das häutige Labyrinth, ein System aus feinen Schläuchen. Das Schlauchsystem enthält im Vorhof und in den Bogengängen die Sensoren (Reizaufnehmer) für Lage- und Bewegungsempfinden und in der Hörschnecke die Sensoren für die Hörempfindung. Zwischen dem knöchernen und dem häutigen Labyrinth befindet sich die Perilymphe, die äußere Innenohrflüssigkeit. Das Schlauchsystem des häutigen Labyrinths, bestehend aus Schneckengang, zwei Vorhofsäckchen und drei Bogengangsschläuchen ist mit Endolymphe, der innere Innenohrflüssigkeit gefüllt.

Das Innenohr besteht aus Vorhof, drei Bogengängen und der Hörschnecke. Im Vorhof und in den Bogengängen befinden sich die Sensoren für das Lage- und Bewegungsempfinden, in der Hörschnecke die Sensoren für das Hörempfinden

> **Sensor** oder **Rezeptor** ist eine Sinneszelle, die auf einen passenden Reiz mit Änderung der elektrischen Spannung zwischen Innen- und Außenseite der Zellmembran reagiert. Diese Spannungsänderung wird als Sensor- oder Rezeptorpotenzial bezeichnet und löst in der verbundenen Nervenzelle ebenfalls Spannungsänderungen aus, die als Aktionspotenziale (vereinfacht: Nervenimpulse) zum Gehirn geleitet werden.

1.1 · Ohr

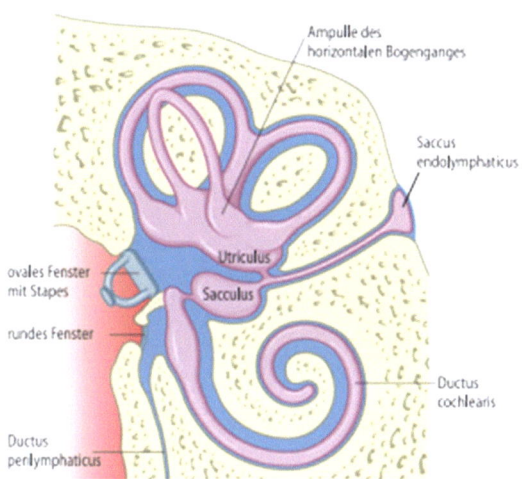

Abb. 1.4 Knöchernes und häutiges Labyrinth mit perilymphatischen (rot) und endolyymphatischen (blau) Räumen und den Fenstern zur Paukenhöhle. (Lenarz und Boenninghaus 2012)

Hörschnecke (Cochlea)

Die Cochlea hat 2½ Windungen und enhält drei gewundene Schläuche: die perilymphgefüllte Vorhoftreppe und Paukentreppe sowie den endolymphgefüllten Schneckengang (Ductus cochlearis ◘ Abb. 1.5). Die Paukentreppe beginnt am ovalen Fenster des Vorhofs, läuft bis zu Schneckenspitze und wieder zurück zum runden Fenster, einer membranverschlossenen Knochenöffnung zur Paukenhöhle. Im Schneckengang befindet sich in ganzer Länge das Corti-Organ, der Reizaufnehmer und Reizwandler für Schallreize. Das Corti-Organ besteht aus einer Basilarmembran (Grundmembran), auf der die Sinneszellen sitzen und einer Deckmembran über den Sinneszellen. Die Sinneszellen (Haarzellen) sind in einer inneren und drei äußeren Reihen angeordnet und tragen am oberen Pol feine Haare, die bei Abscherung der Deckmembran gegen die Basilarmembran abgelenkt werden. Die Ablenkung führt zur Änderung der Durchlässigkeit der Zellmembran für geladene Teilchen und damit zur Änderung der elektrischen Spannung zwischen Innen- und Außenseite der Zellmembran. In der Schneckenspindel sitzen Nervenzellen, deren Dendriten mit den Sinneszellen in Verbindung stehen, während ihre Axone die Nervenfasern des Hörnerv bilden. Diese Umwandlung des Schallreizes in elektrische Impulse findet überwiegend in den inneren Haarzellen statt. Die äußeren Haarzellen können durch den Kontakt ihrer Sinneshaare mit der Deckmembran die Empfindlichkeit des Corti-Organs erhöhen.

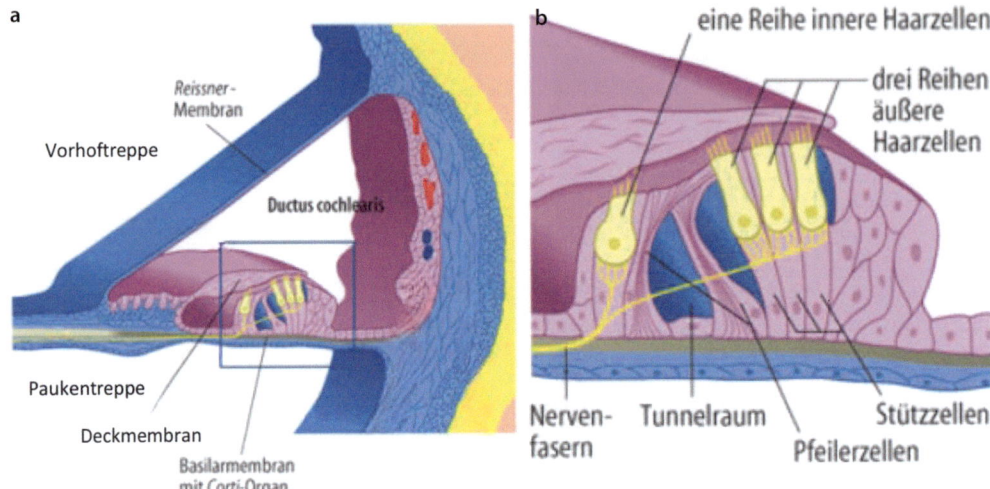

◘ **Abb. 1.5 a–b a** Ductus cochlearis zwischen Vorhoftreppe und Paukentreppe. **b** Corti-Organ. Haarzellen gelb markiert. (Beschriftung bearbeitet) (Lenarz und Boenninghaus 2012)

In der Hörschnecke befindet sich das Corti-Organ, der Empfänger und Wandler für Schallreize

---
Nervenzelle

Eine **Nervenzelle** (Neuron) besteht aus einem Zellkörper, einem oder mehreren kurzen Fortsätzen (Dendriten), und einem langen Fortsatz (Axon). Ein elektrischer Impuls von einer Sinneszelle oder einer anderen Nervenzelle wird über einen Dendriten aufgenommen und über das Axon an die nächste Nervenzelle weitergegeben.

Eine **Nervenfaser** ist ein Axon plus dessen Umhüllung durch eine unterstützende Zelle des Nervensystems (Gliazelle).

Ein **Nerv** besteht aus vielen Nervenfasern mit einer gemeinsamen, bindegewebigen Hülle.

In den Macula-Organen im Vorhof lösen horizontale und vertikale Kopfbewegungen die Reizung der Sinneszellen aus

■ **Vorhof (Vestibulum)**

Im Vorhof liegen senkrecht zueinander die beiden Vorhofsäckchen Utriculus und Sacculus, die die Macula-Organe ◘ Abb. 1.6 enthalten, die Reizaufnehmer für geradlinige Kopfbewegungen und die Ausrichtung im Raum. Die Sinneszellen ragen mit ihren Sinneshaaren in eine gelartige Membran, in die kleine Kalziumkristalle (Otolithen) eingebettet sind. Bei Kopfbewegungen in horizontaler oder vertikaler Richtung bewegen diese Steinchen die Membran und lenken die Sinneshaare ab. Die Ablenkung führt zu Änderungen in der Durchlässigkeit der Zellmembran für geladene Teilchen und damit zur Erzeugung eines Rezeptorpotenzials. Die Sinneszellen sind mit Dendriten von Nervenzellen im inneren

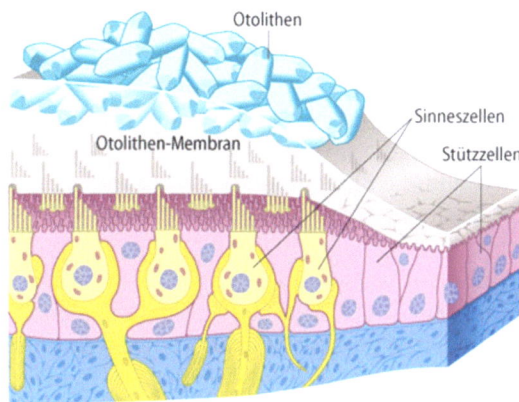

Abb. 1.6 Macula-Organ in Utriculus und Sacculus des Vorhofs. (Lenarz und Boenninghaus 2012)

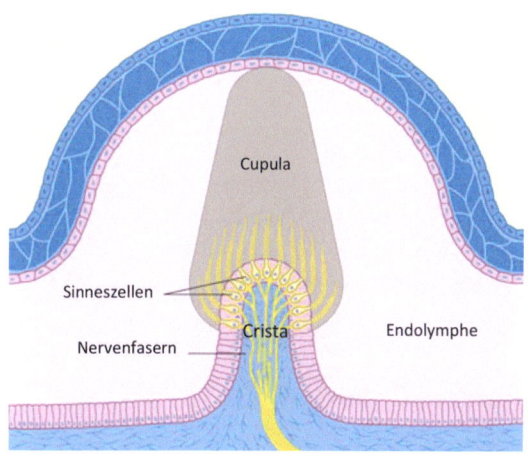

Abb. 1.7 Bogengangsampulle. (Beschriftung bearbeitet) (Lenarz und Boenninghaus 2012)

Gehörgang verbunden, deren Axone die Nervenfasern des Gleichgewichtsnerv bilden und die Sinnesinformation als Aktionspotenziale zum Gehirn leiten.

Bogengänge

Die Bogengänge sind in den drei Raumrichtungen angelegt und stehen annähernd senkrecht aufeinander. Die endolymphgefüllten Bogengangsschläuche enthalten in einer Erweiterung, der Ampulle ◘ Abb. 1.7 die Reizaufnehmern für Drehbewegungen des Kopfes. Die Sinneszellen sitzen auf einer Leiste (Crista) und ragen mit ihren Sinneshaaren in ein gelartiges Gewölbe (Cupula) innerhalb des Endolymphraums. Bei Drehbewegung des Kopfes kommt es zu Bewegung der

> In den Bogengangsampullen löst die Drehbewegung des Kopfes in allen Raumrichtungen die Reizung der Sinneszellen aus

Endolymphe im Bogengang, der die Cupula ausbuchtet Diese Ausbuchtung bewirkt die Ablenkung der Sinneshaare und die Erzeugung eines Rezeptorpotenzials. Auch diese Sinneszellen sind mit Dendriten von Nervenzellen im inneren Gehörgang verbunden, deren Axone die Nervenfasern des Gleichgewichtsnerv bilden und die Sinnesinformation als Aktionspotenziale zum Gehirn leiten.

- **Vestibularapparat**

Die Macula-Organe im Vorhof, die Bogengangsorgane und die Nervenfasern des Gleichgewichtsnerven bilden den Vestibularapparat

Die Sensororgane im Vorhof und in den Bogengängen mit ihren Nervenleitungen zum Gehirn bilden den Vestibularapparat, ein Begriff, der sich von „Vestibulum" ableitet.

Um den aufrechten Gang und die Orientierung im Raum zu ermöglichen und um den Blick auf ein bewegtes Objekt fixieren zu können, ist eine Zusammenarbeit vielen System nötig: Der Vestibularapparat mit seinen Sensoren für die Kopfbewegung, das System der Tiefensensibilität mit Sensoren für das Empfinden des Bewegungsapparats, speziell in der Halswirbelsäule und das System der Blickmotorik für die Bewegungen der Augen.

> **Tiefensensibilität** (Propriozeption) ist das Empfinden des Bewegungsapparats. In Muskeln, Sehnen und Gelenken sind Sensoren für die Muskelspannung, Sehnendehnung und Gelenkstellung vorhanden.

1.1.4 Innerer Gehörgang

Der innere Gehörgang ist der Durchgang im Felsenbein zwischen Labyrinth und Gehirn.

- **Gleichgewichtshörnerv**

Die Nervenfasern aus der Hörschnecke und den Gleichgewichtsorganen treten als gemeinsamer Gleichgewichtshörnerv (Nervus vestibulocochlearis) in den inneren Gehörgang ein. Im Hirnstamm werden die Nervenimpulse für das Hören in den Cochleariskernen, diejenigen für die Gleichgewichtsempfindung in den Vestibulariskernen umgeschaltet.

1.1 · Ohr

> Als **Nucleus** (Kern) werden Ansammlungen von Nervenzellkörpern im Hirnstamm bezeichnet. An den Cochleariskernen werden die Nervenimpulse aus der Cochlea, an den Vestibulariskernen die Nervenimpulse aus den Vorhof- und Bogengangsorganen auf die nächste Nervenzelle übertragen.

Durch den inneren Gehörgang verläuft der Gleichgewichtshörnerv zum Hirnstamm. Der Fazialisnerv verläuft ebenfalls durch den inneren Gehörgang und dann durch Innenohr und Mittelohr

- **Fazialisnerv**

Der Fazialisnerv (Nervus facialis, „Gesichtsnerv") läuft nach dem Austritt aus dem Hirnstamm ebenfalls durch den inneren Gehörgang und anschließend in einem eigenen Kanal durch Innenohr und Mittelohr. Vor dem Warzenfortsatz tritt er aus dem Schläfenknochen aus und läuft durch die Ohrspeicheldrüse, wo er sich in einzelne Äste für die Gesichtsmuskeln aufteilt. Mit motorischen Nervenfasern versorgt er die mimischen Gesichtsmuskeln und den Steigbügelmuskel, mit sekretorischen Fasern die Tränendrüsen und zwei Speicheldrüsen (▶ Abschn. 1.3.2). Außerdem enthält er sensorische Nervenfasern für die Geschmacksempfinden der vorderen 2/3 der Zunge.

> **Nervenfasern**
>
> **Motorische Nervenfasern** ziehen vom Gehirn oder Rückenmark zu einem Muskel.
> **Sensorische Fasern** ziehen von einem Sinnesorgan oder anderen Reizaufnehmern zum Gehirn.
> **Sekretorische Fasern** ziehen vom Gehirn zu einer Drüse.

Der Fazialisnerv verläuft durch den inneren Gehörgang, das Innen- und Mittelohr unter anderem zu den mimischen Muskeln

1.1.5 Hörbahn

Als Hörbahn werden die Schaltstellen der Nervenzellen für die Leitung der elektrischen Nervenimpulse zwischen Hörschnecke und Großhirnrinde bezeichnet. In der Hirnrinde des Schläfenlappen beidseits befinden sich Rindenfelder für die Schallwahrnehmung. Jede Hörschnecke ist mit den Hirnrindenfeldern für die Schallwahrnehmung in beiden Großhirnhälften verknüpft, da die Hörbahn gekreuzt und ungekreuzt zum Schläfenlappen zieht. In der Querwindung des Schläfenlappenhirnrinde findet die bewusste Wahrnehmung eines Schallereignisses statt. Durch Verknüpfung mit gespeicherten Hörereignissen in umgebenden Rindenfeldern ist ein Erkennen als Sprache, Musik, Geräusch möglich.

Die Hörbahn ist das Netzwerk aus Nervenzellen für die Leitung der elektrischen Nervenimpulse zwischen Hörschnecke und Großhirnrinde

1.1.6 Gleichgewichtsbahn

Die Gleichgewichtsbahn enthält die Schaltstellen der elektrischen Nervenimpulse von Vorhof und Bogengängen zu den Vestibularskernen und von dort zu weiteren Systemen des Gehirns:
- zu den Muskeln für die Augenbewegungen
- zu den Muskeln für Körperbewegungen
- zu Sensoren in Muskeln und Gelenken, speziell der Halswirbelsäule
- zu höheren Hirnregionen für die Wahrnehmung
- zum vegetativen Nervensystem

Diese Verbindungen sind wichtig um über die Stellung des Kopfes zum Rumpf und die schwerkraftabhängie Stellung des Körpers zu informieren. Sie ermöglichen den Augen bei Kopf- und Körperbewegungen auf ein Ziel gerichtet zu bleiben.

Nervenverbindungen zwischen den für den Körper zuständigen Rückenmarksnerven und den Vestibulariskernen werden als vestibulospinale Reflexe diagnostisch genutzt. Durch Nervenverbindungen zwischen den Vestibulariskernen und den für Augenbewegungen zuständigen Muskeln lösen Nervenimpulse unwillkürliche Bewegungen der Augen (Nystagmen) aus, die als „vestibulookuläre Reflexe" ebenfalls diagnostisch genutzt werden Zum Gefühl des Schwindels kommt es, wenn von den genannten Systemen widersprüchliche Informationen zum Gehirn gelangen. Durch Verbindungen zum vegetativen, dem nicht willentlich beeinflussbaren Teil des Nervensystem, werden bei Überforderung des Vestibularapparats Übelkeit und Erbrechen ausgelöst.

> Die Gleichgewichtsorgane im Innenohr sind mit den Muskeln für die Augenbewegung und für die Körperhaltung verbunden

1.1.7 Hören

■ **Schall**

Hören ist die bewusste Wahrnehmung von Schallwellen. Schallwellen sind fortgeleitete Schwingungen von Materieteilchen, also Teilchen von Luft, Flüssigkeit oder Feststoff. Wie entstehen Schwingungen? Eine Schallquelle, z. B. eine angeschlagene Stimmgabel führt zur Auslenkung der umgebenden Luftteilchen um eine Ruheposition. Dadurch kommt es in der umgebenden Luft (oder anderer Materie) zu Verdichtungen und Verdünnungen der Teilchenzahl. Die schwingenden Teilchen üben auf die anderen Teilchen Druck aus. An Stellen mit vielen Teilchen ist der Druck höher als an Stellen mit wenigen Teilchen, es bestehen Druckschwankungen.

> Hören ist die Wahrnehmung von feinsten Druckschwankungen, die das Innenohr erreichen

Die Druckschwankungen breiten sich aus und regen weitere Materieteilchen ebenfalls zu Schwingungen an. Wenn diese Druckschwankungen mit einer Häufigkeit von 20 bis 20.000-mal pro Sekunde stattfinden und die Hörschnecke erreichen, lösen sie bem Menschen eine Hörempfindung aus.

▪ Frequenz

Ein vollständiger Schwingungsdurchgang ist eine Periode. Die Anzahl der Schwingungsperioden pro Sekunde wird als Frequenz bezeichnet und in der Einheit Hertz, abgekürzt Hz, angegeben. Wir nehmen die Frequenz als Tonhöhe wahr: 20 Hz ist der tiefste wahrnehmbare Ton, 20.000 Hz bei jungen Menschen der höchste. Im Alter nimmt die Wahrnehmung von hohen Frequnzen deutlich ab.

▪ Schalldruck

Der Druck, den die schwingende Materieteilchen aufeinander ausüben wird als Schalldruck bezeichnet und in der Einheit Pascal gemessen. Wir empfinden den Schalldruck als Lautstärke. Bei Hörprüfungen ▶ Abschn. 5.1 wird mit dem Schalldruckpegel gearbeitet, der das Verhältnismaß zwischen einem gemessenem Schalldruck und einem Bezugsschalldruck ausdrückt. Er wird in Dezibel, abgekürzt dB, angegeben.

> Die Frequenz eines Schallereignisses empfinden wir als Tonhöhe, den Schalldruck als Lautstärke

▪ Hörschwelle

Die Hörschwelle ist der geringste Schalldruckpegel, der bei einer bestimmten Tonhöhe eine Hörempfindung auslöst. Die Hörschwelle liegt für sehr tiefe und sehr hohe Frequenzen höher als im empfindlichsten Frequenzbereich zwischen 1 kHz und 4 kHz. In der Tonaudiometrie ▶ Abschn. 5.1.2 wird bei der Angabe des Schalldruckpegels als Bezugschalldruck die jeweilige Hörschwelle der gemessenen Frequenz genommen. Damit ist die Hörschwelle für alle Frequenzen 0 dB. Schallpegel ab 120 db lösen eine Schmerzempfindung aus.

▪ Hörvorgang

Die physiologischen Vorgänge beim Hören sind
— die Schallleitung, der Transport der Luftdruckschwankungen vom Gehörgang zur Hörschnecke
— die Schallwandlung (Transduktion), die Umwandlung der mechanischen Schwingungen in elektrische Nervenimpulse in der Schnecke
— die Übertragung und Fortleitung der elektrischen Impulse im Hörnerv
— die Verarbeitung und Wahrnehmung in der zentralen Hörbahn bis zur Großhirnrinde

Schallleitung

Bei der Schallleitung kommt es zur Übertragung der Schallschwingungen auf die Perilymphe der Hörschnecke. Dies ist auf zwei Wegen möglich: Bei der Luftleitung erreichen die Schallwellen die Hörschnecke über den Gehörgang und die Trommelfell-Gehörknöchelchenkette. Der auftreffende Schall versetzt das Trommelfell und die damit verbundenen Gehörknöchelchen in Schwingungen, die über die Steigbügelfussplatte auf die Perilymphe der Hörschnecke übertragen werden. Durch die Hebelwirkung der Kette und den Flächenunterschied zwischen Trommelfell und Steigbügelfußplatte von 10:1 wird der Schalldruck verstärkt und wirksamer auf die Perilymphe übertragen.

Bei der Knochenleitung versetzen die Schallwellen direkt die Schädelknochen in Schwingung. Dadurch schwingt auch die knöcherne Hörschnecke und mit ihr die Perilymphe. Um den Schädelknochen in Schwingung zu versetzen ist ein höherer Schalldruck nötig als zur Schwingungsanregung des Trommelfells. Die Knochenleitung spielt deshalb beim Hören im Alltag keine Rolle, sie ist aber wichtig für die Tonaudiometrie (▶ Abschn. 5.1.2).

> Die Schallleitung zur Hörschnecke findet mittels Luftleitung über die Trommelfell-Gehörknöchelchenkette oder mittels Knochenleitung über den Schädelknochen statt

Schallwandlung (Transduktion)

Die Schwingungen der Steigbügelfußplatte lösen in der Vorhoftreppe eine Wellenbewegung der Perilymphe aus, die bis zur Schneckenspitze und zurück zum runden Fenster läuft. Diese Welle versetzt abhängig von der Frequenz an unterschiedlichen Stellen den Schneckengang in Bewegung: bei hohen Frequenzen an der Schneckenbasis, bei tiefen an der Schneckenspitze. Dadurch kommt es an unterschiedlichen Stellen zur Verschiebung der Deckmembran gegen die Basilarmembran mit Ablenkung der Sinneshaare (▶ Abschn. 1.1.1). Diese Ablenkung bewirkt die Erzeugung eines Sensorpotenzials und seine Fortleitung als Aktionspotenzial („Nervenimpuls"). Die äußeren Haarzellen verbessern durch aktive Bewegung die Abscherung zwischen Deckmembran und Basilarmembran und damit die Empfindlichkeit der inneren Haarzellen für leisen Schall.

> Schallwandlung ist die Umwandlung der Perilymphbewegungen in elektrische Signale in den Haarzellen

Zentrale Schallverarbeitung und Wahrnehmung

Die Leitung der Aktionspotenziale von der Cochlea zur Großhirnrinde des Schläfenlappens wird Hörbahn genannt. Beide Hörschnecken sind mit den Hörrindenfeldern beidseits verknüpft, da die Hörbahn über verschiede Schaltstationen gekreuzt und ungekreuzt verläuft. In der Querwindung des Schläfenlappens findet die erste Wahrnehmung eines Schallereignisses statt. Durch die Verknüpfung mit gespeicherten

> Beidseits in der Hirnrinde des Schläfenlappens finden Wahrnehmung und Erkennen von Schallereignissen statt

Schallereignissen in umgebenden Hörrindenfeldern kann das Gehirn den Schall als Sprache, Musik oder Geräusch erkennen und bewerten.

1.1.8 Hörstörung

Anatomisch-funktonell können verschiedene Typen einer Hörstörung unterschieden werden.

- **Periphere Hörstörung**

Diese tritt als Schallleitungsschwerhörigkeit oder als Schallempfindungsschwerhörigkeit auf.

Die Schallleitungsschwerhörigkeit ▶ Abb. 5.1b betrifft die Schallübertragung zwischen Gehörgang und Hörschnecke. Die Ursache liegt im Gehörgang oder im Mittelohr.

Die Schallempfindungsschwerhörigkeit (SES) betrifft als kochleäre SES die Schallumwandlung in der Schnecke oder als neurale SES die Übertragung und Leitung der elektrischen Nervenimpulse im Hörnerv (▶ Abb. 5.1c). Bei der kombinierten Schwerhörigkeit sind Schallleitung und Schallempfindung ▶ Abb. 5.1d gestört. Periphere Hörstörungen sind messbar.

Sensorineurale Schwerhörigkeit

Schallempfindungsschwerhörigkeit (SES) = sensorineurale Schwerhörigkeit
    a) sensorische SES = Innenohrschwerhörigkeit = kochleäre Schwerhörigkeit
    b) neurale SES = Nervenschwerhörigkeit

- **Zentrale Hörstörung**

Diese betrifft Vorgänge der Verarbeitung und Wahrnehmung des Schalls im Gehirn, wie das Richtungshören, die Aufmerksamkeit für Schallereignisse, die Unterscheidung von Geräuschen und Sprachlauten, das Sprachverstehen im Störgeräusch und bei schlechter Sprachqualität. Zentrale Hörstörungen sind nicht messbar, nur beschreibbar.

- **Psychische Hörstörung und Simulation**

So werden *unbewusste* Falschangaben bei subjektiven Hörprüfungen ▶ Abschn. 5.1.1 genannt. Davon ist die Simulation als Vortäuschung einer Schwerhörigkeit durch *bewusste* Falschangaben bei subjektiven Prüfungen zu unterscheiden. Objektive Hörprüfungen sind bei psychischen Hörstörungen und Simulation normal.

Bei der Schallleitungschwerhörigkeit ist die Schallübertragung im Gehörgang oder Mittelohr gestört, bei der Schallempfindungsschwerhörigkeit die Schallwandlung in der Hörschnecke und die Weiterleitung im Hörnerv

1.2 Nase und Nasennebenhöhlen

1.2.1 Atemwege

Nase, Rachen, Kehlkopf, Luftröhre und Bronchien bilden die Atemwege

Nase, Rachen, Kehlkopf, Luftröhre und Bronchien bilden die Atemwege. Bei der Einatmung wird sauerstoffreiche Luft zu den Lungenbläschen transportiert, bei der Ausatmung kohlendioxidreiche Luft aus den Lungenbläschen abtransportiert. Dabei wird die eingeatmete Luft gereinigt, befeuchtet, erwärmt und durch den Geruchsinn geprüft. Die Atemwege sind mit einem Epithel ausgekleidet, das viele Schleimdrüsen enthält und mit aktiv beweglichen Flimmerhaaren besetzt ist. Das Sekret der Drüsen bindet kleinste Fremdkörper, die Flimmerhaare befördern durch gleichmäßigen Schlag Sekret und Fremdkörper Richtung Rachen. Der Fachausdruck hierfür ist mukociliare Clearance („Reinigung durch Schleim und Flimmerhaare"). Weitere Reinigungsmechanismen sind der Niesreflex und der Hustenreflex. Zur Befeuchtung der eingeatmeten Luft geben die Drüsen ein dünnflüssiges Sekret ab. Die Erwärmung der Luft erfolgt durch den Oberflächenkontakt mit der gut durchbluteten Atemwegsschleimhaut.

> **Epithel** ist das Gewebe, das die innere Oberfläche von Hohlorganen und die Hautoberfläche bedeckt und Drüsen bildet. Je nach Aufgabe gibt es Epithelgewebe mit einer oder mehreren Schichten von Epithelzellen und mit unterschiedlichen Zellformen. Epithelgewebe von Hohlorganen und Drüsen hat im Gegensatz zum Epithel der Körperhaut keine Hornschicht aufgelagert.

1.2.2 Nase und Nasennebenhöhlen

■ Äußere Nase und Nasenhöhlen

Die Nasenscheidewand trennt die beiden Nasenhöhlen. Die Nasenmuscheln ragen von den seitlichen Nasenwänden in die Nasenhöhlen

Die äußere Nase besteht aus einem knorpeligen und knöchernen Gerüst, das die Nasenwände und die Nasenscheidewand (Nasenseptum) bildet. Das Nasenseptum trennt die beiden Nasenhöhlen, die am Naseneingang Nasenvorhöfe genannt werden. Von den seitlichen Nasenwänden ◘ Abb. 1.8 ragen drei Knochenleisten in die Nasenhöhlen: die obere, die mittlere und die untere Nasenmuschel. Deren Schleimhaut enthält viele Blutgefäße, die je nach Füllungszustand die Größe der

1.2 · Nase und Nasennebenhöhlen

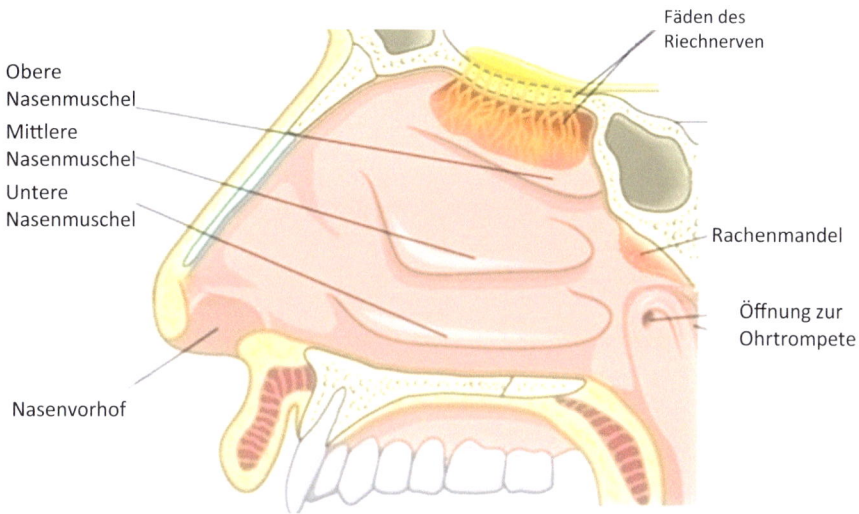

Abb. 1.8 Seitliche Nasenwand mit den Nasenmuscheln und dem Riechorgan. (Beschriftung bearbeitet) (Lenarz und Boenninghaus 2012)

Nasenmuscheln und damit die Luftdurchgängigkeit der Nasenhöhlen verändern. Abhängig von Temperatur und Feuchtigkeit der Außenluft tragen die Nasenmuscheln durch An- und Abschwellen sowie durch viel oder wenig Sekretabgabe zur optimalen Erwärmung und Befeuchtung der eingeatmeten Luft bei. Die Nasenhöhlen gehen hinten in den Nasenrachenraum (Nasopharynx) über. An der Schleimhaut des Nasendaches befindet sich die Riechschleimhaut, deren Sinneszellen durch chemische Reize (Riechstoffe) erregt werden. Der Riechsinn kontrolliert die Atemluft und zusammen mit dem Geschmackssinn die Nahrungsaufnahme. Die Nervenfasern des Riechnerven (Nervus olfactorius) treten durch feine Öffnungen des Siebbeinknochens in den Hirnschädel ein. Die Reinigung der eingeatmeten Luft übernehmen Haare im Nasenvorhof als Grobfilter und die mukociliare Clearance der Atemwegsschleimhaut zum Abtransport in den Rachen. Notfalls werden kleine reizende Fremdkörper durch Auslösen des Niesreflexes herausgeschleudert.

▪ Nasennebenhöhlen

Die Nasennebenhöhlen (Sinus) sind Ausbuchtungen der Nasenhöhlen und bilden Hohlräume in den Gesichtsknochen (Abb. 1.9). Sie haben luft- und sekretdurchgängige Verbindungskanäle zu den Nasenhöhlen. Als Funktion wird Gewichtsersparnis im vorderen Schädel vermutet. Es gibt auf der rechten und linken Schädelseite die Kiefer- Stirn- und Keilbeinhöhle sowie die Siebbeinzellen.

> Auf jeder Schädelseite gibt es Kiefer-, Stirn-, Keilbeinhöhle und Siebbeinzellen

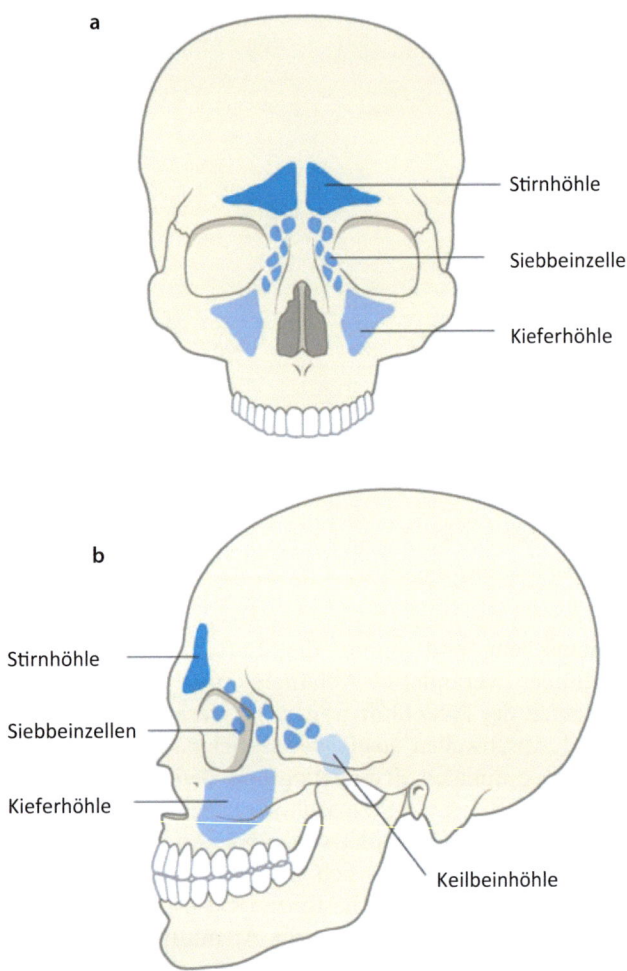

● **Abb. 1.9 a–b** Lage der Nasennebenhöhlen im Schädel. **a** Ansicht von vorn; **b** Ansicht von seitlich. (Beschriftung bearbeitet) (Lenarz und Boenninghaus 2012)

1.3 Mundhöhle, Speicheldrüsen, Rachen, Speiseröhre

Mundhöhle, Rachen und Speiseröhre bilden den oberen Verdauungstrakt. Der Rachen gehört auch zu den Atemwegen. Diese Hohlorgane sind mit einem mehrschichtigen Epithel ausgekleidet, das die Beanspruchung bei der Bearbeitung und dem Transport der Nahrung aushält. Die Kopfspeicheldrüsen geben Ihr Sekret in die Mundhöhle ab.

1.3.1 Mundhöhle und Zunge

■ **Mundhöhle**

Die Mundhöhle (Cavitas oris) wird durch harten und weichen Gaumen, Wangen, Lippen und Mundboden begrenzt (◘ Abb. 1.10). Der harte, knöcherne Gaumen ist der Boden der Nasenhöhlen. Der weiche **Gaumen** wird durch Muskeln geformt und besteht aus dem Gaumensegel mit dem Gaumenzäpfchen und den Gaumenbögen. Durch Anheben und Spannen des Gaumensegels wird der Rachen zwischen seinem Nasen- und Mundteil abgedichtet. Das verhindert das Eindringen von Flüssigkeit und Nahrung beim Schlucken und das „offene Näseln" beim Sprechen. Als Mundvorhof wird der Raum zwischen Wangen, Lippen und Zahnreihen von der „eigentlichen" Mundhöhle zwischen den Zahnreihen, dem Mundboden und dem Gaumen abgegrenzt. Durch die Bewegung in den Kiefergelenken und durch die Zungenlage wird die Mundhöhle in ihrer Weite bei der Nahrungsaufnahme und beim Sprechen verändert. Die Zähne werden durch ein zweistelliges Zahlensystem bezeichnet. Die erste Ziffer bezeichnet den Quadranten im Uhrzeigersinn, beginnend rechts oben. Die zweite Ziffer bezieht sich auf die Position des Zahns in der Zahnreihe, beginnend mit dem ersten Schneidezahn.

Änderungen der Öffnung der Mundhöhle durch die Kiefergelenke sowie die Bewegungen der Zunge und des Gaumen-

Der knöcherne harte Gaumen ist der Boden der Nasenhöhle. Der bewegliche, weiche Gaumen besteht aus Muskeln. Das Gaumensegel kann den Raum zwischen Mundteil und Nasenteil des Rachens abdichten

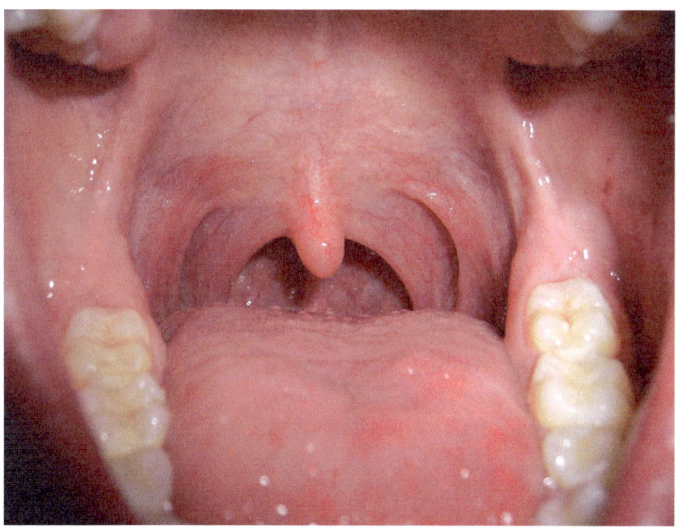

◘ **Abb. 1.10** Mundhöhle, Gaumensegel, Zunge und Rachenhinterwand. (Urheber Freddy Krueger; Beschriftung hinzugefügt) (Krueger, Wikipedia: Mundhöhle eines Erwachsenen 2024)

segel sind die wesentlichen Vorgänge zur Formung der Sprachlaute, die Artikulation. Vokale entstehen aus dem Kehlkopfschall ▶ Abschn. 1.4.2 durch Resonanz, Konsonanten durch Engstellenbildung in der Mundhöhle und wenn nötig, Abdichtung zum Nasenrachenraum.

■ **Zunge**

Die Sinneszellen in den Geschmackspapillen unterscheiden süß, sauer, salzig, bitter und umami

Die Zunge ist ein bewegliches und formbares Muskelpaket. Wir unterscheiden die Zungenspitze, den Zungenkörper und die Zungenwurzel (Zungengrund). In der Schleimhaut der Oberfläche des Zungenrückens befinden sich die Sinneszellen des Geschmacksorgans in Papillen, warzenähnlichen Erhebungen. Wir können fünf Geschmacksqualitäten unterscheiden: süß, sauer, salzig, bitter und umami („fleischig"). Das Schmecken wird von Fasern des Fazialisnerven und des Glossopharyngeusnerven zum Gehirn geleitet.

1.3.2 Kopfspeicheldrüsen

Es gibt auf jeder Kopfseite drei große Speicheldrüsen, die ihr Sekret über Ausführungsgänge in die Mundhöhle entleeren:
— Ohrspeicheldrüse (Glandula parotis)
— Unterkieferspeicheldrüse (Glandula submandibularis)
— Unterzungenspeicheldrüse (Glandual sublingualis)

Auf beiden Kopfseiten gibt es die Ohrspeicheldrüse, die Unterkieferspeicheldrüse und die Unterzungenspeicheldrüse

In der Wangen- und Lippenschleimhaut sind zusätzlich viele mikroskopisch kleine Speicheldrüsen vorhanden. Der Speichel dient der Befeuchtung der festen Nahrung um eine schluckbare Portion zu formen. Außerdem ist er für die Zahnreinigung, die Bakterienabwehr und die Kohlenhydratverdauung wichtig. Durch die Ohrspeicheldrüse verläuft der Fazialisnerv ▶ Abschn. 1.1.4, der sich in der Drüse fächerartig in Äste für die mimschen Gesichtsmuskeln aufteilt.

1.3.3 Rachen

Der Rachen (Pharynx) ist ein schleimhautausgekleideter Muskelschlauch von der Schädelbasis bis in Höhe des 7. Halswirbels. Er hat nach vorne drei Öffnungen, die Grundlage der Einteilung des Rachens in drei Etagen sind: Die Etage mit der Öffnung zu den Nasenhöhlen wird als Nasopharynx (Nasenrachenraum) bezeichnet. An seiner Hinterwand sitzt mittig die Rachenmandel, seitlich beidseits der Eingang der Ohrtrompete. Der Teil mit der Öffnung des Rachens zur Mundhöhle heißt Oropharynx (Mundrachenraum) und wird durch die Gaumenbögen eingerahmt. Es gibt auf jeder Seite einen vorderen und hinteren Gaumenbogen, dazwischen befinden sich die Gaumenmandeln. Die untere Etage mit der Öffnung zum Kehlkopfeingang wird Hypopharynx (unterer Rachenraum) genannt. Er geht in die Speiseröhre über. Im Hypopharynx kreuzen Luft- und Speisewege (◘ Abb. 1.11).

Als lymphatischer Rachenring werden Ansammlungen von lymphatischem Gewebe (Abwehrzellen) bezeichnet:
- Rachenmandel: im Nasenrachenraum
- Gaumenmandeln beidseits zwischen vorderem und hinterem Gaumenbogen
- Zungenmandel: an der Zungenwurzel
- Tubenmandeln: beidseits um den Eingang zur Ohrtrompete und als Seitenstränge an der Rachenhinterwand

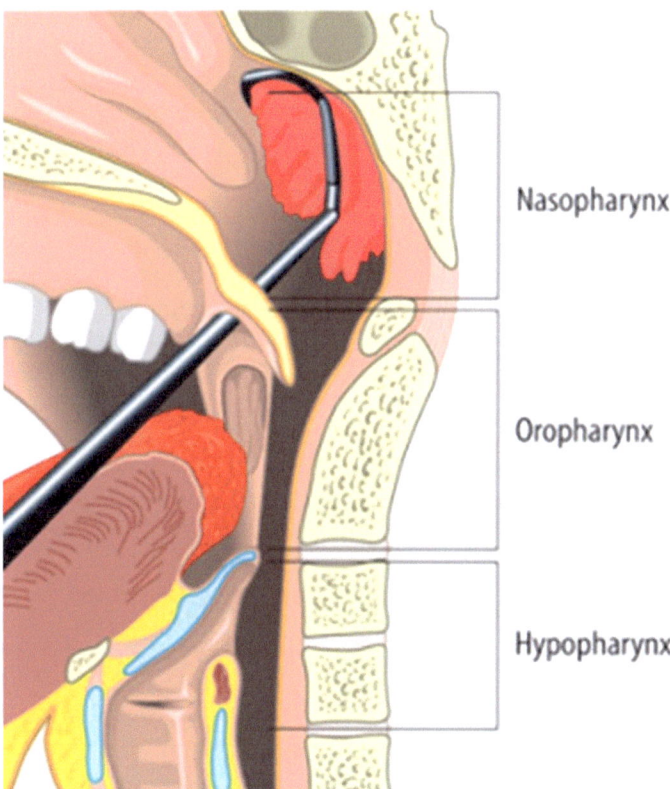

◘ **Abb. 1.11** Etagen des Rachens in seitlicher Ansicht. Eingezeichnet das Ringmesser zur Entfernung der Rachenmandel. (Lenarz und Boenninghaus 2012)

Am Rachen werden drei Etagen unterschieden, der Nasopharynx, der Oropharynx und der Hypopharynx. Die Rachenmandel, die Gaumenmandeln, die Zungenmandel un die Tubenmandeln bilden den lymphatischen Rachenring

Die Gaumenmandeln (Tonsillae palatinae, im medizinischen Alltag „die Tonsillen") haben Krypten, kraterähnliche Gruben an der Oberfläche, die die Kontaktfläche mit möglichen Erregern vergrößern.

1.3.4 Speiseröhre

Die Speiseröhre (Oesophagus) ist ein schleimhautausgekleideter Muskelschlauch mit einer inneren Ringmuskelschicht und einem oberen und unteren Verschlusssystem. Die Verschlüsse aus Ringmuskeln und Venengeflechten öffnen sich nur kurz beim Schlucken.

1.3.5 Schluckfunktion

Beim Schlucken dichtet das Gaumensegel nach oben und der Kehlkopf nach unten die Atemwege ab

Schlucken ist der Transport von Material aus der Mundhöhle (Flüssigkeit, Nahrung, Speichel, Schleim) in den Magen unter gleichzeitigem Verschluss der Atemwege. Der Schluckakt wird in vier Phasen unterteilt:
— In der oralen Vorbereitungsphase wird in der Mundhöhle eine schluckfähigen Portion durch Zerkleinern, Einspeicheln und Formen gebildet.
— In der oralen Transportphase wird die Portion zum Mundrachen befördert und löst dort den Schluckreflex aus.
— In der pharyngealen Phase wird die Schluckportion vom Mundrachen in die Speiseröhre transportiert. Dabei wird der Nasenrachen durch Anheben des Gaumensegels und Zusammenziehen der Rachenwand abgedichtet, die tieferen Atemwege werden durch Verschluss des Kehlkopfs ▶ Abschn. 1.4.1 geschützt.
— In der ösophagealen Phase wird die Schluckportion in den Magen befördert durch wellenartiges Zusammenziehen und Erschlaffen der Ringmuskeln.

1.4 Kehlkopf und Luftröhre

1.4.1 Kehlkopf

Der Kehlkopf (Larynx) ist das Ventil der Atemwege. Er kann den Luftdurchgang von weiter Öffnung bis zum vollständigen Verschluss einstellen. Die weite Öffnung brauchen wir zum Atmen, einen lockeren Verschluss zur Stimmbildung und einen festen Verschluss beim Schlucken und Husten. Der Kehlkopf ist mit Atemwegsschleimhaut ausgekleidet.

Kehlkopfgerüst

Der Kehlkopf hat ein Skelett aus Knorpeln, die durch Bänder (straffes Bindegewebe) miteinander verbunden sind. Mit weiteren Bändern ist der Kehlkopf oben mit dem Zungenbein, unten mit der Luftröhre verbunden (◘ Abb. 1.12, 1.13). Die Knorpel sind:
- der Kehldeckelknorpel, der vorn am Schildknorpel befestigt ist
- der Schildknorpel, der als „Adamsapfel" in Halsmitte getastet werden kann
- der Ringknorpel, der mit dem Schildknorpel gelenkig verbunden ist
- zwei Stellknorpel (Aryknorpel), die auf dem Ringknorpel hinten sitzen und gelenkig mit ihm verbunden sind.

Der Schildknorpel kann gegen den Ringknorpel gekippt werden, wie das Visier bei einem Ritterhelm. Die Stellknorpel können sich in der Horizontalebene drehen und aufeinander zugleiten. Von der Innenseite des Schildknorpels vorne ziehen die Stimmbänder zu den Stellknorpeln. Durch Bewegung der Stellknorpel wird die Öffnungsweite des Kehlkopfinneren, die Stimmritze verändert.

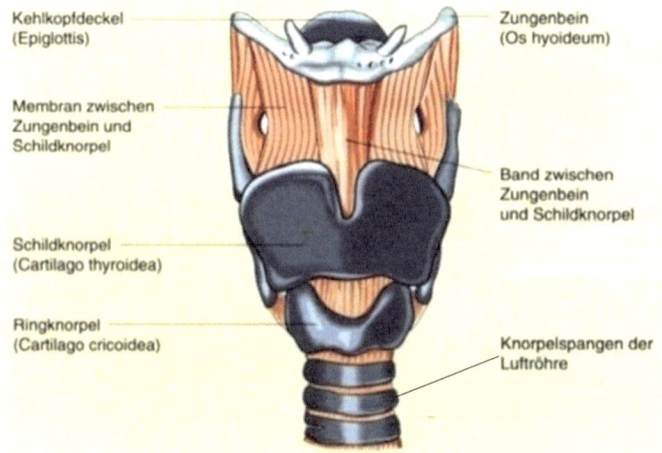

◘ **Abb. 1.12** Kehlkopfskelett und Zungenbein in der Ansicht von vorn. (Beschriftung bearbeitet) (Spornitz 2002)

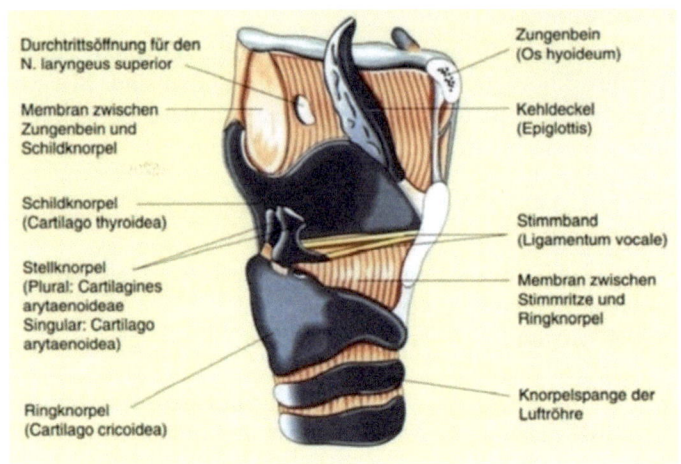

◘ Abb. 1.13 Kehlkopfskelett und Zungenbein in der Ansicht von der rechten Seite. (Beschriftung bearbeitet) (Spornitz 2002)

Schildknorpel, Ringknorpel, Kehldeckelknorpel und zwei Stellknorpel bilden mit verbindenden Bändern das Kehlkopfskelett

Bindegewebe - Band

Bindegewebe ist ein Grundgewebe des Körpers. Es besteht aus Bindegewebszellen und Zwischenzellräumen, die eine flüssige Grundsubstanz und Fasern enthalten. Es gibt unter anderem dehnbare elastische und kollagene zugfeste Fasern.

Ein Band (Ligamentum) ist eine anatomische Struktur, die Knorpel oder Knochen verbindet und aus straffem Bindegewebe besteht, das viele kollagene Fasern enthält.

Kehlkopfmuskeln

Die Kehlkopfmuskeln öffnen und schließen die Stimmritze und spannen die Stimmlippen

Diese bewegen die Kehlkopfknorpel und sind bis auf den queren Stellknorpelmuskel paarweise vorhanden ◘ Tab. 1.1:

▪ Kehlkopfnerven

Die Kehlkopfmuskeln und die Sensibiltät im Kehlkopfs werden durch den oberen und unteren Kehlkopfnerv, die vom Vagusnerv abgehen, gesteuert. Der untere Kehlkopfnerv wird Rekurrensnerv („rückläufiger Nerv", Nervus laryngeus recurrens) genannt, da er erst im Brustraum den Vagusnerv verlässt und zum Kehlkopf zurückkehrt. Er ist zuständig für alle Kehlkopfmuskeln außer dem Ringknorpel-Schildknorpelmuskel, der vom oberen Kehlkopfnerv (Nervus laryngeus superior) versorgt wird.

1.4 · Kehlkopf und Luftröhre

Tab. 1.1 Kehlkopfmuskeln. M. = Musculus

Latein	Deutsch	Funktion
M. cricothyroideus	Ringknorpel-Schildknorpel-Muskel	kippt Schildknorpel gegen Ringknorpel und spannt Stimmbänder
M cricoarytaenoideus lateralis	seitlicher Ringknorpel-Stellknorpel-Muskel	dreht Stellknorpel nach innen und schließt Stimmritze vorne
M. cricoarytaenoideus posterior	hinterer Ringknorpel-Stellknorpel-Muskel	dreht Stellknorpel nach außen und öffnet Stimmritze
M. arytenoidus obliquus/transversus	schräger und querer Stellknorpelmuskel	schieben die Stellknorpel zur Mitte und schließen die Stimmritze hinten
M. vocalis	Stimmmuskel	läuft parallel zum Stimmband und reguliert Feinspannung der Stimmlippen

Der **Vagusnerv** (Nervus vagus) zieht als 10. Hirnnerv vom Hirnstamm bis in den Bauchraum und ist unter anderem zuständig für die Sensibilität und die Muskeln im unteren Rachen und Kehlkopf.

- **Das Kehlkopfinnere**

Wenn wir das Kehlkopfinnere in einem Frontalschnitt betrachten, fallen beidseitig zwei Falten auf, die in den inneren Hohlraum ragen. Die Stimmlippe, die aus Schleimhaut, dem Stimmband und dem Vokalismuskel besteht und darüber die Taschenfalte, die aus Schleimhaut, Taschenband und Drüsen besteht (◘ Abb. 1.14, 1.15). Das Epithel der Stimmlippenschleimhaut ist drüsenfrei.

Tipp

Umgangssprachlich, aber auch in der Kommunikation mit Patienten, werden die Stimmlippen „Stimmbänder" genannt, obwohl letztere anatomisch nur ein Teil der Stimmlippen sind.

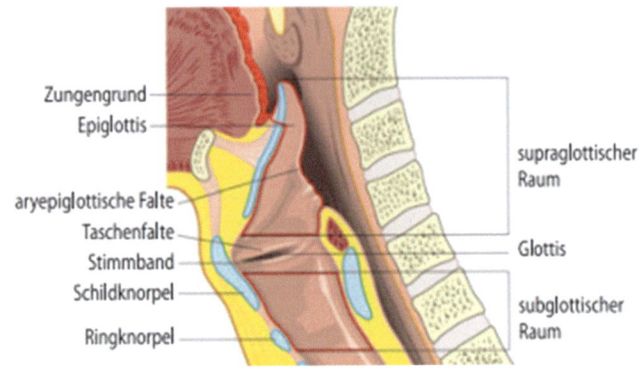

◘ Abb. 1.14 Kehlkopfinneres von der Seite. (Lenarz und Boenninghaus 2012)

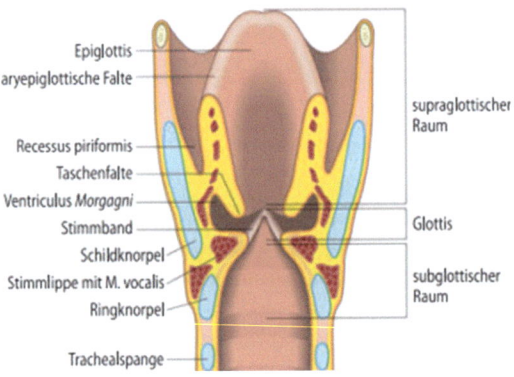

◘ Abb. 1.15 Kehlkopfinneres von hinten. (Lenarz und Boenninghaus 2012)

Die Stimmritze ist beim Atmen weit geöffnet, bei der Stimmgebung und beim Schlucken geschlossen

Wenn wir das Kehlkopfinnere bei der Laryngoskopie ▶ Abschn. 3.5.2 in Aufsicht betrachten, können wir die Änderung der Stimmritzenweite durch die Bewegungen der Stimmlippen erkennen. Bei der Atmung (Respiration) spannen die Stimmlippen die Stimmritze auf. Bei der Stimmgebung (Phonation) liegen die Stimmlippen parallel aneinander. In dieser Position kommt es durch den Anblasdruck bei der Ausatmung zu Schwingungen der Stimmlippen, die wir als Schallwellen hören (◘ Abb. 1.16).

1.4 · Kehlkopf und Luftröhre

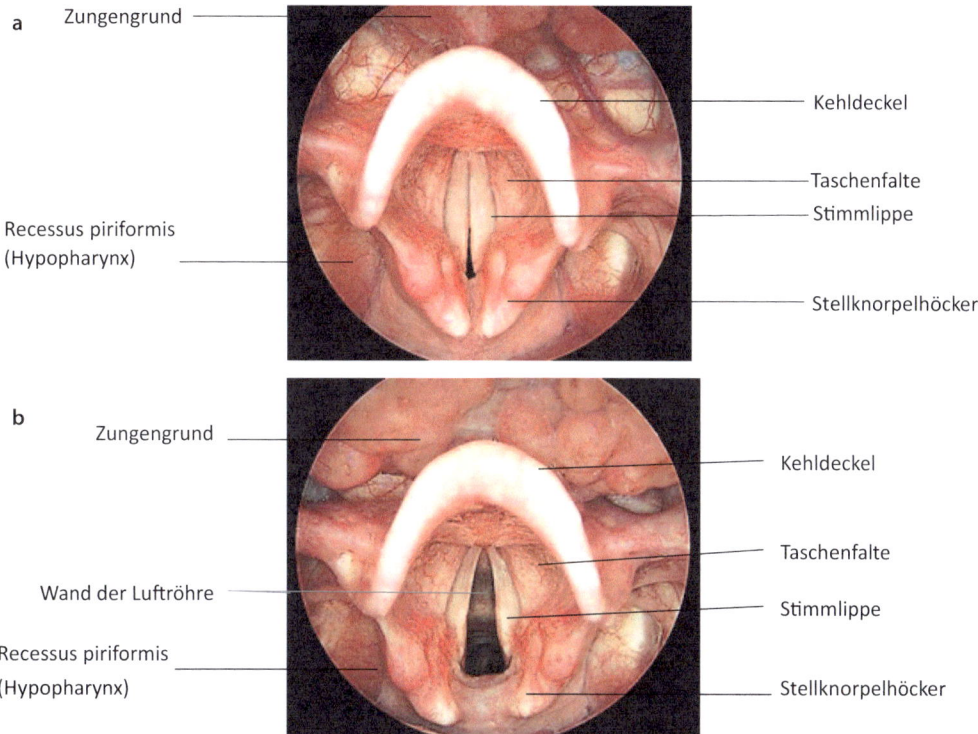

Abb. 1.16 a, b Laryngoskopischer Blick in den Kehlkopf. **a** Stimmlippen in Phonationsstellung **b** Stimmlippen in Respirationsstellung. (Beschriftung bearbeitet) (Zilles und Tillmann 2010)

> **Glottis**
>
> Die **Stimmritze** (Rima glottidis) ist der veränderliche Raum zwischen den Stimmlippen.
> Als **Glottis** werden die Stimmritze plus die begrenzenden Stimmlippen und die Schleimhaut zwischen den Stellknorpeln bezeichnet. Darüber liegende Strukturen des Kehlkopfs bilden die Supraglottis, darunter liegende die Subglottis.

1.4.2 Kehlkopffunktion

Schutz der tiefen Atemwege beim Schlucken, Stimmgebung und Husten sind wichtuge Funktionen des Kehlkopfs-

Schutz der Atemwege

Nach Auslösen des Schluckreflexes wird der Kehlkopf angehoben und gegen den Zungengrund gepresst. Dadurch klappt der Kehldeckel nach hinten und dichtet den Kehlkopfengang ab

Beim Auslösen des Schluckreflexes wird der Kehlkopf durch Muskelzug von außen angehoben. Dabei wird der Kehldeckel gegen den Zungengrund gepresst, nach hinten gekippt und über den Kehlkopfeingang gelegt. Gleichzeitig wird die Stimmritze durch Zusammenführen der Stimmlippen geschlossen und dichtet den Durchgang zur Luftöhre ab. Beim Husten wird die Stimmritze fest geschlossen und dann durch den unter der Glottis aufgebauten Luftdruck aufgesprengt, wodurch Material aus den tieferen Luftwegen herausgeschleudert wird.

Stimmgebung (Phonation)

Bei der Stimmgebung werden die geschlossenen Stimmlippen durch den Ausatmungsluftdruck auseinander gepresst und sofort wieder geschlossen. Dieser Vorgang wiederholt sich so schnell, das die darüber befindliche Luft zu hörbaren Schwingungen angeregt wird

Die Stimmlippen werden locker aneinder gelegt, Die Ausatmungsluft baut unter der Glottis einen Druck auf, der die Stimmlppen auseinander drängt. Die Luft entweicht nach oben. Durch den verminderten Druck und Rückstellkräfte in den Stimmbändern und Vokalismuskeln schließt die Glottis wieder. Dieser Vorgang wiederholt sich bis zu einigen hundert Mal in der Sekunde und versetzt die Luftsäule über den Stimmlippen in Schwingungen. Diese sind wegen ihrer Frequenz über 25 Hertz nur mit spezieller Technik zu erkennen (▶ Abschn. 3.5.2). Die Schwingungen bestehen aus vielen Teiltönen. In den Lufträumen oberhalb der Stimmritze (Ansatzrohr, Vokaltrakt) werden die Teiltöne je nach beabsichtigtem Vokal durch Resonanz verstärkt oder vermindert.

1.4.3 Luftröhre und Bronchien

Die Luftröhre ist ein feste Röhre mit einem Gerüst aus Knorpelspangen und Bändern. Sie teilt sich im Brustraum in den rechten und linken Hauptbronchus. Diese verästeln sich in weitere Bronchien und erreichen schließlich als feinste Bronchiolen die Lungenbläschen.

1.5 Äußerer Hals

Am äußen Hals sind es vor allem tastbare Strukturen, die in der Hals-Nasen-Ohrenheilkunde wichtig sind: Außer dem Kehlkopfskelett sind dies Muskeln, Lymphknoten, Schilddrüse, Arterien. Viele tastbare Strukturen am Hals stellen krankhafte Befunde dar ▶ Abschn. 2.6.1.

1.5.1 Muskeln und Zungenbein

- **Musculus sternocleidomastoideus**

Bei Kopfdrehung fällt am seitlichen Hals der Brustbein-Schlüsselbein-Warzenfortsatz-Muskel auf, der eine wichtige Rolle bei Kopfdrehung und Kopfneigung spielt (▶ Abb. 2.1).

- **Zungenbeinmuskeln und Zungenbein**

Oberhalb des Kehlkopfschildknopels ist das Zungenbein, ein u-förmiger Knochen, bei Anheben des Kopfes tastbar. Zwischen Zungenbein und Unterkiefer sind die oberen Zungenbeinmuskeln gespannt, zwischen Zungenbein und Kehlkopf die unteren Zungenbeinmuskeln. Die Zungenbeinmuskeln sind wichtig bei Bewegungen des Kehlkopfs.

1.5.2 Lymphknoten

Lymphknoten sind Filterstationen im System der Lymphgefäße. Sie reinigen die von den Lymphgefäßen antransportierte Lymphe von Fremdstoffen, infektösen Erregern und veränderten Zellen durch Kontakt mit dem Abwehrsystem (Immunsystem). Lymphknoten sind bohnengroß und in reizlosem Zustand nicht zu tasten. Bei Entzündungen oder Tumoren im HNO- oder Mund-Kieferbereich oder bei allgemeinen Erkrankungen des Lymphsystens nehmen sie an Größe zu und sind dann tastbar. Sie sind in Gruppen beidseitig am Hals angeordnet:

- vor und hinter dem Musculus sternocleidomastoideus bis zum Nacken
- unter dem Unterkiefer vom Kinn bis zum Kieferwinkel
- vor und hinter der Ohrmuschel
- in der Schlüsselbeingrube

Die Lymphabflussgebiete im seitlichen Halsbereich ◘ Abb. 1.17 haben große Bedeutung für die Erkennung und Behandlung von bösartigen Erkrankungen im Kopf-Hals-Bereich.

> Lymphknoten sind Filter und Abwehrstationen des Lymphsystems. Die Lymphknoten im Halsbereich haben große Bedeutung für die Erkennung und Behandlung von bösartigen Tumoren

Lymphe ist Flüssigkeit, die aus dem Zwischenzellraum in die Lymphgefäße „eingesaugt" wird. Ein **Lymphozyt** ist ein weißes Blutkörperchen und Teil des körpereigenen Abwehrsystems. Die in ▶ Abschn. 1.1.3 erwähnten Innenohrflüssigkeiten Endo- und Perilymphe haben mit der Lymphe in den Lymphgefäßen nicht zu tun.

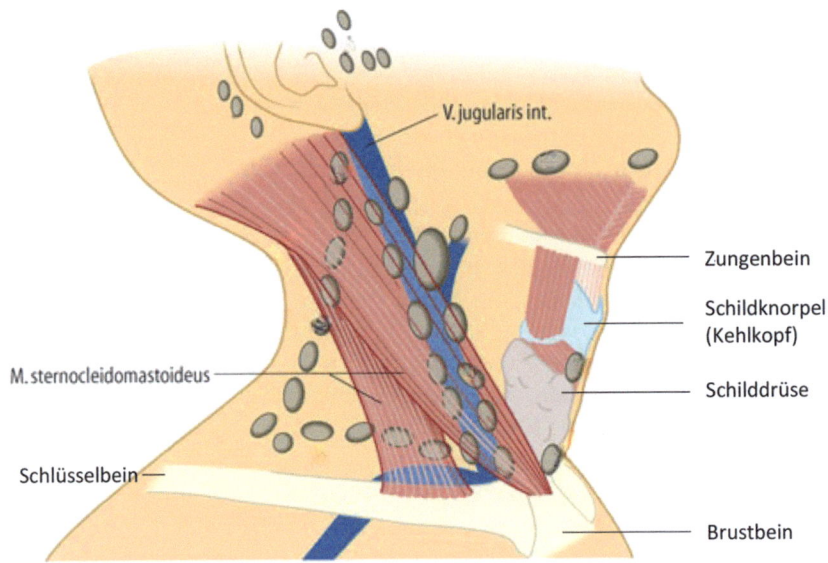

Abb. 1.17 Lage der Lymphknoten am Hals. M. sternocleidomastoideus. Schilddrüse. (Beschriftung geändert) (Lenarz und Boenninghaus 2012)

1.5.3 Schilddrüse

Die Schilddrüse ist eine Hormondrüse und besteht aus einem rechten und linken Lappen sowie einem Verbindungsteil (Isthmus). Sie liegt um die ersten Knorpelspangen der Luftröhre, wobei die Lappen bis zum Schildknorpel des Kehlkopfs ragen. Die Hormone der Schilddrüse T3 und T4 sind an den meisten Stoffwechselvorgängen beteiligt.

1.5.4 Blutgefäße

Beidseits in der Tiefe neben dem Kehlkopf verläuft die gemeinsame Halsschlagader (Arteria carotis communis), die sich in Höhe des Kieferwinkels in eine innere und äußere Kopfschlagader (Arteria carotis interna und externa) aufteilt. Die tastbare Pulsation der Halsschlagader ist ein wichtiges Lebenszeichen bei bewusstlosen Menschen. Seitlich davon liegt die große Halsvene, die Vena jugularis interna.

1.5.5 Tracheostoma

Nicht wenige Patienten in der HNO-Praxis atmen durch eine Öffnung am Hals unterhalb des Kehlkopfs. Es handelt sich um Tracheostoma („Luftröhrenmündung"), eine operativ angelegte Verbindung zwischen Luftröhre und Außenwelt. Die meisten Menschen mit Tracheostoma tragen eine Kanüle ▶ Abschn. 6.5.2 imTracheostoma. Patienten denen der Kelhlopf entfernt wurde, tragen nur einen ringförmigen Stomaknopf.

Ein Tracheostoma ist eine operativ angelegte Öffnung zwischen der Luftröhre und der Außenwelt

Literatur

Beise U, Heimes S, Schwarz W (2013) Gesundheits- und Krankheitslehre, 3. Aufl. Springer, Berlin/Heidelberg

Krueger F (2008) Mundhöhle eines Erwachsenen, *Wikipedia, aufgerufen am 10.07.2024*, 1.0, https://de.wikipedia.org/wiki/Mundh%C3%B6hle

Lenarz T, Boenninghaus HG (2012) Hals-Nasen-Ohren-Heilkunde, 14. Aufl. Springer, Berlin/Heidelberg

Spornitz U (2002) Anatomie und Physiologie, 3. Aufl. Springer, Berlin/Heidelberg

Zilles K, Tillmann B (2010) Anatomie, Springer, Berlin/Heidelberg

Krankheiten des HNO-Gebietes

Inhaltsverzeichnis

2.1 Überblick – 35
2.1.1 Pathologische Kategorien im HNO-Bereich – 35
2.1.2 Therapie bei HNO-Krankheiten – 37
2.1.3 Diagnosen in der HNO-Praxis – 38

2.2 Krankheiten des Ohres – 39
2.2.1 Krankheiten des äußeren Ohres – 40
2.2.2 Krankheiten des Mittelohrs – 42
2.2.3 Erkrankungen des Innenohrs – 47
2.2.4 Krankheiten des Gleichgewichtshörnerven und der Hörbahn – 52
2.2.5 Hörprothetik – 53

2.3 Krankheiten der Nase, der Nasennebenhöhlen, des Gesichts – 56
2.3.1 Krankheiten der Nase – 56
2.3.2 Krankheiten der Nasennebenhöhlen – 60
2.3.3 Allergie der Atemwege – 62
2.3.4 Neubildungen der Gesichtshaut – 64

2.4 Krankheiten der Mundhöhle, des Rachens, der Speicheldrüsen – 65
2.4.1 Krankheiten der Lippen und der Mundhöhle – 65
2.4.2 Krankheiten des Rachens – 66
2.4.3 Krankheiten der Mandeln – 67
2.4.4 Schnarchen und obstruktive Schlafstörung – 71
2.4.5 Krankheiten der Speiseröhre – 73
2.4.6 Krankheiten der Speicheldrüsen – 73

© Der/die Autor(en), exklusiv lizenziert an Springer-Verlag GmbH, DE, ein Teil von Springer Nature 2025
H. W. Eichel, *Arbeitsplatz HNO-Praxis*, https://doi.org/10.1007/978-3-662-70502-5_2

2.5	**Krankheiten des Kehlkopfs und der Luftröhre – 75**
2.5.1	Krankheiten des Kehlkopfs – 75
2.5.2	Krankheiten der Luftröhre und Tracheostoma – 83
2.6	**Krankheiten des äußeren Halses – 85**
2.6.1	Zysten und Fisteln – 85
2.6.2	Krankheiten der Lymphknoten – 85
2.6.3	Krankheiten der Schilddrüse – 86

Literatur – 87

2.1 Überblick

Von den vielen Möglichkeiten, woran man im HNO-Gebiet erkranken kann, werden die in der HNO-Praxis häufigsten näher beschrieben. Zusätzlich werden auch seltenere, aber wichtige Krankheitsbilder wie Krebserkrankungen erwähnt. (Einzelheiten bei Reiß 2021).

> **Pathologie** bedeutet wörtlich „Lehre von den Leiden". Damit sind nicht nur Krankheiten gemeint, auch wenn „pathologisch" mit „krankhaft" übersetzt wird, sondern alle regelwidrigen, nicht normalen Zustände des Körpers.

2.1.1 Pathologische Kategorien im HNO-Bereich

Dies sind die wichtigsten „Schubladen" denen die Krankheitsformen zugeordnet werden können (◘ Abb. 2.1).

- **Angeborene Fehlbildung**

Das sind angeborene, bereits bei Geburt oder im Wachstumsverlauf erkennbare Gestaltabweichungen, z. B. abstehende Ohrmuscheln.

- **Verletzung und Fremdkörper**

Die HNO-Organe können von außen, z. B. bei einem Nasenbeinbruch, oder von innen, z. B. bei der Intubation verletzt werden. Fremdkörper können in den Gehörgang, die Atemwege und die Speisewege gelangen.

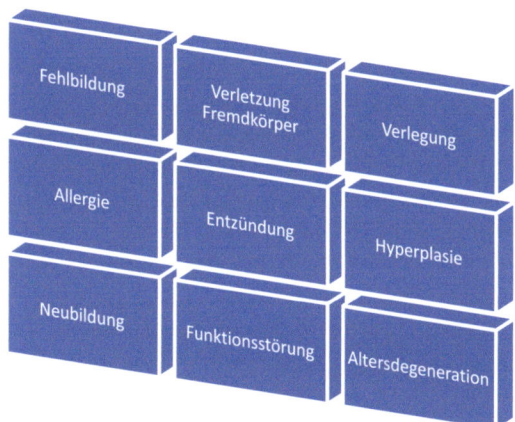

◘ Abb. 2.1 Pathologische Kategorien („Schubladen")

> **Intubation** ist die Einführung eines Schlauchs in die Luftröhre über die Mundhöhle oder die Nase bei einer Vollnarkose oder als Notmaßnahme bei Atemstillstand.

- **Verlegung**

Auch ohne Fremdköper können Kanäle verstopft sein, z. B. den Gehörgang durch Ohrenschmalz, die Nasenhöhle durch Polypen oder ein Speicheldrüsengang durch einen Speichelstein.

- **Entzündung**

Dies ist eine Abwehrreaktion auf schädigende Einflüsse. Es gibt akute und chronische Entzündungen. Kennzeichen einer akuten Entzündung sind Rötung, Schwellung, Erwärmung, Schmerz und beeinträchtigte Funktion des betreffenden Organs. Fachbegriffe für Entzündungen haben die Endung „itis". Entzündungen entstehen durch Erreger von außen wie Bakterien, Viren, Pilze oder durch eine fehlgesteuerte Abwehrreaktion gegen körpereigene Zellen und Gewebe als Autoimmunerkrankung.

- **Allergie**

Dies ist eine übermäßige Abwehrreaktion auf eigentlich harmlose Einflüsse wie z. B. Pollen, aber auch auf Medikamente und Insektengifte.

- **Hyperplasie**

Dies bezeichnet die Größenzunahme von Geweben oder Organen. Sie tritt oft als Folge auf einen chronischen Reiz auf, z. B. die Hyperplasie der Gaumenmandeln bei häufigen Infekten.

- **Gutartige Neubildung**

Dies ist die ungesteuerte Vermehrung normal gebildeter Zellen in einem Gewebe. Es kommt zu langsamem Wachstum mit Verdrängung oder Kompression umgebender Strukturen, z. B. die Kompression des Gleichgewichtshörnerven durch ein Vestibularisschwannom ▶ Abschn. 2.2.4. Fachbegriffe für gutartige Geschwülste haben die Endung „om".

Gutartige Neubildungen wachsen langsam und verdrängend

> **Neubildung** (Neoplasie) ist der Oberbegriff für gut- und bösartige Geschwülste (Tumore) und für Krebserkrankungen des Blut- und Lymphsystems.

- **Bösartige Neubildung**

Die ist die ungesteuerte Vermehrung veränderter Zellen in einem Gewebe. Es kommt zu schnellem Wachstum mit Zerstörung umgebender Strukturen und Absiedelungen in anderen Organen auf dem Blut- und Lymphweg, z. B. beim Kehlkopfkarzinom. Fachbegriffe für bösartige Geschwülste, die vom Epithel, den Deck- und Drüsenzellen ausgehen, haben die Endung „karzinom".

- **Funktionsstörung**

Dies ist die verminderte Leistung eines Organs ohne sonstige erkennbare Organveränderung, z. B. der Hörsturz

- **Altersdegeneration**

Dies ist die altersbedingte Rückbildung oder Umwandlung von Körpergewebe mit Verschlechterung der Funktion, z. B. Altersschwerhörigkeit

> Bösartige Neubildungen wachsen zerstörend und bilden Absiedelungen in den Lymphknoten und in anderen Organen

2.1.2 Therapie bei HNO-Krankheiten

Die therapeutischen Möglichkeiten sind ebenso vielfältig wie die Diagnosen:
- das ärztliche Gespräch und die Beratung
- manuelle Maßnahmen, z. B. das Legen einer Tamponade
- Eingriffe, z. B. Inzision oder Punktion
- Operationen ▶ Abschn. 6.1
- lokale (örtliche) Anwendung von Medikamenten z. B. als Salbenstreifeneinlage, Aufsprühen, Infiltrieren
- systemische (allgemeine) Anwendung von Medikamenten als Tablette, als Injektion s. c., i. m., i. v., als Infusion i. v.
- Immuntherapie (Hyposensibilisierung)
- physikalische Maßnahmen, z. B. Inhalation, Lagerungsmanöver
- Verordnung oder Implantation von Hörprothesen
- Verordnung von übenden Verfahren, z. B. Logopädie

Eingriffe

Inzision ist ein Einschnitt mit einem Skalpell.
  Punktion ist ein Anstechen mit einer Hohlnadel.
  Biopsie ist die Gewinnung einer Gewebeprobe mit Zängchen, Scherchen oder Skalpell.
  Infiltrieren ist das Einspritzen eines Wirkstoffs ins Gewebe für eine örtliche Wirkung.
    s. c. = subkutan = unter die Haut
    i. m. = intramuskulär = in den Muskel
    i. v. = intravenös = in die Vene

2.1.3 Diagnosen in der HNO-Praxis

◘ Tab. 2.1 zeigt die 30 häufigsten Diagnosen in der HNO-Praxis mit der dreistelligen Kodierung nach ICD-10 GM 2024 (► Abschn. 8.4). Die Tabelle basiert auf den Morbiditätstatistiken von vier Quartalen der Kassenärztlichen Vereinigung Nordrhein (KV Nordrhein 2023). Diagnosen außerhalb des HNO-Gebietes, wie z. B. Hypertonie und der ICD-Schlüssel „Z". sind nicht berücksichtigt. Zur Veranschaulichung der Beschreibungen sind Diagnosebespiele nach der vierstelligen Kodierung hinzugefügt.

◘ Tab. 2.1 Die 30 häufigsten Diagnosen in der HNO-Praxis

Rang	ICD-10	Beschreibung	Beispiele
1	H61	Sonstige Krankheiten des äußeren Ohrs	Cerumen obturans
2	H90	Hörverlust durch Schallleitungs- oder Schallempfindungsstörung	Schallempfindungsschwerhörigkeit ohne nähere Angabe
3	H60	Otitis externa	infektiöse Otitis externa
4	J34	Sonstige Krankheiten der Nase und der Nasennebenhöhlen	Nasenseptumdeviation; Nasenmuschelhypertrophie; Nasenfurunkel
5	J30	Vasomotorische oder allergische Rhinopathie	Saisonale allergische Rhinopathie
6	H91	Sonstiger Hörverlust	Presbyakusis; Hörsturz
7	H65	Nichteitrige Otitis media	Tubenmittelohrkatarrh
8	J04	Akute Laryngitis und Tracheitis	
9	H93	Sonstige Krankheiten des Ohres, anderenorts nicht klassifiziert	Tinnitus
10	J06	Akute Infektionen an mehreren oder nicht näher bezeichneten Lokalisationen der oberen Atemwege	akute Laryngopharyngitis; akuter Infekt der oberen Atemwege
11	J32	Chronische Sinusitis	
12	J35	Chronische Krankheiten der Gaumenmandeln und der Rachenmandel	Hyperplasie der Gaumenmandeln; Hyperplasie der Rachenmandel; Chronische Tonsillitis
13	J31	Chronische Rhinitis, Rhinopharyngitis und Pharyngitis	
14	J01	Akute Sinusitis	
15	J02	Akute Pharyngitis	
16	R06	Störungen der Atmung	Schnarchen

(Fortsetzung)

◘ **Tab. 2.1** (Fortsetzung)

Rang	ICD-10	Beschreibung	Beispiele
17	H69	Sonstige Krankheiten der Tuba auditiva	Klaffende Tube
18	H66	Eitrige und nicht näher bezeichnete Otitis media	Akute eitrige Otitis media; Chronische Otitis media
19	H73	Sonstige Krankheiten des Trommelfells	Myringitis
20	H92	Otalgie und Ohrenfluss	Auch: Blutung
21	G47	Schlafstörungen	Obstruktives Schlaf-Apnoe-Syndrom
22	J00	Akute Rhinopharyngitis (Erkältungsschnupfen)	
23	H68	Entzündung und Verschluss der Tuba auditiva	
24	T78	Unerwünschte Nebenwirkungen, anderenorts nicht klassifiziert	Allergische Reaktion; Anaphylaxie
25	T16	Fremdkörper im Ohr	
26	H81	Störungen der Vestibularfunktion	Ménière-Krankheit; Benigner paroxysmaler Lagerungsschwindel; Neuropathia vestibularis
27	R42	Schwindel und Taumel	Vertigo ohne nähere Angabe
28	J03	Akute Tonsillitis	
29	J38	Krankheiten der Stimmlippen und des Kehlkopfes, anderenorts nicht klassifiziert	Polyp; Knötchen; Granulom; Reinke Ödem
30	J33	Nasenpolyp	

2.2 Krankheiten des Ohres

Häufige Krankheiten in der Praxis
- Gehörgangsverstopfung
- Gehörgangsentzündung
- Akute Mittelohrentzündung
- Tubenfunktionsstörung
- Altersschwerhörigkeit
- Tinnitus
- Anfallartiger Lagerungsschwindel

2.2.1 Krankheiten des äußeren Ohres

- **Fehlbildung der Ohrmuschel**

Die häufigste Fehlbildung sind abstehende Ohrmuscheln. Dabei ist eine Knorpelfalte, die Anthelix ▶ Abb. 1.2 abgeflacht. Durch operative Formung der Anthelix wird das Problem gelöst. Die Operation wird meistens vor der Einschulung vorgenommen, um dem betroffenen Kind Hänseleien zu ersparen.

◘ Abb. 2.2 zeigt typische Pathologien der Ohrmuschel:
- Mikrotie: kleine fehlgebildete Ohrmuschel
- Othämatom: Bluterguss nach stumpfer Gewalteinwirkung ("Boxerohr")
- Perichondritis: bakterielle Knorpel-Haut-Entzündung
- Erysipel: Hautentzündung durch Streptokokken
- Basalzellkarzinom: Hautkrebs ▶ Abschn. 2.3.4
- Malignes Melanom: Hautkrebs ▶ Abschn. 2.3.4

- **Cerumen obturans**

Der Gehörgang kann durch verstopfendes Ohrenschmalz, oft mit abgeschilfterten Hautzellen, verlegt sein, wenn die Selbstreinigung durch Epithelwanderung ▶ Abschn. 2.1.1 nicht genügt. Weiches Ohrenschmalz kann bei intaktem Trommelfell vorsichtig ausgespült und abgesaugt werden. Verhärtetes Ohrenschmalz wird mit 3 %-igem Wasserstoffsuperoxid aufgeweicht oder es wird mit der Ohrkürette oder dem Ohrzängchen herausgezogen. Die Anwendung von Wattestäbchen fördert die Verstopfung durch Ohrenschmalz und kann zu Verletzungen führen.

> Die Anwendung von Wattestäbchen im Gehörgang fördert die Verstopfung mit Ohrenschmalz und kann zu Verletzungen führen

Bei Gehörgangsexostosen, das sind knöcherne Verdickungen der Gehörgangswand vor allem bei Schwimmern und Tauchern, sind Selbstreinigung oder ärztliche Reinigung erschwert.

- **Gehörgangsfremdkörper**

Diese werden herausgespült oder mit der Ohrkürette oder dem Ohrzängchen herausgezogen. Bei Kleinkindern sind es oft Plastikperlen.

- **Otitis externa (Entzündung des Gehörgangs oder der Ohrmuschel)**

Bakterien oder Pilze können eine schmerzhafte Entzündung der Gehörgangshaut verursachen. Typisch ist die Druckschmerzhaftigkeit des Tragus (▶ Abb. 1.2). Bakterielle Entzündungen an einem Haarbalg im Gehörgangseingang werden als Gehörgangsfurunkel oder **Gehörgangsabszess** bezeichnet. **Diffuse** (ausgebreitete) **Entzündungen** führen zur

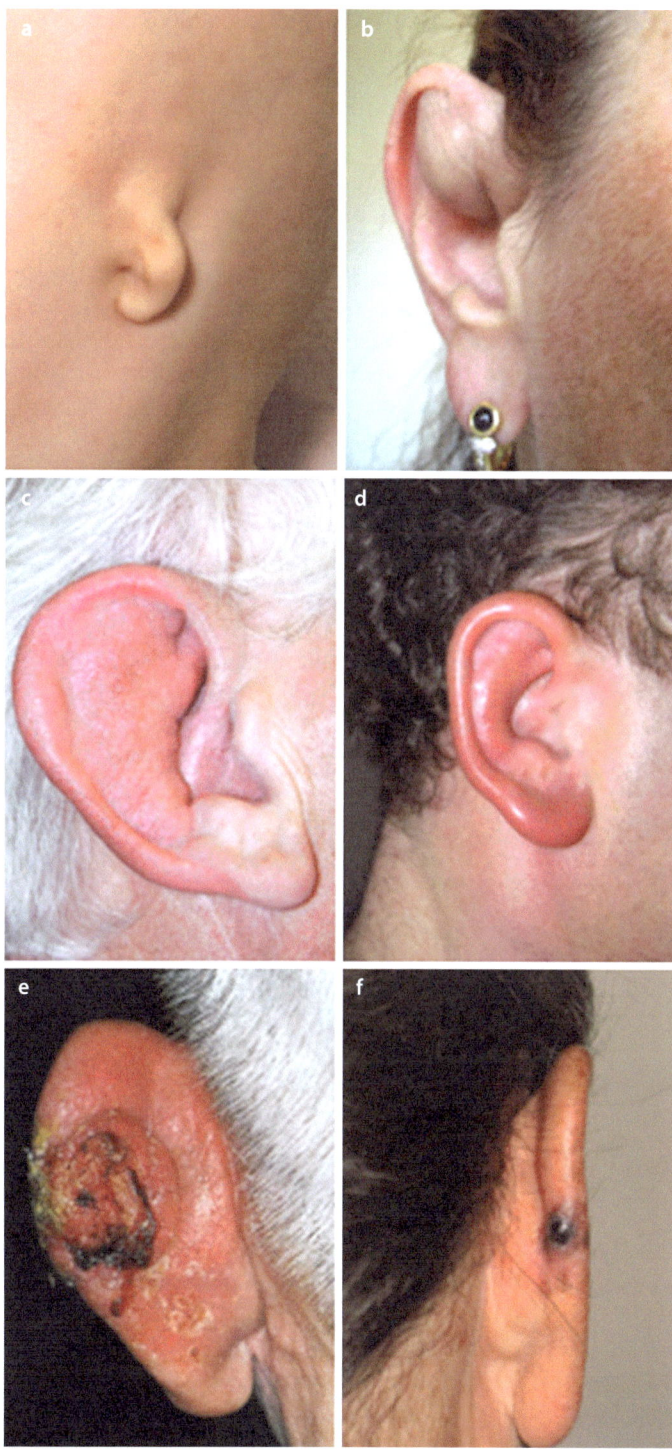

Abb. 2.2 a–f Ohrmuschelerkrankungen. **a** Mikrotie; **b** Othämatom; **c** Perichondritis; **d** Erysipel; **e** Basalzellkarzinom; **f** Malignes Melanom. (Lenarz und Boenninghaus 2012)

Hautschwellung im gesamten Gehörgang und können auf das Trommelfell übergreifen. Eine Pilzentzündung zeigt typische Beläge. Durch spezielle Bakterien (Pseudomonas aeruginosa) kann eine Haut- und Knorpelentzündung der Ohrmuschel, die **Perichondritis** ausgelöst werden. Dabei schwillt die gesamte Ohrmuschel außer dem Ohrläppchen an.

Bei einem Gehörgangsabszess muss der Eiter eventuell durch eine Stichinzision abgelassen werden, danach werden Mullstreifen mit anbiotischer und kortisonhaltiger Salbe eingelegt. Bei einer diffusen Gehörgangsentzündung ist die schonende Reinigung des Gehörgangs erste Maßnahme, z. B. durch Absaugen. Anschließend werden ebenfalls Mullstreifen mit den erwähnten Wirkstoffen eingelegt. Bei Pilzinfektion wird ein Antimykotikum als Tropfen oder Salbe eingegeben. Bei der Perichondritis wird außer abschwellenden Umschlägen ein Antibiotikum systemisch, z. B. als Tablette verordnet.

Bei vielen Patienten mit vermeintlichen Ohrenschmerzen, liegt oft eine Störung im Kiefergelenk vor, z. B. durch unbewusstes nächtliches Kieferpressen. Hinweisend ist die Druckschmerzhaftigkeit des Kiefergelenks und nicht des Tragus.

Bakterien und Pilze können eine schmerzhafte Entzündung des Gehörgangs verursachen

---
Wirkstoffe

Antibiotikum ist ein Wirksoff gegen Bakterien
Antimykotikum ist ein Wirkstoff gegen Pilze
Virustatikum (= Virostatikum) ist ein Wirkstoff gegen Viren

2.2.2 Krankheiten des Mittelohrs

> **Tipp**
>
> Bei Krankheiten des Mittelohrs besteht immer eine Schallleitungsschwerhörigkeit.

■ **Akuter und chronischer Tubenmittelohrkatarrh (Tubenfunktionsstörung)**

Wenn die Ohrtrompete nicht luftdurchgängig ist, gibt es in der Paukenhöhle einen Unterdruck in Bezug zum atmosphärischen Luftdruck. Das Trommelfell wird nach innen eingezogen und schwingt weniger gut. Bei anhaltendem Unterdruck staut

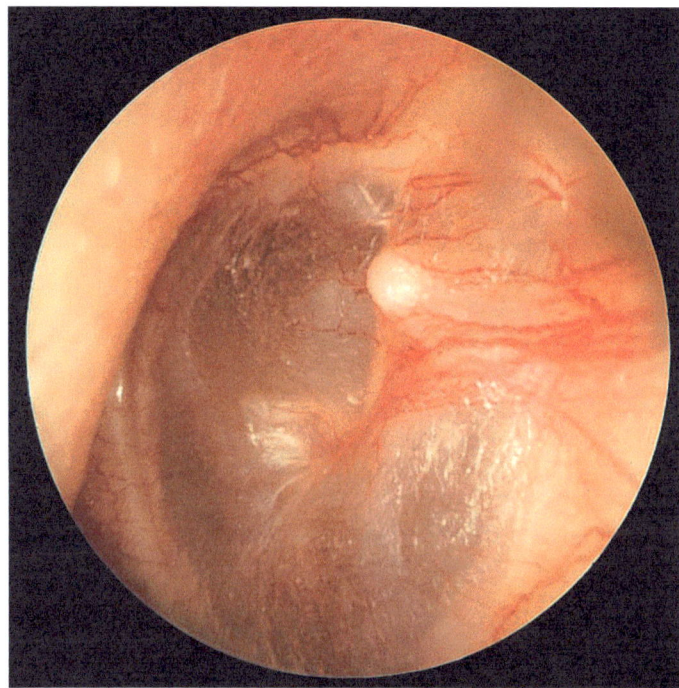

Abb. 2.3 Trommelfellbefund bei Paukenerguss. (Mit freundlicher Genehmigung der Karl Storz SE & Co. KG) (Karl Storz 2024)

sich Schleimhautsekret in der Paukenhöhle an. Je nach Konsistenz des Sekrets spricht man von einem serösen (dünnflüssigen, klaren), einem mukösen (schleimigen) oder seromukösen (gemischten) Paukenerguss, dem Seromykotympanon (Abb. 2.3).

Ursachen im Kindsalter sind:
- häufig: Infekt der oberen Luftwege ▶ Abschn. 2.3.1
- häufig: vergrößerte Rachenmandel ▶ Abschn. 2.4.3
- selten: Fehlbildung des Gaumensegels.

Bei Erwachsenen liegt oft eine chronische Nasennebenhöhlenentzündung oder seltener ein Nasenrachentumor vor. Eine dauerhaft bestehende Tubenfunktionsstörung fördert eine chronische Mittelohrentzündung oder ein Cholesteatom.

Die Therapie besteht in der Gabe von abschwellendem Nasenspray und Lufteinblasung über die Nase in die Tuben, als Valsalva-Manöver ▶ Abschn. 1.1.2 oder nasotobale Luftdusche. Bei Kindern hat sich die Autoinsufflation zur Eigenanwendung bewährt.

Eine nicht durchgängige Ohrtrompete führt zu Unterdruck in der Paukenhöhle und Anstau von Sekret

> **Nasotubale Belüftung**
>
> Die nasotubale Luftdusche ist das Einpressen von Luft über ein Nasenloch in die Ohrtrompete (Tuba auditiva) beidseits und damit in die Paukenhöhle beidseits. Dazu wird ein olivenförmiger Hohlkörper auf ein Nasenloch gesetzt und mit einem Gummiballon oder dem Druckluftschlauch der Behandlungseinheit kontrolliert Luft in die Olive gepresst. Das andere Nasenloch wird durch Druck auf die seitliche Nasenwand verschlossen. Der Patient spricht dabei /koka-kola/, da bei dem Laut /k/ das Gaumensegel den Nasopharynx nach unten abdichtet und die Luft in die Tubenöffnung „muss". Nach dem Erstbeschreiber Adam Politzer wird das Manöver „Politzern" genannt.
>
> Die **nasotubale Autoinsufflation** ist die Selbsteinblasung von Ausatmungsluft über die Nase in die Paukenhöhle. Auch hier wird ein Nasenloch zu gehalten und mit dem anderen Nasenloch ein weicher Luftballon, der auf einen olivenförmigen Hohlkörper geschoben ist, beim Ausatmen über die Nase aufgeblasen. Durch den elastischen Widerstand des Ballons wird die Luft auch in die Ohrtrompete gepresst.

Ein Paukenerguss bei Kindern wird durch Infekte der oberen Luftwege und eine vergrößerte Rachenmandel hervorgerufen

Ein Paukenerguss wird durch Trommelfellschnitt (Parazentese) und Absaugen, eventuell mit Einlage eines Paukenröhrchens behandelt. Das Paukenröhrchen hält die Schnittöffnung im Trommelfell längerfristig offen und stellt die Belüftung der Paukenhöhle sicher. Der Eingriff wird bei Kindern oft mit der Entfernung der vergrößerten Rachenmandel, der Adenotomie, kombiniert ▶ Abschn. 6.2.2

■ **Druckverletzung des Mittelohrs (Barotrauma)**
Durch schnelle Druckzunahme von außen z. B. beim Landen eines Fluzeugs oder beim Tauchen kann ein schmerzhafter Unterdruck im Mittelohr entstehen. Kleine Blutgefäße reißen und die Pauke füllt sich mit Blut und Sekret. Therapeutisch werden abschwellendes Nasenspray und Tubenbelüftung (Valsava, Politzern) angewandt.

■ **Akute Otitis media (Akute Entzündung der Mittelohrschleimhaut)**

Viren und Bakterien sind die Auslöser einer akuten Mittelohrentzündung

Durch Viren oder Bakterien kann eine schmerzhafte Entzündung der Mittelohrschleimhaut ausgelöst werden, häufig in Zusammenhang mit einem Infekt der oberen Luftwege. Das Trommelfell ist gerötet und verdickt, manchmal mit Blasen durchsetzt, manchmal vorübergehend perforiert mit Sekretaustritt (◘ Abb. 2.4). Eine seltene Komplikation ist das Übergreifen auf das Innenohr als Labyrinthitis (▶ Abschn. 2.2.3).

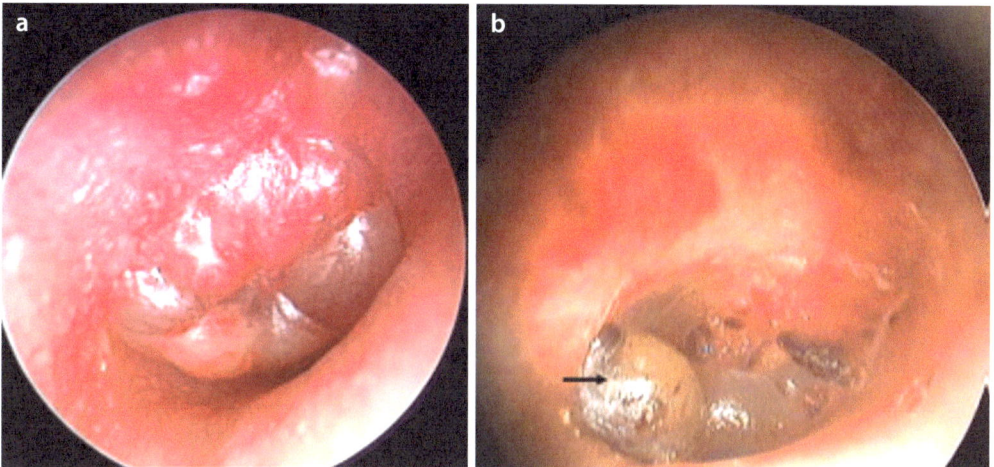

Abb. 2.4 a–b, Akute Otitis media; **a** bakterielle Otitis media; **b** Grippe-Otitis (virale Otitis media) mit Blutblasen (→). (Lenarz und Boenninghaus 2012)

Eine unkomplizierte Mittelohrentzündung beim Schulkind oder Erwachsenen kann symptomatisch mit abschwellendem Nasenspray und Schmerzmittel behandelt werden. Je jünger der Patient ist und je eher der Verlauf oder das Abstrichergebnis des Sekretes für eine bakterielle Genese sprechen, wird ein Antibiotikum verordnet.

- **Warzenfortsatzentzündung (Mastoiditis)**

Eine mögliche Komplikation der akuten Mittelohrentzündung vor allem bei Säuglingen und Kleinkindern ist eine akute Warzenfortsatzentzündung, die sich durch eine abstehende Ohrmuschel, eine schmerzhafte Schwellung über dem Warzenfortsatz und hohes Fieber zeigt. In diesem Fall muss unverzüglich eine Klinikeinweisung zur operativen Ausräumung der Warzenfortsatzzellen erfolgen.

- **Chronische Mittelohrentzündung**

Das Kennzeichen der chronischen Otitis media ist ein bleibender Trommelfelldefekt. Oft sind auch die Gehörknöchelchen geschädigt. Ursache ist meistens eine chonische Tubenfunktionsstörung. Wenn die Trommelfellperforation zentral liegt, also den Rand nicht erreicht, liegt eine chronische Schleimhauteiterung vor (◘ Abb. 2.5a). Diese führt oft zu eitrigem Sekretfluss aus dem Mittelohr. Sie wird durch eine Tympanoplastik ▶ Abschn. 6.2.2 mit Entfernung des Entzündungsprozesse geheilt. Wenn die Perforation den Trommelfellrand erreicht oder die „Pars flaccida" (◘ Abb. 1.3) betrifft, liegt eine chronische Knocheneiterung vor, die zum Cholesteatom werden kann (◘ Abb. 2.5b).

> Der bleibende Trommelfelldefekt ist das Kennzeichen der chronischen Mittelohrentzündung

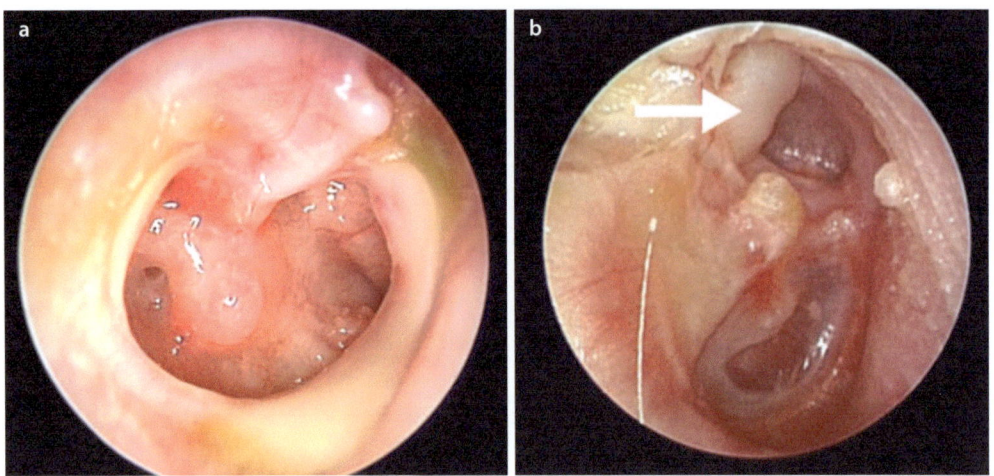

◘ **Abb. 2.5 a–b** Chronische Otitis media. **a** Zentraler Trommelfelldefekt bei Schleimhauteiterung; **b** randständiger Trommelfellldefekt bei Knocheneiterung mit Cholesteatom (Pfeil). (Lenarz und Boenninghaus 2012)

- **Cholesteatom des Mittelohrs**

Ein Cholesteatom wird in jedem Lebensalter operativ behandelt

Diese gefährliche Entzündung ist meistens die Folge einer chronischen Knocheneiterung, bei der Epithel von der Gehörgangsseite des Trommelfells in die Paukenhöhle gelangt und dort eine Entzündung des Knochens auslöst. Trotz der Endung „om" handelt es sich nicht um einen Tumor. Frühes Zeichen ist eine Retraktionstasche, eine eingezogene Stelle des Trommelfells mit weißem, schuppigem Belag (Detritus). Der Abbau des Schläfenknochens führt zu faulig riechender Sekretion. Der Entzündungsprozess zerstört nicht nur die Gehörknöchelchen sondern kann in das Labyrinth (→ Schwindel, Taubheit), in den Kanal des Fazialisnerven (→ Gesichtslähmung) oder das Gehirn (→ Hirnabszess) einwachsen. Es muss in jedem Lebensalter operativ behandelt werden durch komplette Ausräumung des entzündeten Gewebes und Tympanoplastik (▶ Abschn. 6.2.2).

- **Otosklerose**

Bei der Otosklerose wird die Fußplatte des Steigbügels im ovalen Fenster zum Innenohr zunehmend unbeweglicher

Hier besteht ein nicht entzündlicher Knochenumbauprozess an der Steigbügelfußplatte, die dadurch in ihrer Beweglichkeit eingeschränkt ist. Folge ist eine zunehmnde Schallleitungsschwerhörigkeit. Die Ursache ist bisher nicht eindeutig geklärt. Das Trommelfell ist unauffällig, der Stapediureflex ▶ Abschn. 1.1.2 ist ausgefallen. Durch eine Stapesplastik ▶ Abschn. 6.2.2 kann das Gehör wiederhergestellt werden.

2.2.3 Erkrankungen des Innenohrs

> **Tipp**
>
> Bei Krankheiten des Innenohrs besteht eine Schallempfindungsschwerhörigkeit, außer es ist nur das Gleichgewichtsorgan betroffen.

▪ Angeborene und frühkindlich erworbene Schwerhörigkeit

Viele Kinder sind von Geburt an schallempfindungsschwerhörig oder taub und dadurch im Spracherwerb und der allgemeinen Entwicklung beeinträchtigt. Durch das universelle Neugeborenenhörscreening (UNHS) ▶ Abschn. 5.1.9 sollen diese Kinder frühzeitig erkannt, diagnostiziert und schon im ersten Lebensjahr mit einer Hörprothese versorgt werden. Auch bei einer Schwerhörigkeit im frühen Kindesalter ist die sofortige hörprothetische Versorgung wichtig. Bei an Taubheit grenzender Schwerhörigkeit oder Taubheit reichen Hörgeräte nicht aus. In diesem Fall wird ein Cochlea-Implantat ▶ Abschn. 2.2.5 angeboten. Als Ursache kommen in Betracht:

- pränatal (vorgeburtlich):
    - genetisch bedingt ohne weitere Fehlbildungen
    - genetisch bedingt mit weiteren Fehlbildungen, das sind Syndrome
    - Infektionen während der Schwangerschaft
- perinatal (unter der Geburt), z. B. Sauerstoffmangel, Geburtsverletzung,
- postnatal (nach der Geburt), z. B. Infektionen, Schädelhirnverletzung

Am häufigsten sind die genetischen Ursachen. Bei den Syndromen können Fehlbildungen an Ohren, Gesicht und Schädel vorliegen, auch Augen-, Nieren-, Schilddrüsen- und Herzerkrankungen.

▪ Verletzung durch Schall (Akustisches Trauma)

Lauter Schall kann die Hörschnecke, insbesondere die Haarzellen schädigen. Je lauter der Schall ist, um so kürzere Einwirkzeit reicht für eine Schädigung. Man unterscheidet das Knalltrauma und Explosionstrauma (oft mit Trommelfellzerreißung) durch Schalleinwirkung im Millisekundenbereich vom akuten Lärmschaden mit Einwirkung im Stundenbereich und vom chronischen Lärmschaden (Lärmschwerhörigkeit) mit Einwirkung über Jahre. Kennzeichen der Schädigung

---

Die meisten angeborenen Schwerhörigkeiten sind genetisch bedingt und betreffen das Innenohr. Das Neugeborenen Hörscreening ist entscheidend für die Früherkennung

durch Schall ist eine Schallempfindungsschwerhörigkeit um den Frequenzbereich 4000 Hz, die c^5-Senke im Tonaudiogramm (▶ Abb. 6.1e). Dazu besteht oft ein Ohrgeräusch. Bei dauerhafter Einwirkung sind weitere Frequenzen im Hochtonbereich betroffen. Erste Maßnahme ist die Schallabschirmung. Das Knalltrauma andere akute Lärmschäden werden wie ein Hörsturz mit Kortison behandelt. Eine bleibende Schallempfindungsschwerhörigkeit kann nur durch Hörgeräte ausgeglichen werden.

Bei einer akuten Ursache des Hörschadens am Arbeitsplatz, z. B. durch eine Explosion, erstellt die HNO-Praxis den Vordruck F 1040 „Hals-Nasen-Ohrenarztbericht" für die gesetzliche Unfallversicherung. Bei Verdacht auf eine chronische Lärmschwerhörigkeit ist die „Ärztliche Anzeige einer Berufskrankheit" mit dem Vordruck F 6000 an die Berufsgenossenschaft zu senden.

> Für einen Innenohrschaden durch Schall spricht die c^5-Senke im Tonaudiogramm. Bei einem Knalltraum kann ein Arbeitsunfall vorliegen, bei einer chronischen Lärmschwerhörigkeit eine Berufskrankheit

■ **Altersschwerhörigkeit**

Presbyakusis ist die mit etwa 50 Jahren beginnende, voranschreitende Schallempfindungsschwerhörigkeit des älteren Menschen. Die degenerativen Veränderungen betreffen die äußeren Haarzellen und weitere kochleäre Strukturen, aber auch die zentrale Hörverarbeitung. Genetische Faktoren, Lärm, Durchblutungsstörung und andere lebenslang schädigende Einflüsse wie Ernährung, Genussgifte, Medikamente, gelten als mögliche Verursacher. Bei Beginn und Außmaß der Altersschwerhörigkeit gibt es große individuelle Unterschiede. Durch den zunehmenden Hörverlust im Hochtonbereich ▶ Abb. 5.1f ist besonders das Sprachgehör betroffen. Hilfe bringt die Hörgeräteversorgung.

> Die Altersschwerhörigkeit beginnt im Hochtonbereich des Gehörs

■ **Entzündung des Innenohrs (Labyrinthitis)**

Das Innenohr kann sich durch Überleitung vom Mittelohr oder von der Hirnhaut oder auf dem Blutweg durch Bakterien oder Viren entzünden. Es kommt zu Hörverlust, Ohrgeräusch, Drehschwindel mit Übelkeit und oft Ausfall des Fazialisnerven. Die Behandlung ist stationär mit intravenöser Gabe von Antibiotika oder Virustatika und Kortison.

■ **Zoster oticus**

Diese Entzündung wird durch das Varizella-Zoster-Virus verursacht und betrifft den Gleichgewichtshörnerv. Die Symptome und Befunde sind wie bei der Labyrinthitis, dazu sind oft weitere Hirnnerven beteiligt. Am äußeren Ohr und am Trommelfell sieht der Arzt typische Bläschen. Die Behandlung ist stationär mit intravenöser Gabe von Virustatikum, Kortison, Gammaglobulin.

> Bei der Zoster oticus Erkrankung sind typische Bläschen am äußeren Ohr und am Trommelfell sichtbar

2.2 · Krankheiten des Ohres

■ Hörsturz

Dies ist die plötzlich und ohne erkennbare Ursache auftretende Funktionsstörung der Hörschnecke mit Hörverlust und Ohrgeräusch. Das Tonaudiogramm zeigt auf dem betroffenen Ohr eine Schallempfindungsschwerhörigkeit, die Vestibularprüfung ist meistens unauffällig. Ursachen wie Schalltrauma, Labyrinthitis, neurologische und internistische Krankheiten, z. B. Durchblutungsstörungen der Kopfgefäße müssen ausgeschlossen werden. Die Therapie besteht in der Gabe von Kortison oral, intravenös oder intratympanal. Bei der intratympanalen Applikation wird das Kortison durch das anästhesierte Trommelfell in die Paukenhöhle eingespritzt, wo es durch das runde Fenster in die Schnecke gelangt (Michel O 2022). Sollte trotz Therapie der Hörverlust fortschreiten, kann eine Tympanoskopie ▶ Abschn. 6.2.2 angezeigt sein.

Der Hörsturz ist eine plötzlich auftretende, meistens einseitige Schallempfindungsschwerhörigkeit ohne erkennbare Ursache

Kennzeichen von innenohrbedingtem Schwindel ◘ Abb. 2.6
- Dreh-, Schwank-, Liftgefühl
- oft Übelkeit und Erbrechen
- Gangabweichung und Fallneigung in bestimmter Richtung
- oft spontaner oder provozierbarer, horizontaler oder rotierender Nystagmus
- eventuell mit Hörstörung

■ Meniere-Erkrankung

Dies ist eine wiederkehrende, anfallartige Funktionsstörung des Labyrinths mit Hörverlust, Drehschwindel mit Erbrechen, Ohrgeräusch und Druckgefühl im Ohr. Aus unbekannter Ursache kommt zu einer übermäßigen Flüssigkeitsfüllung des Endolymphraums. Das Tonaudiogramm zeigt eine Tiefton-Schallempfindungsschwerhörigkeit auf dem betroffenen Ohr. Die Vestibularisprüfung ergibt eine Übererregbarkeit des betroffen Labyrinths mit einem Spontannystagmus in das betroffene Ohr. Die Symptome dauern 20 min bis 12 h, kehren aber wieder. Anfangs normalisiert sich der Hörverlust, im weiteren Verlauf bleibt er dauerhaft bestehen. Der Patient ist vor allem durch die spontan auftretenden Drehschwindelanfälle beeinträchtigt. Im Anfall werden intravenös oder als Zäpfchen Medikamente gegen Übelkeit und Erbrechen sowie Kortison gegeben. Zur Vorbeugung wird oft Betahistidin verordet. Zum Ausheilen werden Kortison oder örtliche Betäubungsmittel über ein Paukenröhrchen intratympanal appliziert. Als letzte Maßnahme gibt es Operationen wie z. B. die Verbesserung des Endolymphabflusses, die Saccotomie.

Die Meniere-Erkrankung ist eine wiederkehrende, anfallartige Funktionsstörung des Innenohrs mit Hörverlust, Drehschwindel, Ohrgeräuschempfinden und Druckgefühl im Ohr

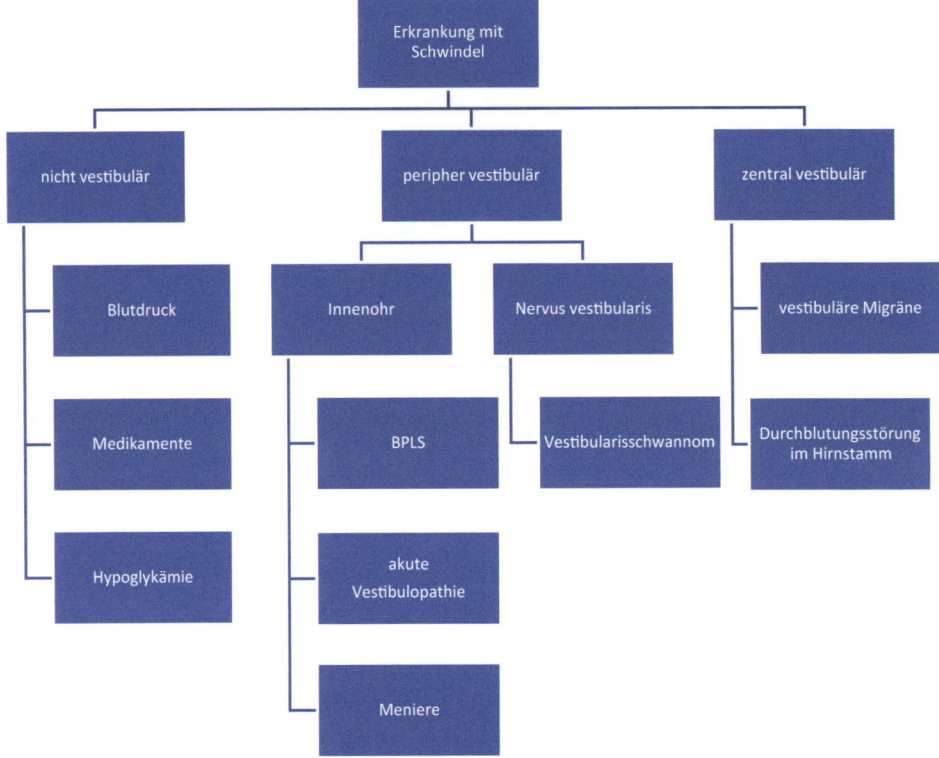

Abb. 2.6 Übersicht und Beispiele von Gleichgewichtsstörungen. BPLS: Benigner paroxysmaler Lagerungsschwindel

Es gibt weitere Erkrankungen mit attackenartigem Schwindel:
- die vestibuläre Paroxysmie mit Attackendauer bis 1 min und gutem Ansprechen auf Carbamazepin
- die vestibuläre Migräne mit Attackendauer von 5 min bis 72 h und typischen Migräne Symptomen wie Halbseitenkopfschmerz, Licht- und Geräuschempfindlichkeit,

---

Häufige Ursachen von nicht vestibulärem Schwindel ◘ Abb. 2.6
- niedriger Blutdruck, generell oder nur beim Aufstehen
- hoher Blutdruck
- Hypoglykämie (Blutzucker zu niedrig)
- Angststörung
- Nebenwirkung von Medikamenten, z. B.
  - Blutdrucksenker
  - Psychopharmaka
  - Schlafmittel
  - Parkinson-Mittel

Akute Vestibularisstörung (akute Vestibulopathie, Neuropathia vestibularis)

Dies ist eine plötzlich auftretende, einseitige Funktionsstörung des Vestibularapparats mit Drehschwindel und Erbrechen. Ein Hörverlust oder ein Ohrgeräusch bestehen nicht. Die Vestibularisprüfung zeigt einen Spontannystagmus in das nicht betroffene Ohr, das betroffene Ohr weist eine Mindererregbarkeit bei der auf. Die Therapie ist ähnlich wie beim akuten Meniere-Anfall. Nach einigen Tagen wird ein vestibuläres Trainingsprogramm verordnet. Die vollständige Erholung kann mehrere Wochen dauern.

> Die akute Vestibularsstörung ist eine ohne erkennbare Ursache plötzlich auftretende Funktionsstörung der Vestibularorgane

Benigner paroxysmaler Lagerungsschwindel

Der „gutartige, anfallartige Lagerungsschwindel" (BPLS) ist eine bewegungsabhängige Störung in den Bogengängen, die wahrscheinlich durch Verschiebung von Otolithen aus den Vorhofsäckchen in die Bogengangsschläuche hervorgerufen wird (Otolithiasis). Bei schnellen Kopfbewegungen tritt ein heftiger Drehschwindel auf ohne Übelkeit, der nach 10 bis 30 Sekunden wieder verschwindet. Die Diagnose wird durch die Lagerungsprüfung gestellt: Bei der Kopfhänge-Seitlagerung ist während des Drehgefühls ein rotierender Nystagmus zu sehen. Zur Therapie werden Repositionsmanöver durchgeführt ◘ Abb. 2.7 und zur intensiven häuslichen Wiederholung empfohlen, die die Otolithen wieder in die richtige Position bringen.

> Der benigne paroxysmale Lagerungsschwindel ist durch einen kurzdauernden, rotierenden Nystagmus bei der Lagerungsprüfung gekennzeichnet

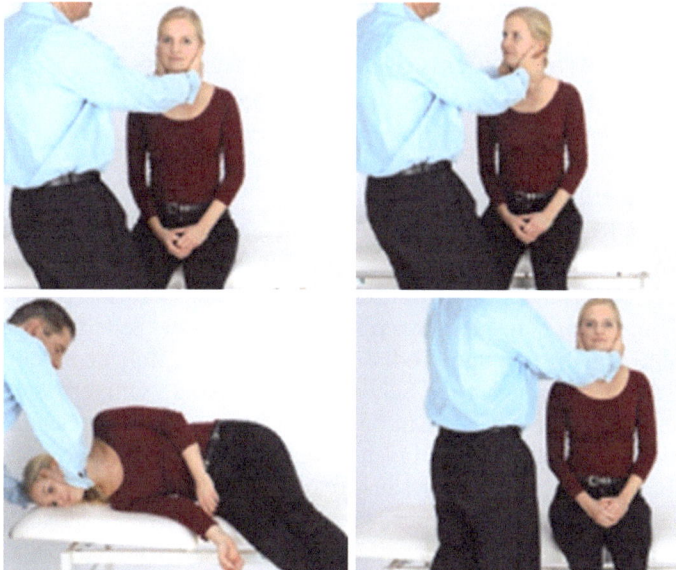
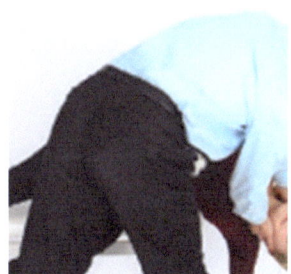

◘ **Abb. 2.7** Semont Manöver zur Behandlung des BPLS. Bildreihe: von oben links bis oben rechts, dann von unten links bis unten rechts. (Strupp M et al. 2022)

Akuter und chronischer Tinnitus

Tinnitus bedeutet Empfinden eines Ohrgeräuschs.

Bei den seltenen *objektiven* Ohrgeräuschen wird eine körpereigene, ohrnahe Schallquelle wahrgenommen, z. B. ein pulsgleiches Geräusch bei Blutgefäßerkrankung oder bei Krämpfen der Mittelohr- und Gaumenmuskeln.

Meistens liegt ein *subjektives* Ohrgeräuschempfinden vor, das auf eine falsche informationsverarbeitung im Hörsystem zurückgeführt wird. Der akute Tinnitus tritt spontan auf oder begleitet eine Schallempfindungsstörung wie Hörsturz oder Lärmschaden. Er wird behandelt wie ein Hörsturz.

> Der akute subjektive Tinnitus kann spontan auftreten oder mit einer sonstigen Störung der Hörschnecke

Bleiben die Ohrengeräusche länger als 3 Monate, spricht man von einem chronischen Tinnitus. Hier ist eine umfangreiche Diagnostik des Hörnerven und Gehirns mit BERA ▶ Abschn. 5.1 und eventuell MRT angezeigt. Falls die Diagnostik unauffällig bleibt, wird eine ausführliche Beratung (Councelling) angeboten, der hörprothetische Ausgleich einer bestehenden Schwerhörigkeit veranlasst und eine kognitive Verhaltenstherapie, auch als App für das Smartphone zur Selbsttherapie, empfohlen.

Felsenbeinfraktur

Schwere Gewalteinwirkung auf den Schädel kann sogar das Felsenbein brechen. Je nachdem wie die Bruchlinie verläuft, liegt eine Schwerhörigkeit oder Ertaubung vor, dazu Schwindel, eine Gesichtslähmung, ein Trommelfellriss und eventuell Austritt von Hirnwasser.

2.2.4 Krankheiten des Gleichgewichtshörnerven und der Hörbahn

Vestibularisschwannom

> Das Vestibularisschwannom ist durch eine zunehmende, einseitige Schallempfindungsschwerhörigkeit gekennzeichnet

Dies ist ein Tumor, der im inneren Gehörgang von der Hülle (Schwann-Scheide) des Gleichgewichtsnerven ausgeht und die Nervenfasern des Hörgleichgewichtnerven verdrängt. Der Tumor kann aus dem inneren Gehörgang in die Schädelhöhle einwachsen und zum Tode führen. Erste Symptome sind einseitige, zunehmende Schwerhörigkeit und Ohrgeräuschempfinden. Bei der Tonaudiometrie wird eine einseitige Schallempfindungsschwerhörigkeit festgestellt und eine Untererregbarkeit des Gleichgewichtsorgans. Die BERA ▶ Abschn. 5.1.8 zeigt das Bild einer neuralen SES und eine verlängerte Leitungsdauer. Die Diagnose wird durch ein MRT des Schädels gesichert. Je nach Alter des Patienten und Größe der Geschwulst bestehen diese Optionen: Operation, Bestrahlung oder Abwarten.

- **Auditive Verarbeitungs- und Wahrnehmungsstörung**

Die AVWS ist eine kindliche Funktionsstörung der zentralen Hörbahn ohne nachweisbare neurologische Erkrankung. Das Tonaudiogramm ist normal. Zentrale Hörleistungen sind betroffen: Störung des Richtungshörens, der Konzentration auf Schallereignisse, des Sprachverstehens bei Umgebungsgeräusch, der Lautunterscheidung, Die Behandlung ist logopädisch.

2.2.5 Hörprothetik

Hörprothesen sind Hörgeräte und Hörimplantate. Sie werden verordnet oder implantiert, wenn eine Schwerhörigkeit nicht durch Medikamente oder Operation geheilt werden kann. Alle Hörprothesen beruhen auf dem gleichen Prinzip: Schall wird durch ein Mikrofon aufgenommen, in einem Audioprozessor (Mini-Computer) bearbeitet und über einen Lautsprecher oder einen anderen „Wandler" als Schall, Vibration oder elektrisches Signal an das Ohr abgegeben. Die wichtigsten Hörprothesen sind:

- **Luftleitungshörgerät**

Es kann als Hinter-dem-Ohr-Gerät oder Im-Ohr-Gerät konstruiert sein. Das HdO-Gerät besteht aus dem Gehäuse, das die Elektronik, das Mikrofon, die Batterie und den Hörer (Mini-Lautsprecher) enthält und hinter der Ohrmuschel getragen wird. Ein Schallschlauch stellt die Verbindung zu dem Ohrpassstück her, das im Gehörgang sitzt und eine Öffnung zum Schallaustritt hat. Statt des festen Ohrpassstücks kann auch ein Kunststoffschirmchen den Schallschlauch im Gehörgang halten oder der winzige Lautsprecher selbst ist in den Gehörgang ausgelagert. Beim Im-Ohr-Gerät sind alle Bauteile in einem individuell modellierten Gehäuse untergebracht. Es kann bis bohnengroß klein sein und völlig im Gehörgang liegen. Zum Herausziehen ist ein Kunststofffaden angebracht. Die meisten Typen von Schwerhörigkeit können mit einem Luftleitungsgerät ausgeglichen werden (Abb. 2.8).

Ein Luftleitungshörgerät kann als Hinter-dem-Ohr-Gerät oder Im-Ohr-Gerät gebaut sein

- **Knochenleitungshörgerät**

Dieses Gerät ist sinnvoll, wenn durch eine Fehlbildung des Gehörgangs kein Luftleitungsgerät getragen werden kann oder keine Schallleitung wegen einer Mittelohrfehlbildung stattfindet. Beim Knochenleitungsgerät wird der Schall mit einem Vibrator auf den Schädelknochen übertragen. Der Vibrator wird entweder mit einem Stirnband oder speziellem Pflaster am Schädel gehalten oder über eine in den Schädelknochen eingebrachte Titanschraube fixiert, die auch die Vibrationen überträgt.

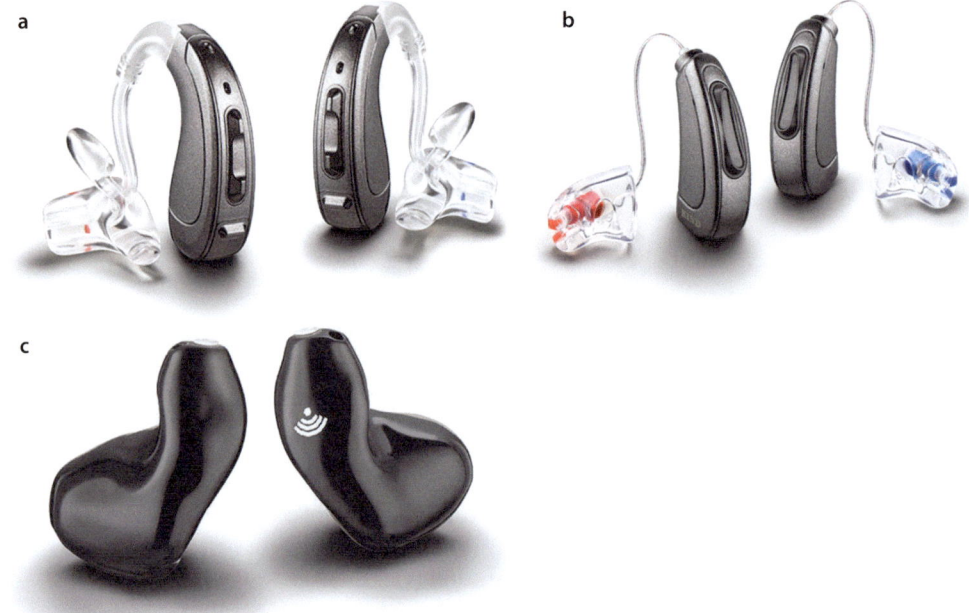

Abb. 2.8 a–c Luftleitungshörgeräte. **a** Hinter-dem-Ohr Hörgerät mit Ohrpassstück **b** Hinter-dem Ohr-Hörgerät mit Hörer im Gehörgang **c** Im-Ohr-Hörgerät. (Mit freundlicher Genehmigung der Kind GmbH & Co. KG) (Kind 2024)

- **Mittelohrimplantat**

Dieses Hörsystem wird teilweise oder vollständig in den Schädelknochen implantiert. Das Schallsignal versetzt nach Bearbeitung im Prozessor direkt die Gehörknöchelchen oder die knöcherne Schnecke in Schwingungen. Ein Mittelohrimplantat kann Schwerhörigen helfen, die kein Luftleitungsgerät tragen können, z. B. bei chronischer Gehörgangsentzündung oder die eine bessere Schallqualität möchten.

- **Cochlea-Implantat (CI)**

Das Cochlea-Implantat ist eine teilimplantierte Hörprothese zum Ersatz der ausgefallenen Hörschneckenfunktion. Der aufgenommen Hörschall wird in elektrische Impulse gewandelt, die direkt den Hörnerv stimulieren und eine Hörwahrnehmung auslösen

Dieses Hörsystem ermöglicht gehörlos geborenen Kindern den Erwerb der Lautsprache und damit ein normales Leben in der menschlichen Gemeinschaft. Vor der Entwicklung des Cochlea-Implantats konnten sich gehörlos Geborene nur über Gebärden verständigen. Menschen, die im späteren Leben ertauben, erhalten durch das Cochlea-Implantat wieder Zugang zur sprachlichen Kommunikation. Das CI ersetzt ein *funktionsunfähiges* Innenohr bei einem funktionsfähigen Hörnerv. Das Prinzip: der Schall wird nach Bearbeitung als

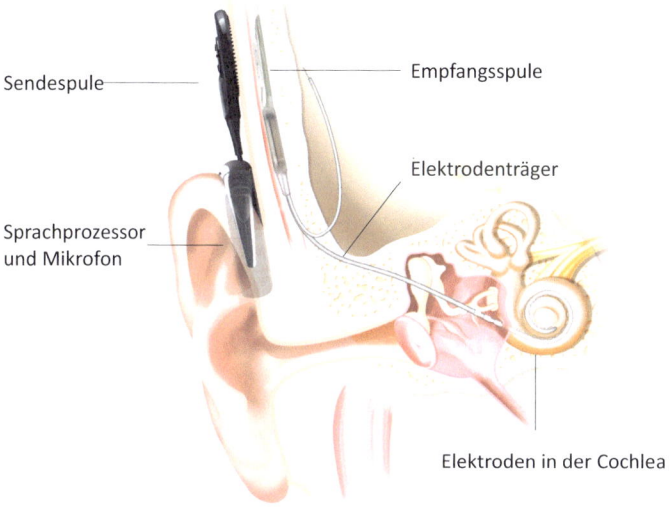

◻ **Abb. 2.9** Lage und Komponenten eines Cochlea-Implantats. Beschriftung hinzugefügt. (Mit freundlicher Genehmigung von Cochlear. © Cochlear Limited 2024.) (Cochlear 2024)

elektrisches Signal an die Nervenzellen in der Schneckenspindel geleitet und löst dort Nervenimpulse aus, die über die Nervenfasern des Hörnerven das Gehirn erreichen. Ein Cochlea-Implantat besteht aus einem außen am Ohr getragenen Teil und einem implantierten Teil. Außen sitzen Mikrofon, Prozessor, Batterie und eine Sendespule. Im Schädelknochen sitzen die Empfangsspule und der Elektrodenträger, der in die Schnecke eingeschoben wird. Das vom Mikrofon aufgenommene Schallsignal wird im Prozessor bearbeitet und von der Sendespule als Funksignal an die Empfangsspule gesendet. Dort wird es in elektrische Stromimpule gewandelt, die über die Elektroden die Nervenfasern in der gesamte Cochlea stimulieren (◻ Abb. 2.9). Die Weiterleitung der ausgelösten Nervenimpulse funktioniert wie bei Hörgesunden. Die umfangreichen Voruntersuchungen, die Operation und die Nachsorge finden an speziellen Klinikzentren statt. Das Erlernen des Hörens und die Vermittlung der Sprache ist bei gehörlos Geborenen ein aufwändiger und multiprofessioneller Vorgang, der über mehrere Jahre stationär und ambulant im CI-Zentrum stattfindet.

2.3 Krankheiten der Nase, der Nasennebenhöhlen, des Gesichts

Häufige Krankheiten in der Praxis
— Allergische Rhinitis
— Akute Sinusitis
— Chronische Sinusitis
— Nasenmuschelhyperplasie
— Nasenseptumverbiegung
— Nasenbluten

2.3.1 Krankheiten der Nase

■ Nasenseptumdeviation

Die Nasenscheidewandverbiegung ist eine häufige Ursache für die behinderte Nasenatmung

Die Nasenscheidewandverbiegung ist eine häufige Formveränderung und betrifft Knorpel und Knochen der Nasenscheidewand. Es können Abweichungen zur Seite, Verdickungen wie Sporne und Leisten oder Verwachsungen mit den Nasenmuscheln vorliegen (◘ Abb. 2.10). Falls die Nasenatmung und die Belüftung der Nasennebenhöhlen behindert sind, wird die operative Korrektur, die Septumplastik ▸ Abschn. 6.3.1 angeboten.

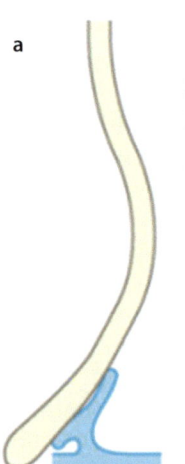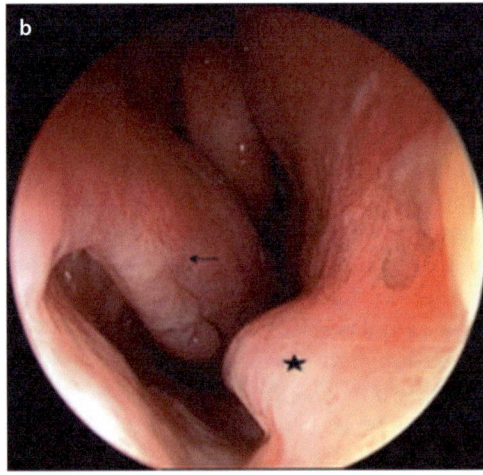

◘ **Abb. 2.10** Septumdeviation und Bodenleiste. **a** Schema; **b** Nasenendoskopie: Leiste (*), untere Muschel (←). (Lenarz und Boenninghaus 2012)

Fehlbildung der äußeren Nase

Angeborene oder durch Verletzungen entstandene Formfehler des äußeren Nasengerüst werden als Schiefnase, Breitnase, Höckernase und Sattelnase bezeichnet. Die operative Korrektur wird Rhinoplastik („Nasenformung") genannt, bei gleichzeitiger Korrektur der Nasenscheidewand Septorhinoplastik. Die Operation kann aus ästhetischen Gründen oder zur Verbesserung der Nasenatmung, sinnvoll sein.

Follikulitis und Nasenfurunkel

Die Haarbälge der Naseneingangshaare können sich bakteriell entzünden (Follikulitis). Durch die Ausbreitung der Entzündung kann es am Naseneingang zu einer schmerzhaften Rötung und Schwellung (Furunkel) kommen. Jede Berührung ist zu unterlassen, um die Verschleppung von entzündlichem Material bis in die Hirnhautvenen ist zu vermeiden. Die Follikulitis heilt durch Auftragen einer antibiotische Salbe aus, der Nasenfurunkel wird durch abschwellende Alkoholumschläge und hoch dosierte Antibiotikagabe oral oder intravenös behandelt.

> Durch Manipulation an einem Nasenfurunkel kann entzündliches Material in Venen des Schädelinneren gelangen

Akute Rhinitis („Schnupfen")

Viren oder Bakterien können eine Entzündung der Nasenschleimhaut auslösen, oft in Verbindung mit einer Entzündung der Rachenschleimhaut als Rhinopharyngitis oder bei Kleinkindern mit einer Entzündung der Rachenmandel, der Adenoiditis. Es kommt zu Anschwellen und Sekretfluss der Nasenmuscheln, Riechstörung, Kopfdruck, Fieber, Abgeschlagenheit.

Vorbeugend sollte die Aufnahme der Erreger durch Tröpfcheninfektion vermieden werden, das bedeutet: Abstand, Händewaschen, Mund-Nasenschutz. Beim Schnäuzen sollte jedes Nasenloch einzeln „durchgepustet" werden um Einpressen des Sekrets in die Nebenhöhlen und die Ohrtrompete zu vermeiden. Die Therapie ist symptomatisch: abschwellende gefäßverengende Nasensprays für maximal eine Woche wegen der Gefahr der Schleimhautaustrocknung, Inhalationen und Nasenpülungen mit Sole (Salzlösung), viel trinken. Komplikationen wären eine Beteiligung der Nasennebenhöhlen als Rhinosinusitis, ein anhaltender Verlust des Riechsinns, ein Übergang in die chronische Rhinitis.

> Die akute Rhinitis wird meistens durch Viren ausgelöst und symptomatisch behandelt

Chronische Rhinitis

Bei Schnupfenbeschwerden über 12 Wochen liegt eine chronische Rhinitis vor, verursacht durch:
- Viren, Bakterien, Pilze
- Rachenmandelhyperplasie bei Kindern

– Zigarettenrauch aktiv und passiv
– Dauergebrauch abschwellender Sprays
– Operationen mit Schleimhautverlust
– selten eine Autoimmunkrankheit

Bei der chronischen Rhinitis hilft eine Ausschaltung der Ursachen und eine Dauerpflege der Nasenschleimhaut mit Nasenspülung und Salbe

Die Symptome sind zunächst wie bei akuter Rhinitus, meistens ohne Fieber. Die Nasenschleimhaut wird sehr trocken. Bei der Rhinoskopie fällt eine Hyperplasie (Gewebezunahme) der Nasenmuschelschleimhaut mit zähem, schleimigem oder eitrigem Sekret auf. Langfristig kann die Schleimhaut atrophieren (schrumpfen) mit trockenem Schleimkrustenbelag (Borken) und bluten. Therapeutisch wichtig ist die Ausschaltung schädigender Einflüsse wie Rauchen und trockene Raumluft sowie die tägliche Anwendung von weicher Nasensalbe. Die Behandlung besteht in anfeuchtenden Nasentropfen, borkenlösender Nasenalbe, Nasenspülungen mit Sole, Antibiotikum nach Abstrichergebnis. Eine zusätzlich bestehende chronische Nasennebenhöhlenentzündung oder eine Rachenmandelhyperplasie werden operativ behandelt.

■ MRSA-Infektion

Eine spezielle Form der chronischen Rhinitis liegt bei der Besiedlung der Nasenschleimhaut mit Bakterien vom Typ des Methicillin-resistenten Staphylococcus aureus vor, der gegen viele Antibiotika unempfindlich ist. Insbesondere in Alten- und Pflegeheimen sind viele Menschen davon betroffen. Die Diagnosestellung erfolgt durch Abstrich von der Nasenschleimhaut, die Therapie mit einer gegen MRSA wirksamen antibiotischen Nasensalbe.

■ Wegener Granulomatose

Dies ist eine Autoimmunkrankheit mit chronischer Rhinitis und Beteiligung der gesamten Atemwege. Es kommt zu erheblicher Borkenbildung und in der Gewebeprobe nachweisbaren Schleimhautveränderungen mit Granulomen, körnchenartigen Verdickungen.

■ Nasenmuschelhyperplasie

Vergrößerte Nasenmuscheln, die die Nasenatmung behindern, können durch Eingriffe an der Schleimhaut oder am Knochen verkleinert werden

Dies ist die Größenzunahme der Nasenmuscheln mit Behinderung des Luftdurchgangs. Die Ursachen sind chronische Rhinitis, chronische Sinusitis, Atemwegsallergie. Falls die Behandlung der zugrunde liegenden Erkrankung das Problem nicht löst, kann eine operative Verkleinerung der unteren Nasenmuscheln Abhilfe schaffen. Es gibt Eingriffe zur Verminderung der Schleimhautmasse und Schwellkörper mit unterschiedlicher Technik und die Verkleinerung des knöchernen Muschelkerns (▶ Abschn. 6.3.1).

2.3 · Krankheiten der Nase, der Nasennebenhöhlen, des Gesichts

> **Koagulation** ist die gezielte, punktförmige Gewebezerstörung durch Überhitzung mit elektrischen Strom oder Laserstrahl. Sie wird eingesetzt zur Blutstillung und Gewebeverkleinerung.

▪ Nasenbluten

Es gibt allgemeine und örtliche Ursachen für Blutung der Nasenschleimhaut (Epistaxis). Allgemeine sind
- hoher Blutdruck
- Arteriosklerose
- Einnahme von gerinnungshemmenden Medikamenten, z. B. Acetylsalicyl (ASS)
- Störungen des Blutgerinnungssystens, z. B. bei Alkoholismus

Örtliche sind
- Manipulation in der Nase
- Akute Rhinitis
- Nasenbeinbruch
- Entfernung einer Nasentamponade nach Operation
- Karzinom in der Nasenhöhle oder Nebenhöhle

Häufig liegt eine Kombination von Ursachen vor, z. B. ASS-Einnahmen bei Rhinitis.

Die meisten Blutungen gehen von rupturierten (gerissenen) Blutgefäßen am vorderen Drittel der Nasenscheidewand aus, dem Locus Kiesselbach. Blutungen in der hinteren Nasenhöhle sind seltener. Einzelne blutende Gefäße können mit Hochfrequenzstrom koaguliert werden. Bei diffuser Blutung ist eine Nasentamponade nötig. Diese besteht aus einem fortlaufenden, gesalbtem Mullstreifen oder einer sich bei Befeuchtung ausdehnenden Schaumstoff-Fertigtamponade. Eine Blutung im hinteren Nasenraum oder im Nasenrachenraum wird mit einem durch Wasserfüllung aufbasbaren Ballonkatheter oder mit der Nasenrachentamponade aus befestigten Mulltupfern (Bellocq) behandelt.

> Nasenbluten kann durch allgemeine und örtliche Ursachen ausgelöst werden. Je nach Befund wird durch Koagulation von Gefäßen, Tamponade oder Ballonkatheter behandelt

▪ Nasenfremdkörper

Kleinkinder stecken gern ein Spielzeugteil, z. B. eine Plastikperle in ein Nasenloch. Durch weiteres Drücken rutscht das Teil tiefer in die Nasenhöhle und steckt fest. Glatte Teile werden mit der Ohrkürette, griffige mit dem Ohrzängchen herausgezogen.

▪ Nasenbeinbruch (Nasenpyramidenfraktur)

Das knöcherne Nasengerüst kann durch äußere Gewalt in unterschiedlichem Ausmaß brechen. Frische Frakturen können in örtlicher Betäubung reponiert (eingerichtet) und geschient werden, ansonsten ist eine Reposition in Narkose angenehmer. Ein Bluterguss in der Nasenscheidewand muss sofort abgelassen werden. Das Nasengerüst kann auch bei ausgedehnteren Gesichtsknochenverletzungen, den Mittelgesichtsfrakturen beteiligt sein.

- **Störungen des Riechens**

Riechstörungen können durch Pathologien in der Nase oder im Riechnerv oder Riechhirn verursacht sein. Anosmie bedeutet Ausfall des Riechvermögens, Hyposmie vermindertes Riechvermögen. Zu meistens nur vorübergehenden Riechstörungen kommt es durch Infekte wie akute Rhinitis, akute Sinusitis, COVID-19. Bleibende Störungen sind durch Nasenpolypen, chronische Sinusitis oder neurologische Erkrankungen hervorgerufen. Bei nasalen Ursachenr hilft oft ein Kortison-Nasenspray oder eine Operation.

Riechstörungen können durch Pathologien in der Nase wie Nasenpolypen oder durch neurologische Erkrankungen verursacht sein

2.3.2 Krankheiten der Nasennebenhöhlen

- **Akute Sinusitis**

Diese Entzündung der Nasennebenhöhlen betrifft meistens auch die Nasenschleimhaut, sodass von Rhinosinusitis gesprochen wird. Wenn alle Nasennebenhöhlen betroffen sind, liegt eine Pansinusitis vor. Ansonsten werden diese Bezeichnungen verwendet:
- Sinusitis maxillaris: Kieferhöhlenentzündung
- Sinusitis frontalis: Stirnhöhlenentzündung
- Sinusitis ethmoidalis: Siebbeinhöhlenentzündung
- Sinusitis sphenoidalis: Keilbeinhöhlenentzündung

Ursache ist eine virale oder bakterielle Infektion über die Nasenschleimhaut. Durch Anschwellen der Schleimhaut an den Öffnungen zu den Nebenhöhlen kommt es zu vermindertem Sekretabluss und Belüftungsstörung. Betroffen sind überwiegend Kieferhöhlen und Siebbeinzellen, seltener Stirnhöhlen und Keilbeinhöhlen. Bei Kleinkindern kann eine Siebbeinzellentzündung auftreten, da die anderen Höhlen noch nicht ausgebildet sind. Eine Kieferhöhlenentzündung kann auch durch eine Zahnwurzelerkrankung (odontogen) entstehen.

Die akute Entzündung der Nasennebenhöhlen wird durch Viren oder Bakterien ausgelöst

Symptome sind die beeinträchtigte Nasenatmung durch Schleimhautschwellung, schleimig-eitriger Sekretfluss, Kopf- und Gesichtsschmerz, Hyposmie, Fieber. Komplikationen wären die Ausbreitung der Entzündung unter die Haut, in die Augenhöhle oder in das Schädelinnere. Die Therapie besteht in abschwellendem Nasenpray, vorsichtigen Nasenspülungen, viel Trinken, Inhalation mit Sole, schleimlösenden Mitteln.

Bei bakterieller Ursache wird ein Antibiotikum verordnet. Ein Eiterstau in der Kieferhöhle wird durch Punktion und Spülung behandelt. Bei Eiterstau in Stirn- und Keilbeinhöhlen oder den genannten Komplikationen muss operiert werden ▶ Abschn. 6.3.2.

- **Chronische Sinusitis**

Bei über 12 Wochen anhaltenden Sinusitis-Beschwerden wird von chronischer Sinusitis gesprochen. Sie tritt in zwei Ausprägungen auf, ohne oder mit Nasenpolypen. **Polypen** sind entzündliche, gutartige, glasige Schleimhautvorstülpungen. Bei der Form ohne Polypenbildung bestehen die Symptome der akuten Sinusitis weiter, zusätzlich eine allgemeine Abgeschlagenheit. Bei Polypenbildung in Nase und Nasennebenhöhlen stehen behinderte Nasenatmung, Riechverlust und dauerhafter Kopf- und Gesichtsschmerz im Vordergrund (◘ Abb. 2.11). Oft besteht gleichzeitig ein Bronchialasthma. Polypen finden sich oft bei Atemwegsallergie oder Analgetika-Intoleranz. Letztere ist eine nicht allergische Unverträglichkeit gegenüber Acetylsalicylsäure und ähnlichen Schmerzmitteln.

Mögliche Ursachen der chronischen Sinusitis:
- nicht abgeheilte, akute bakterielle oder virale Sinusitis
- ganzjährige allergische Rhinitis
- Analgetika-Intoleranz-Syndrom
- selten eine Pilzinfektion
- dauerhafte Belüftungs- und Abflussstörung durch Nasenseptumdeviation
- Muschelhyperplasie
- bei Kindern die Rachenmandelhyperplasie ▶ Abschn. 2.4.3

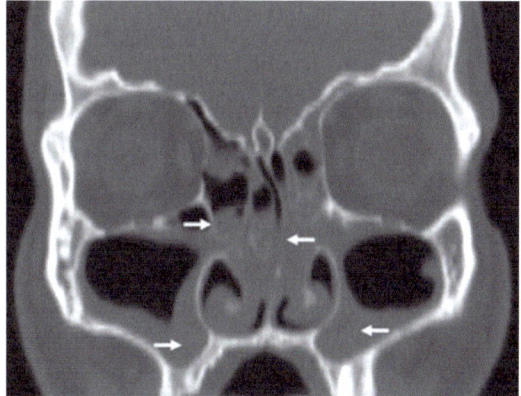

◘ **Abb. 2.11** Chronische Pansinusitis mit Polypenbildung im CT-Schnittbild. Polypöse Schleimhautschwellung (→) in den Kieferhöhlen und Siebbeinzellen. (Lenarz und Boenninghaus 2012)

Die chronische Entzündung der Nasennebenhöhlen tritt mit und ohne Polypenbildung auf

Die Therapie besteht in Nasenduschen mit Sole, Kortison-Nasenspray, Antibiotikum bei Bakteriennachweis. Wichtig ist die Behandlung ursächlicher Faktoren: operative Verbesserung der Nasenatmung, Immuntherapie bei Allergie ▶ Abschn. 2.3.3, sogenannte adaptive Deaktivierung („Herabsetzung durch Gewöhnung") bei Analgetika-Intoleranz. Bei Polypenbildung kann eine Immuntherapie mit monoklonalen Antikörpern helfen, ansonsten ist die Operation nötig: Entfernung der Polypen ◘ Abb. 2.12 und der Siebbeinzellen, Freilegen der Öffnungen zu den Nebenhöhlen (▶ Abschn. 6.3.2).

- **Karzinom der Nasen- oder Nebenhöhlenschleimhaut**

Diese Krebserkrankungen sind selten und fallen durch Nasenbluten oder Schwellung im Gesicht auf. Die Diagnose wird durch Bildgebung (CT, MRT), Nasenendoskopie und Biopsie gestellt. Die Behandlung ist operativ, strahlen- und chemotherapeutisch.

2.3.3 Allergie der Atemwege

Die Atemwegsschleimhaut ist häufig Schauplatz einer überschießenden Abwehrreaktion des Körpers auf eigentlich harmlose, eingeatmete, tierische und pflanzliche Stoffe mit ganzjährigen oder jahreszeitlichen Symptomen.

- **Allergische Rhinokonjunktivitis**

Ganzjährige Auslöser sind Hausstaubmilben, Schimmelpilze, Tierhaare und -federn. Jahreszeitliche sind Pollen während der Blütezeit, vor allem Birke, Erle, Hasel, Gräser, Beifuß. Die allergische Rhinitis zeigt sich durch Niesreiz, Nasenmuschel-

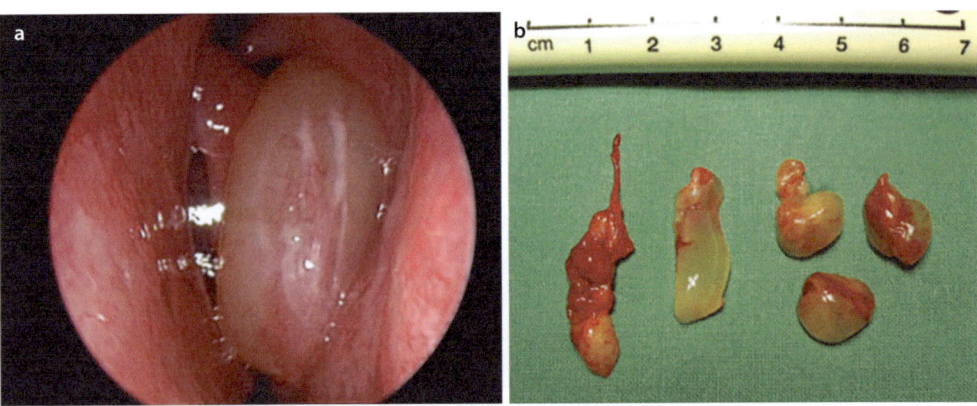

◘ Abb. 2.12 Nasenpolypen. **a** Endoskopie des mittleren Nasengangs; **b** operativ entfernte Polypen. (Lenarz und Boenninghaus 2012)

schwellung, Nasensekretion, Juckreiz im Rachen und Abgeschlagenheit. Die häufig vorliegende allergische Konjunktivitis (Bindehautentzündung) macht juckende, tränende Augen. Zusätzlich kann ein allergisches Bronchialasthma mit Hustenreiz, erschwerter Ausatmung und Luftnot bei Allergenkontakt entstehen. Die Antikörper, die bei einer Sensibilisierung gebildet werden, sind als Immunglobulin E im Blut nachweisbar, außerdem führt eine Allergie zur Erhöhung der eosinophilen Leukozyten im Blutbild.

Die beste Therapie ist Allergenkarenz, also das Vermeiden des Allergenkontakts. Dies ist nur sehr begrenzt möglich, z. B. durch Leben in einer pollenfreie Gegend (Hochgebirge). Für Hausstauballergiker werden milbendichte Bettbezüge verordnet. Nasenduschen können Allergene aus der Nase spülen. Eine an der Ursache ansetzende Therapie ist die spezifische subkutane (SCIT) oder sublinguale (SLIT) Immuntherapie: Das Allergen wird nach Austestung ▶ Abschn. 5.4.1 in steigender Dosierung als subkutane Injektion oder als Tropfen/Schmelztablette unter der Zunge über mehrere Jahre zugeführt. Dadurch wird die Immunreaktion in Form von Antikörperbildung gegen das Allergen angeregt und die Reaktion auf das Umweltallergen abgeschwächt. Die Herabsetzung der Empfindlichkeit wird als Hyposensibilisierung bezeichnet.

Zur Identifizierung der verursachenden Allergene helfen die Anamnese und die Allergiediagnostik (▶ Abschn. 5.4). Die symptomatische Therapie besteht in antiallergischen, vor allem kortisonhaltigen abschwellenden Nasensprays, antiallergischen Augentropfen, bronchienerweiternden und antiallergischem Inhalationssprays. Antiallergika in Tablettenform helfen gegen die Symptome, machen aber müde.

> Die allergische Rhinokonjunktivitis ist durch wässrige Nasensekretion, Nasenschleimhautschwellung, Niesreiz und juckende, tränende Augen gekennzeichnet. Die Hyposensibilisierung kann subkutan oder sublingual erfolgen

■ **Nahrungsmittelallergie bei Kreuzallergie**

Viele Pflanzen mit Kern- und Steinobstfrüchten lösen bei Menschen, die auf Pollen sensibilisiert sind, beim Fruchtverzehr allergische Symptome aus: Juckreiz im Rachen, belegte Stimme, Luftnot. Vorwiegend sind Äpfel die Auslöser. Hier hilft nur Verzicht auf die betreffende Frucht und für den Notfall die Ausstattung mit einem Allergie Set: Autoinjektor mit Adrenalin, Antiallergikum und Kortison in flüssiger Form, Bronchialspray. Der Autoinjektor ist eine Fertigspritze zur intramuskulären Injektion in den seitlichen Oberschenkel.

> Bei Pollenallergie, insbesondere auf frühblühende Baumpollen kann eine allergische Sofortreaktion auf Kern- und Steinobst bestehen

■ **Nasale Hyperreaktivität**

Dies bezeichnet die anfallartige, wässrige Nasensekretion ohne Allergennachweis oder sonstige nachweisbare Erkrankung der Nase oder Nebenhöhlen. Häufig wird sie als altersdegenerative oder medikamentenbedingte Erscheinung erklärt. Wechselwarme Nasenduschen und Kortison-Nasenspray können helfen.

- **Anaphylaxie**

Anaphylaxie ist eine akute, lebensbedrohliche Reaktion auf Allergene mit Symptomen an Haut, Magen-Darmtrakt, Atemwegen und Herz-Kreislauf. Menschen mit entsprechender Gefährdung, z. B. Insektengiftallergie, werden mit einem Notfallset zur Notfall-Eigentherapie ausgestattet

Dies ist eine systemische, allergische Sofortreaktion, die wenige Minuten nach Allergenkontakt eintritt und innerhalb von Minuten lebensbedrohlich sein kann. Auslöser sind überwiegend Arzneimittel, Insektengifte, Nahrungsmittel mit Kreuzallergie auf Pollen. In der Praxis können Allergene beim Haut- und Provokationstest und bei der Immuntherapie auslösend wirken. Erste Anzeichen sind Unruhe, Angst, kühle, feuchte Haut. Zur Stadieneinteilung und Notfalltherapie ▶ Abschn. 7.3.2 Bei bekannter Anaphylaxie Gefährdung wird der Patient mit einem Adrenalin-Autoinjektor zur Notfall-Eigentherapie (intramuskuläre Injektion von Adrenalin), sowie Kortison und Antiallergikum in flüssiger oder Tablettenform und einem bronchienerweiternden Spray ausgestattet. Die Hyposensibilisierung gegen Insektengift unter stationärer Überwachung wird angeboten.

- **Frakturen mit Beteiligung der Nasennebenhöhlen**

Außer der Nasenpyramide können weitere Gesichtknochen frakturieren oft mit Beteiligung der Nasennebenhöhlen. Relativ häufig ist der Bruch des Augenhöhlenbodens, die Orbitabodenfraktur. Der in die Kieferhöhle abgesunkene Knochen muss angehoben und gestützt werden um bleibende Sehstörungen zu vermeiden.

2.3.4 Neubildungen der Gesichtshaut

Hautkrebserkrankungen im Gesicht treten vor allem an Stellen mit starker Sonnenexposition auf

Die Gesichtshaut ist vielen schädigenden Einflüssen ausgesetzt, insbesondere dem UV-Licht der Sonne. Stark exponierte Stellen sind die Ohrmuscheln, die Stirn und die Nase. Es gibt drei Typen von Hautkarzinomen mit steigender Bösartigkeit.

- **Basalzellkarzinom**

Dieses fällt als rötliches Knötchen auf. Es zerstört die umgebende Haut, setzt keine Metastasen (◘ Abb. 2.2e). Nach vollständiger Entfernung mit Schnittrandkontrolle des Exzidats ▶ Abschn. 3.1.4 beim Pathologen und plastischer Deckung des Hautdefekts ▶ Abschn. 6.3.3 ist der Patient geheilt.

- **Plattenepithelkarzinom**

Dieses fällt als helle Hautverdickung auf. Es zerstört die umgebende Haut und setzt Metastasen in die regionalen Lymphknoten. Die Therapie besteht in vollständiger, kontrollierte

Entfernung, plastischer Deckung und eventuell einer Halslymphknotenausräumung.

- **Malignes Melanom**

Dieses fällt als schwarzer, entrundeter, leicht blutender „Leberfleck" auf (◘ Abb. 2.2f). Es zerstört die umgebende Haut und setzt auf dem Lymph- und Blutweg Metastasen im ganzen Körper. Zur Therapie sind weiträumige Ausschneidung, plastische Deckung, Halslymphknotenausräumung, Chemotherapie und Strahlentherapie nötig.

2.4 Krankheiten der Mundhöhle, des Rachens, der Speicheldrüsen

Häufige Krankheiten in der Praxis
- Akute Pharyngitis
- Akute Tonsillitis
- Chronische Tonsillitis
- Rachenmandelhyperplasie
- Gaumenmandelhyperplasie
- Schnarchen und Schlaf-Apnoe

2.4.1 Krankheiten der Lippen und der Mundhöhle

- **Entzündungen der Lippe, Mundhöhle, Zunge**

Entzündungen der Lippe (Cheilitis), der Mundschleimhaut (Stomatitis) oder der Zungenschleimhaut (Glossitis) sind oft durch Herpesviren, Sprosspilze (Candida albicans), schlechte Mundhygiene, scheuernde scharfe Zahnkanten und Ernährungsfehler verursacht. Zu Pilzinfektionen neigen Menschen mit schlechter Immunlage, Kortison-Dauertherapie oder nach Behandlung mit einem Antibiotikum. Sprosspilze machen ausgedehnte weiße Beläge. Wenn der Befund nicht eindeutig ist, wird ein Abstrich gemacht, bei chronischem Verlauf eine Gewebeprobe entnommen. Die Behandlung ist örtlich, möglichst ursachenorientiert, ansonsten symptomatisch z. B. Spülungen mit Salbei. **Aphten** sind einzelne oder mehrere kleine schmerzhafte Geschwüre an der Lippe oder der Mundschleimhaut. Die Ursachen sind vielfältig, meistens bleiben sie ungeklärt. Man kann sie z. B. mit Pyoktanin Lösung betupfen, mit Salbei Spülen. Eiswürfel lutschen. Wenn sie nach 3 Wochen nicht abgeheilt sind, ist eine Gewebeprobe sinnvoll.

> Entzündungen der Mundhöhle und der Zunge sind oft durch eine Pilzinfektion verursacht, häufig bei Menschen mit schlechter Immunlage oder Kortison-Dauertherapie

- **Leukoplakie**

Dies ist ein weißer Fleck der Schleimhaut zunächst unbekannter Ursache. Da er von einem beginnenden Karzinom oft nicht zu unterscheiden ist, wird eine Gewebeprobe entnommen.

- **Karzinom der Mundhöhle und Zunge**

Rauchen, Alkohol und schlechte Mundhygiene sind Ursachen für diese Karzinome. Bei eindeutigem Untersuchungsbefund und Biospsie-Ergebnis wird eine umfangreiche stationäre Diagnostik und Therapie nötig. Behandlungsoptionen sind Tumor-Ausschneidung, Neck dissection ▶ Abschn. 6.5.3, Bestrahlung, Chemotherapie. Unvermeidliche Gewebedefekte werden durch plastisch-chirurgische Gewebeverlagerung behandelt, dennoch können Kauen, Schlucken und Sprechen (Artikulation) beeiträchtigt sein.

- **Schmeckstörung**

Störungen des Schmeckens können durch schädliche Einwirkungen auf die Zunge, Zungenerkrankungen oder durch neurologische Krankheiten verursacht sein

Diese kann als Hypogeusie, herabgesetzter Geschmack, oder Ageusie, Verlust des Geschmacks, auftreten. Ursachen an der Zunge sind Entzündungen, häufig durch Pilze, sowie Medikamente, schlechte Mundhygiene, Rauchen, Alkohol, Bestrahlung. Weitere Ursachen können die Nerven für die Geschmacksleitung (Fazialisnerv, Glossopharyngeusnerv) oder Hirnerkrankungen betreffen. Falls keine kausale Therapie möglich ist, wird Kortison gegeben.

2.4.2 Krankheiten des Rachens

- **Akute Pharyngitis**

Akute Entzündungen werden durch Viren, Bakterien, Pilze, Ernährungsfehler (zu scharf, zu heiß) ausgelöst. Die Rachenentzündung tritt oft im Rahmen eines allgemeinen Atemweginfekts auf, als Rhinopharyngitis, Pharyngolaryngitis, Tonsillopharyngitis. Oft hilft ein Abstrich zur Ursachenklärung. Die Behandlung ist örtlich und möglichst ursachenorientiert. Ein Antibiotikum ist nur bei zusätzlicher Tonsillitis nötig.

- **Chronische Pharyngitis**

Die akute Pharyngitis wird durch Viren, Bakterien oder Pilze ausgelöst, die chronische durch eine Sinusitis oder schädliche Reize wie Mundatmung, Alkohol, Rauchen, Reflux von Magensäure

Chronische Entzündungen des Rachens entstehen oft durch gewohnheitsmäßige Mundatmung bei enger Nasenluftpassage oder durch chronische Nasennebenhöhlenentzündung mit in den Rachen herablaufendem Sekret. Häufig sind Alkohol und Rauchen die Ursache. Eine Refluxerkrankung ▶ Abschn. 2.4.5 kann ebenfalls auslösend sein. Die Rachenhinterwand ist trocken, gerötet, eventuell mit kleinen Inseln von lymphatischem Gewebe durchsetzt. Sinnvoll ist die Behandlung der genannten Grunderkrankungen und der Verzicht auf schädliche Substanzen. Ansonsten bleiben Gurgeln mit Salbei und viel Trinken.

- **Hypopharynxdivertikel (Zenker-Divertikel)**

Dies ist eine Ausstülpung der Hypopharynxschleimhaut an einer muskelschwachen Stelle am Übergang zur Speiseröhre. Es bildet sich ein Säckchen, in dem sich geschlucktes Material sammelt und wieder nach oben gedrückt wird. Der Patient leidet unter fauligem Aufstoßen und Missempfindungen im Rachen. Die Diagnose wird laryngoskopisch (schaumiger Speichel im Hypopharynx) und röntgenologisch (Kontrastmittel im Säckchen) gestellt. Die Therapie ist endoskopisch-operativ.

- **Fremdkörper im Rachen**

Häufig sind es Fischgräten oder spitze Knochenstücke, die in den Gaumenmandeln oder im Zungengrund eingespießt sind. Sie werden nach Oberflächenbetäubung in direkter Sicht oder in indirekter Laryngoskopie herausgezogen.

- **Karzinom des Rachens**

Es kann in allen Etagen des Rachens und in den Mandeln vorkommen. Ursachen und Therapie sind die gleichen wie beim Karzinom der Mundhöhle (▶ Abschn. 2.3.1). Eine weitere Ursache ist eine Infektion mit dem Humanen Papilloma Virus (HPV). Die Impfung im Kindesalter kann diese Ursache vermeiden. Zur Therapie werden Operation mit Tumorentfernung und eventuell Neck Dissection, Bestrahlung, Chemotherapie eingesetzt. Die Tumorentfernung hinterlässt oft einen Gewebedefekt, der durch plastische Operationen mit Gewebeverlagerung geschlossen wird. Folge ist oft eine Schluck- und Sprechstörung (offenes Näseln). Beim ausgedehnten Karzinom des Hypopharynx kann eine Kehlkopfentfernung ▶ Abschn. 6.5.1 nötig sein.

> Karzinome des Rachens sind oft durch Alkohol, Rauchen oder das Humane Papilloma Virus verursacht

2.4.3 Krankheiten der Mandeln

Entzündungen im Nasen-, Nebenhöhlen-, Mundhöhlen- und Rachenbereich führen immer zu Reaktionen der zuständigen Lymphknoten und des lymphatischen Rachenrings. Die Mandeln können bei ihrer Abwehrarbeit überfordert sein und in ihrer Reaktion über das Ziel hinausschießen. Die Folge sind dann Entzündungen der Mandeln, die weitere Komplikationen auslösen und besonders bei Kindern die Größenzunahme bewirken.

- **Entzündung der Rachenmandel**

Die Adenoiditis tritt überwiegend im Kleinkindesalter auf, als Folge von Atemwegsinfekten durch den zunehmenden Kontakt mit Viren und Bakterien der Umwelt. Zum Abheilen reicht meistens die Behandlung des ursächlichen Atemwegsinfekts, bei bleibender Vergrößerung der Rachenmandel kann die Adenotomie ▶ Abschn. 6.4.1 sinnvoll sein.

- **Entzündung der Gaumenmandeln**

Die Tonsillitis kann in jedem Lebensalter auftreten. Die klassische, bakterielle „Angina" wird durch Streptokokken verursacht. Die Mandeln sind zunächst leicht geschwollen, gerötet, dann treten in den Krypten Eiterstippchen auf ◘ Abb. 2.13. Die Behandlung ist antibiotisch. Bei gehäuften bakteriellen Entzündungen kann ab dem Schulalter die Mandelentfernung sinnvoll sein. Bei ungenügender antibiotische Behandlung kann als Poststreptokokkenerkankung das „Rheumatische Fieber" auftreten mit ernsten Erkrankungen an Gelenken, Herz und Nieren.

Als Herpangina wird eine virusbedingte Entzündung mit Bläschen an den Gaumenbögen und Mandeln bezeichnet, die nur sympomatisch behandelt wird.

> Die bakterielle Tonsillitis wird meistens durch Streptokokken hervorgerufen und wird wegen ernster Folgeerkrankungen antibiotisch behandelt

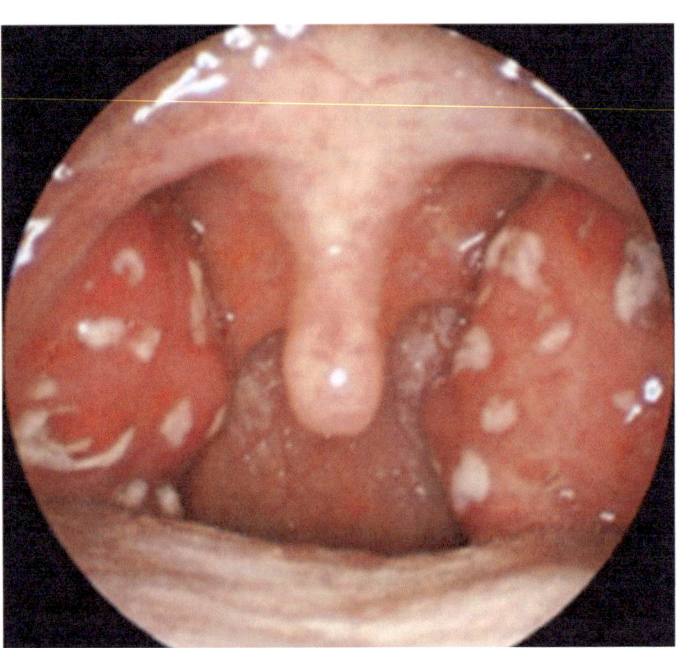

◘ **Abb. 2.13** Akute Gaumenmandelentzündung mit Stippchen in den Krypten. (Lenarz und Boenninghaus 2012)

2.4 · Krankheiten der Mundhöhle, des Rachens, der Speicheldrüsen

Peritonsillarabszess

Dies ist eine abgekapselte Eiteransammlung um eine Gaumenmandel durch eine bakterielle Entzündung. Der Patient hat eine kloßige Sprache und kann nicht schlucken. Der Abszess ist als Vorwölbung gut zu erkennen. Er kann nach örtlicher Betäubung inzidiert und abgesaugt werden. Alternativ werden die Mandeln und der Abszess in Narkose entfernt.

Pfeiffer-Drüsenfieber (Mononucleose)

Dies ist eine allgemeine Entzündung des lymphatischen Systems durch das Epstein-Barr-Virus mit Beteiligung des lymphatischen Rachenrings. Die Patienten können nicht schlucken und haben hohes Fieber. Die Gaumenmandeln sind erheblich geschwollen und mit gelb-grauen Belägen bedeckt. Die Kieferwinkel- und Nackenlymphknoten sind vergrößert tastbar. Auch die axillären und Leistenlympfknoten und die Milz können geschwollen sein. Die Behandlung ist symptomatsch: Schmerzmittel, die auch fiebersenkend wirken, Eiswürfel lutschen, flüssige Ernährung, körperliche Schonung.

> Beim Pfeiffer-Drüsenfieber sind die Gaumenmandeln geschwollen und belegt. Es besteht hohes Fieber und generelle Lymphknotenschwellung

Rachenmandelhyperplasie (Adenoidhyperplasie)

Die vergrößerte Rachenmandel ◘ Abb. 2.14 findet sich oft im Kleinkindesalter als Folge häufiger Infekte. Durch die Verlegung des Nasopharynx sind die Nasenatmung und die Tubenfunktion ► Abschn. 2.2.2 beenträchtigt. Dies erklärt die Symptome: Mundatmung, Schnarchen, chronische Müdigkeit, häufig Mittelohrerguss oder Mittelohrentzündung, Schall-

> Die Rachenmandelhyperplasie verlegt die Nasenatmung und die Mittelohrbelüftung über die Ohrtrompete

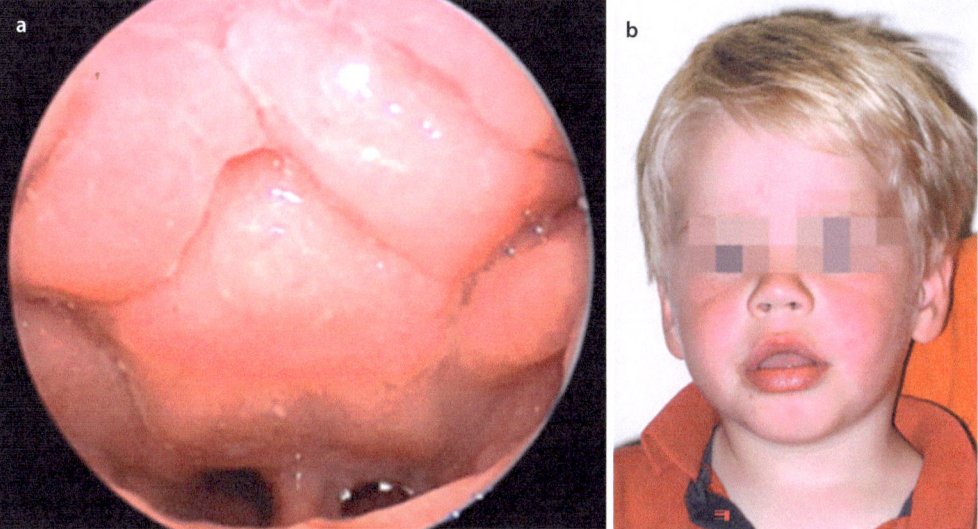

◘ Abb. 2.14 Rachenmandelhyperplasie. a Endoskopisches Bild der Adenoidhyperplasie b Kind mit typischem Gesichtsausdruck bei Adenoidhyperplasie. (Lenarz und Boenninghaus 2012)

leitungsschwerhörigkeit, verzögerter Spracherwerb. Insbesondere bei Ohrsymptomen ist eine Entfernung nötig (Adenotomie) ▶ Abschn. 6.4.1.

> **Tipp**
>
> Umgangssprachlich wird die vergrößerte Rachenmandel als „Polypen" bezeichnet. Dies ist objektiv falsch, da Polypen eine entzündliche Schwellung der Schleimhaut in Nase und Nasennebenhöhlen sind. In der Kommunikation mit Patienten und Angehörigen verwenden auch Ärzte den Begriff „Polypen" für die vergrößerte Rachenmandel

▪ Gaumenmandelhyperplasie

Die Tonsillenhyperplasie ist ebenfalls Folge häufiger Infekte der oberen Atemwege oder häufiger Gaumenmandelenzündungen (◻ Abb. 2.15). Sie kann vom Kleinkindesalter an oft in Kombination mit der Rachenmandelhyperplase entstehen. Die Symptome sind durch die Verlegung des Orophaynx erklärbar: Schnarchen, Atemstörung im Schlaf, Schluckbeschwerden, kloßiger Sprachklang. Bei einseitiger Vergrößerung im Erwachsenenalter muss durch sorgfältige Untersuchung ein Karzinom der Mandel ausgeschlossen werden. Die Behandlung ist bei Kindern bis 6 Jahren die Tonsillotomie (Verkleinerung), meistens kombiniert mit der Adenotomie, bei älteren Patienten die Tonsillektomie (vollständige Entfernung) ▶ Abschn. 6.4.1.

> Die Gaumenmandelhyperplasie kann bei Kleinkindern durch Mandelverkleinerung, ab dem Schulalter durch Mandelentfernung geheilt werden

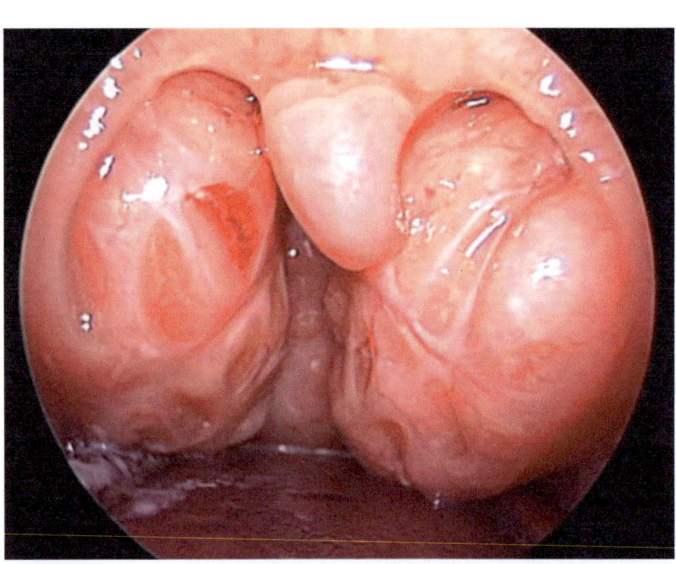

◻ **Abb. 2.15** Gaumenmandelhyperplasie. (Lenarz und Boenninghaus 2024)

2.4.4 Schnarchen und obstruktive Schlafstörung

Schlafbezogene Atmungsstörungen (SBAS) beeinträchtigen die Erholungsfunktion des Schlafs. Sie führen während des Schlafes zu bedrohlichen Apnoe- oder Hypopnoe-Phasen, verminderter Lungenbelüftung, vermindertem Sauerstoffgehalt des Blutes, Herzrhythmusstörungen und Beeinträchtigung der Schlafqualität. Die meisten betroffenen Menschen haben Übergewicht.

> **Obstruktive Schlaf-Apnoe**
>
> **Obstruktion**: Verengung, Verlegung
> **Apnoe**: Atemaussetzer von mindestens 10 Sekunden Dauer
> **Hypopnoe**: um 50 % verminderte Atemtiefe von mindestens 10 Sekunden Dasuer
> **Apnoe-Hypopnoe-Index** (AHI): Anzahl der Apnoen plus Hypopnoen pro Stunde
> **CPAP**: Continuous Positive Airway Pressure, kontinuierlicher positiver Atemwegsdruck ist die Überdrucktherapie während des Schlafes

Diese Formen sind durch die Diagnostik zu unterscheiden:
- zentrale Schlafapnoe durch fehlenden Schlafantrieb im Gehirn ohne Atemwegsobstruktion
- obstruktive Schlafapnoe durch Atemwegsobstruktion
- Rhonchopathie (Schnarchen): Atemgeräusch im Schlaf ohne Beeinträchtigung der Schlafqualität und der Gesundheit.

Rhonchopathie

Schnarchen ist ein Atemgeräusch im Schlaf ohne Apnoe oder Hypopnoe, ohne Schlaflosigkeit oder Tagesmüdigkeit. Während des Schlafs erschlaffen die Zungen-, Gaumen und Rachenmuskeln. Schnarchen entsteht durch Vibration von Weichteilgewebe an Engstellen der oberen Lufwege, vor allem von Gaumensegel, Gaumenzäpfchen, Zungengrund. Nächtliche Mundatmung verstärkt die Vibration. Der HNO-Arzt kann durch operative Beseitigung von Engstellen und vibrierendem Gewebe helfen ▶ Abschn. 6.4.3:
- Septumplastik und/oder Nasenmuschelverkleinerung
- Uvulopalatoplastik: Zäpfchenverkleinerung, Gaumensegelstraffung,
- Zungengrundverkleinerung mit Radiofrequenzchirurgie
- Gaumenmandelentfernung bei Tonsillenhyperplasie
- Adenotomie mit Tonsillotomie oder Tonsillektomie bei Kindern.

Schnarchen stellt im Gegensatz zur obstruktiven Schlafapnoe keine Krankheit dar. Die Unterscheidung wird durch die kardiorespiratorsiche Polygrafie getroffen

Oft helfen bereits Gewichtsabnahme, Verzicht auf Alkohol und Schlaftabletten, Schlafen in Seitenlage. Zahnärzte empfehlen eine progenierende, den Unterkiefer vorschiebende Bissschiene,

- **Obstruktives Schlafapnoe-Syndrom**
- Dabei kommt es im Schlaf durch die erschlaffte Zungen-, Gaumen- und Rachenmuskeln zu teilweisem oder komplettem Atemwegskollaps mit Atemunterbrechung und Aufwachreaktion. Die wiederholten Phasen von Apnoe und Hypopnoe führen zu den genannten Gefahren für die Gesundheit. Leitsymptom ist die ausgeprägte Tagesmüdigkeit. Eine obstrukte Schlafapnoe liegt vor, wenn keine andere Schlafstörung oder Erkrankung, keine Medikamente oder Substanzen wie Alkohol verantwortlich gemacht werden können und die Schlafdiagnostik diese Werte ergibt:
- AHI über 15/Stunde oder
- AHI über 5/Stunde plus Tagesschläfrigkeit und Herz-Kreislauferkrankung.

Zur Feststellung einer behandlungsbedürftigen schlafbezogenen Atemstörung gibt es eine Stufendiagnostik:
Stufe 1: Anamnese und ggf. Partneranamnese des Schlafverhaltens und Fragebogen zur Tagesschläfrigkeit.
Stufe 2: Untersuchung internistisch/neurologisch und hno-ärztlich
Stufe 3 kardiorespiratorische Polygrafie ▶ Abschn. 5.6.1 während einer mindestens 6-stündigen Schlafphase
Stufe 4: kardiorespiratorische Polysomnografie ▶ Abschn. 5.6.2, wenn trotz der Stufen 1 bis 3 keine Entscheidung getroffen werden kann, ob eine Therapie mittels CPAP oder ein anderes Verfahren indiziert ist.

Standardtherapie ist die nächtliche Überdrucktherapie zur „inneren Schienung", also das Aufhalten der Atemwege in allen Atemphasen durch Luftzufuhr mit Überdruck über eine Atemmaske. Falls die Indikation für eine CPAP-Therapie feststeht, wird die Ersteinstellung des Geräts in einer weiteren Polysomnografie in zwei aufeinanderfolgenden Nächten durchgeführt. 6 Monate nach Einleitung einer CPAP-Therapie wird die Therapie mit einer kardiorespiratorischen Polygrafie überprüft.

Leitsymptom der obstruktiven Schlaf-Apnoe ist die Tagesmüdigkeit. Die Polysomnografie ist die entscheidende Untersuchung. Standardtherapie ist die nächtliche Überdruckbeatmung über eine Atemmaske

Die operativen Maßnahmen zur Schnarchtherapie können unterstützend wirken. Bei der obstruktiven Schlaf-Apnoe im Kindesalter helfen Adenotomie und Tonsillotomie. Weitere operative Möglichkeiten bei Erwachsenen sind die Uvulopalatopharyngoplastik, die Erweiterung des Raums zwischen Gaumensegel und Rachenwand und die Hypoglossus-Stimulation. Der Hypoglossusnerv innerviert die Zungenmuskeln. Ein implantierter Schrittmacher springt an, sobald die Zungenmuskeln erschlaffen und stimuliert sie. Die Muskeln spannen wieder an, der Luftdurchgang ist freier.

> **Indikation** ist ein Grund für eine medizinische Maßnahme. Die Indikation gibt an, bei welchem medizinischen Sachverhalt, z. B. bei einer bestimmten Diagnose, eine bestimmte Maßnahme angezeigt (indiziert) ist.

2.4.5 Krankheiten der Speiseröhre

■ **Entzündung der Speiseröhre bei GERD**

GERD bedeutet „Gastro-ösophageale Refluxkrankheit". Wenn der Verschlussmechanismus zwischen Speiseröhre und Magen nicht dicht schließt, kann es im Liegen zum Rückfluss von saurem Magensaft in die Speiseröhre kommen und zu einer Entzündung der Speiseröhrenschleimhaut (Ösophagitis). Wenn zusätzlich der Verschlussmechanismus zwischen Hypopharynx und Speiseröhre nicht dicht schließt, kann die Magensäure zu Entzündungen der Rachenschleimhaut und der Kehlkopfschleimhaut führen. Helfen könne Gewichtsabnahme, Verzicht auf die Abendmahlzeit, Schlafen mit erhöhtem Oberkörper und ein Versuch mit säureblockierenden Medikamenten, den Protonenpumpenhemmern. Bei Therapieresistenz ist eine Ösophagogastroskopie beim Gastroenterologen angezeigt.

Reflux von Magensaft in die Speiseröhre kann Entzündungen der Speiseröhre, des Rachens und des Kehlkopfs verursachen. Helfen können Gewichtsabnahme, Verzicht auf späte Mahlzeit, Schlafen mit erhöhtem Oberkörper und säureblockende Medikamente

■ **Fremdkörper in der Speiseröhre**

Festsitzende Fremdkörper in der Speiseröhre werden in Vollnarkose mittels starrer Ösophagoskopie vorsichtig herausgezogen. Häufige Fremdkörper sind Münzen bei Kleinkindern, Knochenstücke, Fleischbrocken oder Zahnprothesenteile bei Erwachsenen.

2.4.6 Krankheiten der Speicheldrüsen

Bei allen Speicheldrüsenerkrankungen außer Tumoren ist die Anregung der Speichelproduktion und des Speichelflusses von Bedeutung. Viele Medikamente, die gegen Bluthochdruck oder neulogische Krankheiten verschrieben werden, vermindern die Speichelproduktion.

Bei allen Speicheldrüsenerkrankungen außer Tumoren ist die Anregung des Speichelflusses wichtig durch Trinken, Kaugummi kauen, Zitrone lutschen, Drüsenmassage

▪ Bakterielle Sialadenitis (Speicheldrüsenentzündung)

Durch Einwanderung von Bakterien über den Ausführungsgang kann sich eine Speicheldrüse entzünden, besonders bei vermindertem Speichelfluss. Die Drüse schwillt schmerzhaft an, bei leichtem Druck von außen ist an der Mündung des Drüsengangs eitriges Sekret sichtbar. Der Arzt verordnet ein Antibiotikum und empfiehlt Speichelflussanregung: Wasser trinken, Kaugummi kauen, verdünnte Zitrone lutschen, Ausmassieren der Drüse. Die Entzündung kann eine Ohrspeicheldrüse (Parotitis) oder Unterkieferspeicheldrüse (Sialadenitis submandibularis) betreffen.

▪ Parotitis epidemica (Mumps)

Die Entzündung der Ohrspeicheldrüsen durch Viren ist seit Einführung der Impfung selten geworden.

▪ Sjögren-Syndrom

Dies ist eine Autoimmunerkrankung ▶ Abschn. 2.1.1 mit chronischer Entzündung der Tränendrüsen, Speicheldrüsen und Gelenke. Der Patient leidet unter trockenen Augen und trockenem Mund. Die Diagnose wird durch Bluttest und Gewebeprobe aus der Lippenschleimhaut gestellt, die mikroskopisch kleine Speicheldrüsen enthält. Die Patienten benötigen Medikamente zur Speichelflussanregung, Augentropfen und befeuchtendes Mundspray.

Bakterielle Entzündungen und Speichelsteine führen zu schmerzhafter Schwellung der betroffenen Speicheldrüse

▪ Sialolithiasis (Speichelstein)

Dies ist die Bildung von mineralischen Konkrementen („Steinen") in einer Speicheldrüse und/oder im Ausführungsgang. Betroffen ist vor allem die Unterkieferspeicheldrüse. Durch den Speichelstau schwillt die Drüse schmerzhaft an. Steine im Ausführungsgang können nach Gangschlitzung ausgestrichen oder endoskopisch herausgezogen werden. Steine in der Drüse können mit Ultraschall zerkleinert werden. Bei wiederholten Steine im Drüsenkörper muss die ganze Unterkieferdrüse entfernt werden.

▪ Tumor der Speicheldrüse

Gutartige Tumore und Karzinome können in der Unterkiefer- oder Ohrspeicheldrüse entstehen. Bei der operativen Therapie eines Parotiskarzinoms ist eine Schädigung des Fazialisnerven oft nicht vermeidbar.

2.5 Krankheiten des Kehlkopfs und der Luftröhre

Krankheiten des Kehlkopfs können Heiserkeit, Schluckprobleme, Atemprobleme, Husten und Räuspern bewirken. Wenn bei Kehlkopfkrankheiten die Stimmlippen betroffen sind, ist Heiserkeit ein Frühsymptom.

2.5.1 Krankheiten des Kehlkopfs

Häufige Krankheiten in der Praxis
- Akute Laryngitis
- Chronische Laryngitis
- Polypen, Knötchen, Granulome, Reinke-Ödeme

> Jede Heiserkeit muss nach spätestens drei Wochen vom HNO-Arzt lupenlaryngoskopisch oder flexibel laryngoskopisch abgeklärt werden.

Akute Laryngitis

Die Entzündung des Kehlkopfs insbesondere der Stimmlippen durch Viren, seltener Bakterien tritt oft im Rahmen eines Atemwegsinfekts auf. Die Stimmlippen sind gerötet, trocken oder schleimbedeckt (Abb. 2.16). Die Stimme ist heiser bis stimmlos (aphon). Antibiotika sind nur bei bakterieller Ursa-

Die wichtigste therapeutische Maßnahmen bei der akuten Laryngitis ist Stimmruhe für mehrere Tage

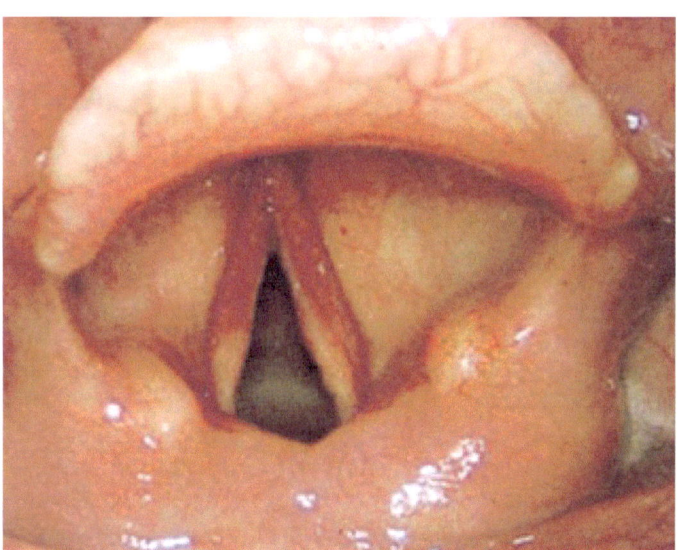

Abb. 2.16 Akute Laryngitis. (Lenarz und Boenninghaus 2012)

che nötig, ansonsten reichen sympomatische Maßnahmen aus. Wichtig ist, für einige Tage völlige Stimmruhe einzuhalten, viel Trinken, schleimlösende und hustenblockende Medikamente.

- **Pseudokrupp**

Die Laryngits subglottica ist die Entzündung des Kehlkopfs unter der Stimmritze und der Luftröhre durch Viren bei Kleinkindern. Die Betroffenen leiden unter „bellendem" Husten und erschwerter Atmung. Zur Behandlung wird Kortison als Zäpfchen gegeben, dazu Inhalation mit feuchter, kalter Luft.

Die seltene, aber lebensbedrohliche bakterielle Kehldeckelentzündung (Epiglottitis) bei Kleinkindern mit Atemnot, Atemgeräusch, starkem Schluckschmerz und hohem Fieber erfordert die sofortige stationäre Einweisung.

- **Chronische Laryngitis**

Die Ursachen für eine chronische Kehlkopfentzündung sind vielfältig:
— Rauchen
— Arbeiten in staubiger Luft
— chronische Atemwegsentzündungen wie Sinusitis, Bronchitis
— Mundatmung wegen behinderter Nasenatmung
— Refluxerkrankung mit Aufsteigen von Magensäure bis in den hinteren Kehlkopf
— dauerhaft überanstrengter Stimmgebrauch

Die Laryngoskopie zeigt trockene oder mit zähem Schleim bedeckte, gerötete, verdickte Stimmlippen, eventuell mit Leukoplakien durchsetzt. Leukoplakien sind „weiße Flecken" die verdächtig auf eine Präkanzerose sind, eine Epithelveränderung mit möglichem Übergang in Krebs.

Die Behandlung orientiert sich an der Ursache:
— Einstellen des Rauchens
— Atemwegeschutz am Arbeitsplatz
— Behandlung chronischer Atemwegsentzündungen
— Normalisierung der Nasenatmung.
— Behandlung der Refluxerkrankung
— Logopädie

Rauchen, Schadstoffe in der Atemluft, Reflux von Magensäure chronische Sinusitis, Mundatmung und dauerhafte Stimmüberlastung sind mögliche Ursachen für eine chronische Laryngitis

Sinnvoll sind Inhalationen mit anfeuchtenden, schleimlösenden Substanzen. Falls eine Leukoplakie oder sonstige verdächtige Stelle nach 3 Wochen nicht abgeheilt ist, muss eine mikrochirurgische Abschälung (Dekorticaton) und histologische Untersuchung (mikroskopische Gewebuntersuchung) erfolgen.

Reinke-Ödem

Dies sind entzündliche, lappenartige Schwellungen an den Stimmlippen durch Flüssigkeitseinlagerung (Abb. 2.17). Überwiegend sind Frauen betroffen, die rauchen und die Stimme belasten. Nach mikrochirurgischer Ödemabsaugung sind Rauchverzicht, Stimmschonung, eventuell auch Logopädie nötig.

Beim Reinke-Ödem finden sich lappige Schwellungen der Stimmlippen. Betroffen sind überwiegend Frauen, die rauchen und die Stimme belasten

Stimmlippenpolyp

Das ist eine gutartige, kugelige, glasige-rötliche Verdickung auf einer Stimmlippe (Abb. 2.18). Ursache ist die Kombination von Stimmüberlastung und Entzündung. Heilung ist möglich durch operative Abtragung und Stimmschonung.

Ein Stimmlippenpolyp kann nur durch operative Abtragung beseitigt werden

Stimmlippenzyste

Dies ist ein Epithelsäckchen im Stimmlippenepithel (Abb. 2.19). Es wird mikrochirurgisch ausgeschält.

Stimmlippengranulom

Granulome sind entzündliche, körnchenartige Schleimhautverdickungen an der Schleimhaut der Stellknorpel, vergleichbar dem Wundschorf bei einer Hautverletzung. Es gibt zwei Typen:

Intubationsgranulome bilden sich nach einer voran gegangenen Intubation (Abb. 2.20). Sie werden mikrochirurgisch abgetragen.

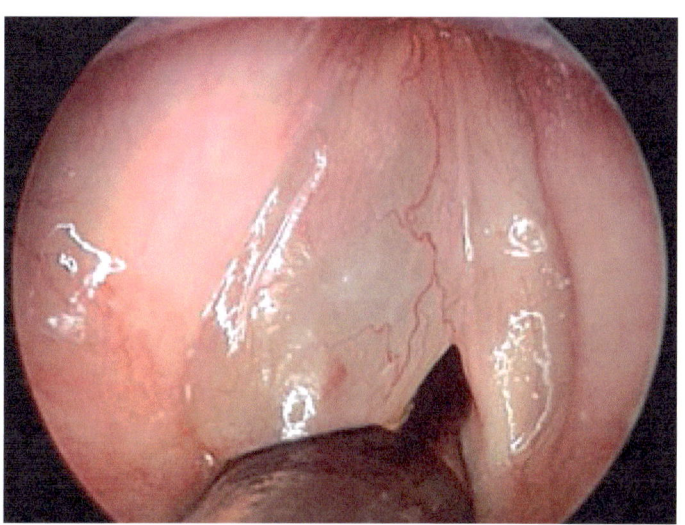

Abb. 2.17 Reinke-Ödem der Stimmlippen. (Lenarz und Boenninghaus 2012)

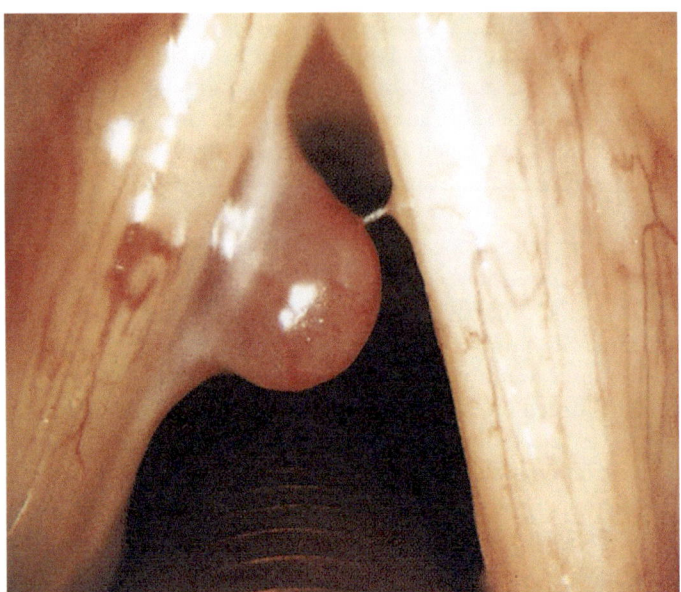

Abb. 2.18 Polyp der linken Stimmlippe, direkte Mikrolaryngoskopie. (Karl Storz SE & Co. KG 2024)

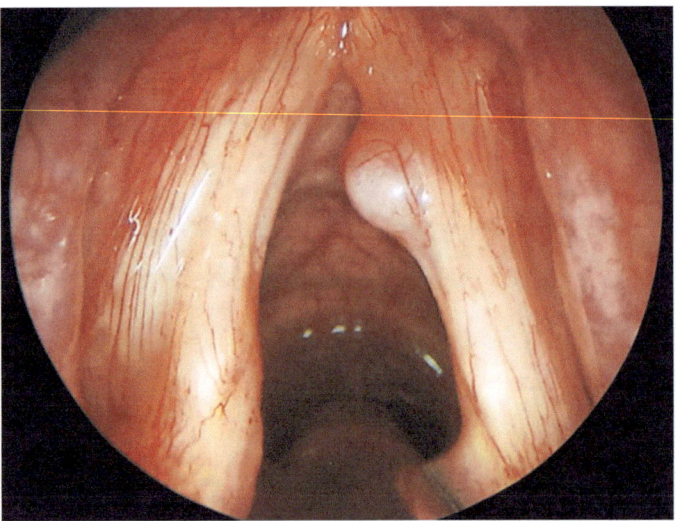

Abb. 2.19 Zyste der rechten Stimmlippe, direkte Mikrolaryngoskopie. (Karl Storz SE & Co. KG 2024)

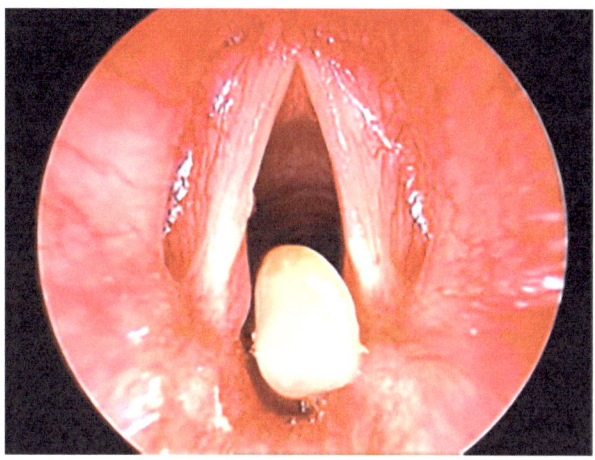

Abb. 2.20 Intubationsgranulom. (Lenarz und Boenninghaus 2012)

Ein **Kontaktgranulom** entsteht meistens einseitig durch Kontakt der Stellknorpelschleimhaut mit Magensäure bei Reflux ▶ Abschn. 2.4.5 und eine falsche Stimmgebung: die Stellknorpel schließen bei Einnahme der Phonationsposition zu hart („Hammereffekt"). Die Veränderung kann mit Behandlung der Refluxkrankheit und Logopädie abheilen.

> Das Kontaktgranulom der Stimmlippe wird auf Magensäurereflux und falsche Stimmgebung zurückgeführt. Intubationsgranulome sind Spätfolgen einer Intubation

Stimmlippenknötchen

Diese Phonationsverdickungen entstehen durch gewohnheitsmäßige Überlastung der Stimme mit übermäßiger Muskelspannung der Stimmlippen. Knötchen fnden sich bei Sprechberufen, z. B. Erzieherinnen oder Lehrerinnen, können aber auch bei Kleinkindern auftreten als „Schreiknötchen". Beidseits am Übergang vom vorderen zum mittleren Drittel der Stimmlippe kommt es zu kleinen Verdickungen (◘ Abb. 2.21). Mit der Laryngoskopie, noch besser mit der Kehlkopfstroboskopie können weiche ödematöse, und harte, fibröse Knötchen unterschieden werden. Weiche Knötchen werden logopädisch behandelt, bei harten Knötchen ist ein mikrochirurgische Abtragung und anschließend Logopädie zum Abbau der Überspannung nötig.

> Stimmlippenknötchen sind Folge einer dauerhaften Überbeanspruchung der Stimmlippen

Kehlkopfkarzinom

Karzinome des Kehlkopfs gehen zu 70 % von den Stimmlippen aus ◘ Abb. 2.22, zu 30 % von den darüberliegenden Strukturen (Supraglottis). Als Ursachen gelten Rauchen und Alkohol, in geringeren Ausmaß berufliche Exposition gegenüber Asbest, Schwefelsäure und Uran. Das Stimmlippenkarzinom macht frühzeitig Heiserkeit, während Karzinome oberhalb der Glottis erst spät Schluckstörungen machen.

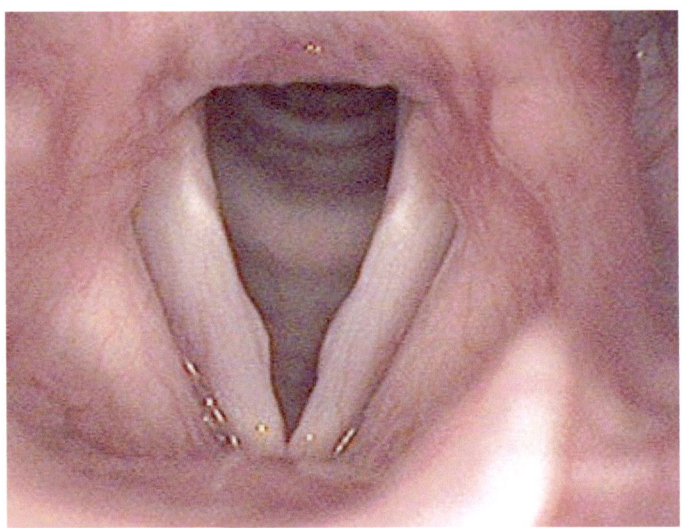

◘ **Abb. 2.21** Stimmlippenknötchen. (Schneider-Stickler B, Bigenzahn W 2013)

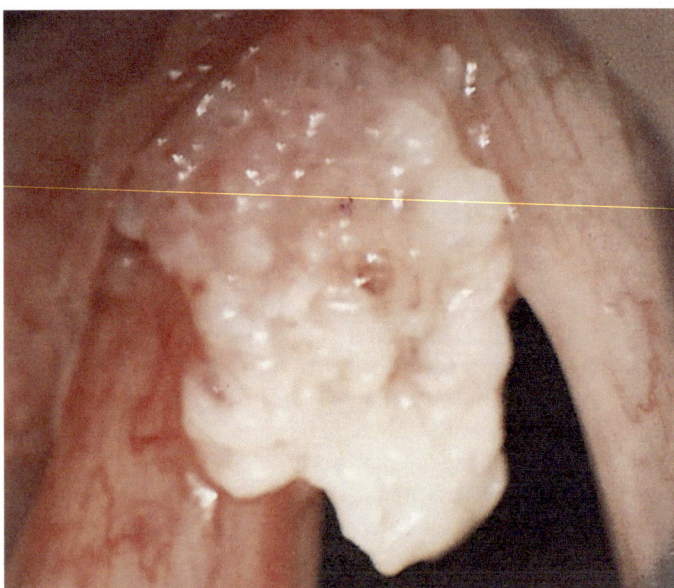

◘ **Abb. 2.22** Stimmlippenkarzinom der linken Stimmlippe. Direkte Mikrolaryngoskopie. (Karl Storz SE & Co. KG 2004)

Kleine Karzinome werden in direkter Mikrolaryngoskopie mikrochirurgisch oder mit dem Laserstrahl entfernt. Fortgeschrittene Karzinome erfordern größere Operationen bis hin zur teilweisen oder vollständigen Kehlkopfentfernung (Laryngektomie) und Ausräumung der Lymphknoten und Lymph-

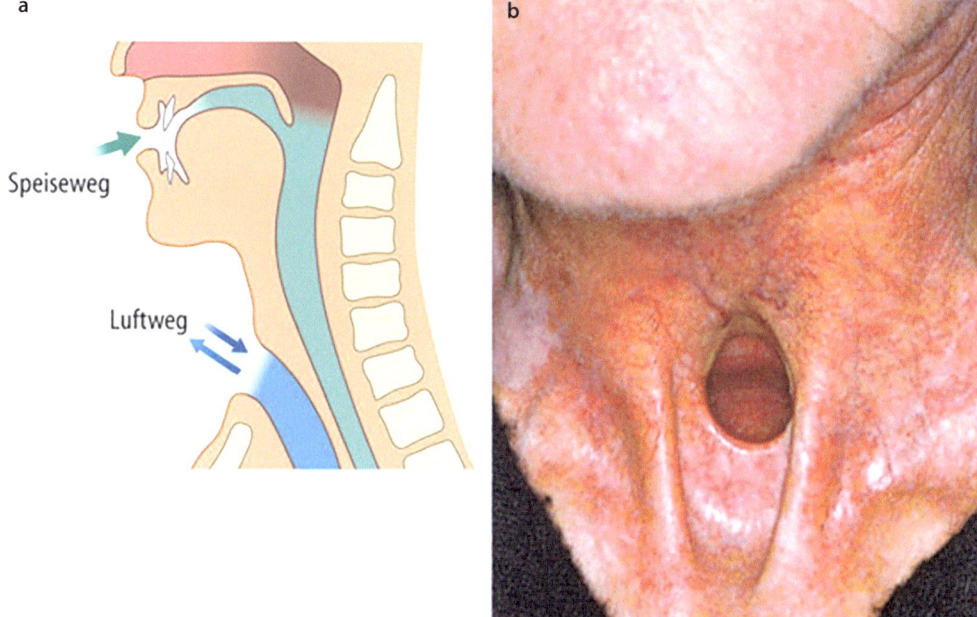

Abb. 2.23 Zustand nach Laryngektomie. **a** Luft- und Speisewege sind getrennt **b** Öffnung zur Luftröhre am Hals. (Lenarz und Boenninghaus 2012)

gefäße am Hals (Neck Dissection). Nicht operable Karzinome werden durch Bestrahlung und Chemotherapie behandelt.

Nach einer Entfernung des Kehldeckels ist das Schlucken beeinträchtigt, nach Gewebeentfernung an den Stimmlippen die Stimmfunktion. Nach einer Laryngektomie ist der Patient stimmlos und atmet durch ein Tracheostoma, eine Öffnung am Hals zur Luftröhre (Abb. 2.23). Es gibt Möglichkeiten der Stimmerzeugung nach Laryngektomie (► Abschn. 6.5.1)

> 70 % der Kehlkopfkarzinome gehen von den Stimmlippen aus und machen frühzeitig eine heisere Stimme. 30 % entstehen oberhalb der Stimmlippen und machen erst spät Schluckbeschwerden

- **Stimmlippenlähmung**

Bei der Lähmung des oberen Kehlkopfnerven verliert die betroffene Stimmlippe an Spannung, was sich beim Singen hoher Töne bemerkbar macht.

Bei der Lähmung des Rekurrensnerv steht die betroffene Stimmlippe unbeweglich leicht seitlich von der Mittelline (Abb. 2.24). Die Stimme ist rau und behaucht. Bei der seltenen beidseitigen Rekurrenslähmung stehen beide Stimmlippen in dieser Paramedianposition. Die Stimmritze ist eng, man hört ein Geräusch bei der Einatmung, einen Stridor. Meistens ist eine Tracheotomie (Luftröhrenschnitt) nötig um die freie Atmung zu gewährleisten. Bei einer Lähmung beider Kehlkopf-

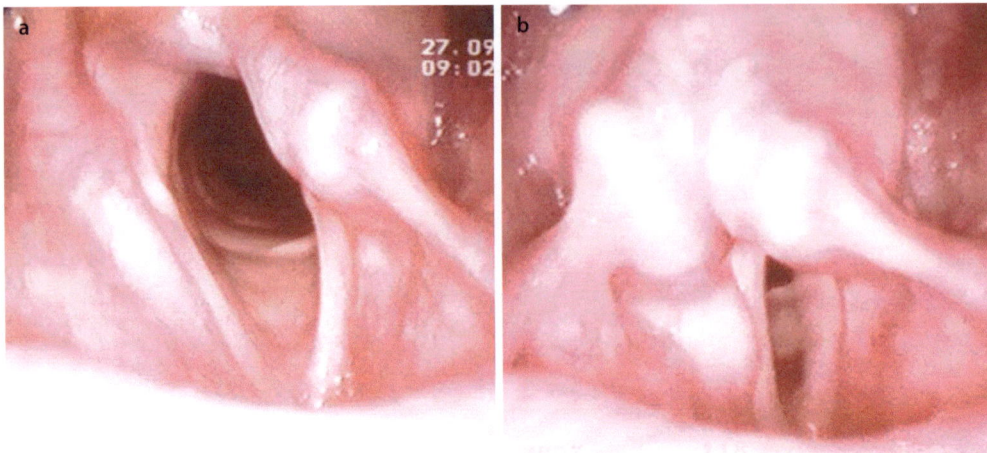

Abb. 2.24 Stimmlippenlähmung links. Die gelähmte Stimmlippe steht unbeweglich in Paramedianposition. **a** Respirationssttelllung **b** Phonationsstellung. Die Stimme ist behaucht. (Schneider-Stickler und Biegenzahn 2013)

nerven steht die betroffene Stimmlippe unbeweglich weit seitlich. Die Stimme ist aphon.

Ursachen für eine Rekurrensparese:
- Verletzung bei einer Schilddrüsen- oder Halsoperation
- Nervenentzündung durch Viren oder Autoimmungeschehen
- bösartiger Tumor im oberen Brustraum oder an anderer Stelle im Verlauf des Nerven.
- idiopathisch, also ohne erkennbare Ursache

Bei der einseitigen Lähmung des Rekurrensnerven steht die Verbesserung des Glottisschlusses für die Stimmgebung im Vordergrund. Bei der beidseitigen Lähmung ist die Atmung beeinträchtigt

Bevor die Diagnose „idiopathisch" gestellt werden kann, muss eine andere Ursachen durch Anamnese, HNO-Untersuchung, Labor und Bildgebung ausgeschlossen sein. Wenn möglich, findet eine an der Diagnose orientierte Therapie statt. Bei ungeklärter Ätiologie wird Kortison gegeben und, wie auch bei verletzungsbedingter Lähmung, eine logopädische Stimmtherapie verordnet. Falls keine Spontanerholung eintritt, kann bei einseitiger Lähmung die gelähmte Stimmlippe durch Einspritzen von Material verbreitert werden, was den Glottisschluss für die Stimmgebung verbessert. Bei beidseitiger Lähmung kann eine glottiserweiternde Operation wieder normale Atmung ermöglichen.

Funktionelle Stimmstörung

Funktionelle Stimmstörungen sind durch Störung des Stimmklangs und Einschränkung der Stimmleistung ohne erkennbare organische Veränderung gekennzeichnet

So wird die Störung des Stimmklangs (Behauchtheit, Rauigkeit, Heiserkeit) und die Einschränkung der Stimmleistung (Tonumfang, Lautstärkumfang, Tonhaltedauer) ohne erkennbare organische Veränderung an den Stimmlippen oder deren Beweglichkeit bezeichnet. Sie entsteht durch muskuläre Über-

oder Unterspannung der Stimmlippen. Begleitsymptome sind Missempfindungen im Hals. Ursachen können allgemeine Muskelschwäche, Atemschwäche, gewohnheitsmäßig falscher Stimmgebrauch, erhöhte stimmliche Anforderungen oder psychische Faktoren sein. Die Diagnose wird durch Ausschluss organischer Kehlkopferkrankungen und eine stroboskopische Untersuchung gestellt. Die Behandlung ist logopädisch.

- **Verletzung**

Der Kehlkopf kann durch Einwirkung von innen oder außen verletzt werden. Von innen z. B. durch Intubation, von außen durch Schlag, Aufprall, Strangulation oder Stich.

In der Praxis sieht der Arzt oft eine Einblutung in die Stimmlippen, die bereits durch starkes Husten bei gleichzeitiger Einnahme von blutgerinnungshemmenden Medikamenten entstehen kann. Die Einblutung heilt durch Stimmruhe aus.

- **Fremdkörper im Kehlkopf**

Festsitzende Fremdkörper am Kehldeckel oder anderen Stellen oberhalb der Stimmritze, z. B. eine Fischgräte werden in Oberflächenbetäubung und unter laryngoskopischer Sicht herausgezogen.

2.5.2 Krankheiten der Luftröhre und Tracheostoma

- **Fremdkörper in den Bronchien**

Fremdkörper wie z. B. Erdnüsse bei Kleinkindern können durch die Stimmritze und die Luftröhre bis in die Bronchien rutschen. Zur Entfernung ist eine starre Bronchoskopie in Vollnarkose erforderlich.

- **Tracheostoma**

Ein Tracheostoma ist eine direkte Verbindung zwischen der Luftröhre und der Außenwelt um die Atmung sicherzustellen. Ein Tracheostoma wird durch eine Tracheotomie ▶ Abschn. 6.5.2 bei vorhandenem Kehlkopf oder bei einer Laryngektomie ▶ Abschn. 6.5.1 angelegt.

Bei der Laryngektomie wird das obere Ende der Luftröhre an die Öffnung der Halshaut genäht. Dieses Tracheostoma schrumpft nicht, der Patient muss keine Kanüle tragen, eventuell einen „Stomaknopf" um ein Filter für Wärme- und Feuchtigkeitsaustauch aufzustecken.

Bei der Tracheotomie wird die obere Luftröhre durch einen Schnitt in die Halshaut freigelegt. Es wird ein Fenster in die Luftröhrenvorderwand geschnitten und mit der Halshaut ver-

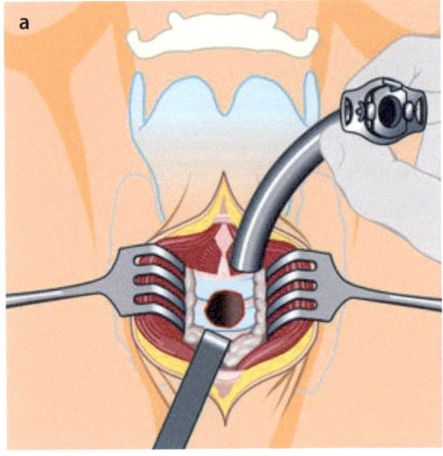 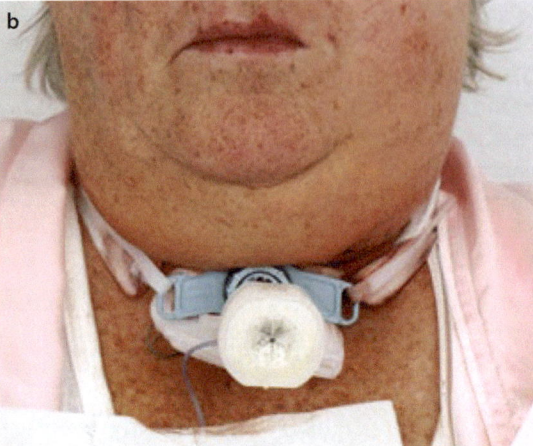

Abb. 2.25 a–b Tracheotomie **a** Einsetzen der Trachealkanüle bei der Tracheotomie **b** Patientin mit eingesetzter Kanüle. (Lenarz und Boenninghaus 2012)

näht. Der Patient muss ständig eine Trachealkanüle tragen um das Schrumpfen des Stomas zu vermeiden (○ Abb. 2.25).

Eine Tracheotomie ist angezeigt bei
— Engstelle des Luftwegs oberhalb des Stomas
— maschineller Beatmung

Eine Tracheotomie wird zur Sicherstellung der Atmung oder zur Verhinderung von Aspiration beim Schlucken angelegt. Jede Tracheotomie wird mit einer Trachealkanüle versorgt

> **Luftröhrenschnitt**
>
> **Tracheotomie**: Eröffnung der Luftröhre, Luftröhrenschnitt
> **Tracheostoma**: Verbindung zwischen einer Öffnung an der Halshaut und dem Inneren der Luftröhre
> **Trachealkanüle**: gebogenes Rohr, das in ein Tracheostoma eingesetzt wird
> **Aspiration**: Eindringen von flüssigem oder festem Material in die Atemwege unterhalb der Glottis

— Abdichtung der Luftröhre bei Schluckstörung, um das Eindringen von Material in die unteren Luftwege zu vermeiden.

Bei einer Sprechkanüle ist das Kanülenrohr nach oben gefenstert, um die Ausatmungsluft an die Glottis zu bringen. Bei einer blockbaren Kanüle kann der Raum zwischen Kanülenrohr und Luftröhrenwand abgedichtet werden

■ **Trachealkanüle**
Dies ist ein gebogenes Rohr aus Kunststoff oder Metall, das in das Tracheostoma und die Luftröhre eingelegt wird. Bei maschineller Beatmung oder zur Verhinderung von Aspiration kann durch eine luftgefüllte Manschette um das untere Ende des Kanülenrohrs der Raum zwischen Kanülenaußenwand und Luftröhreninnenwand abgedichtet werden (blockbare Kanüle). Mit einer gesiebten (gefensterten) oberen Kanülen-

wand kann die Ausatmungsluft bei zugehaltenem Tracheostoma an die Stimmlippen umgeleitet werden, dann ist normale Stimmgebung möglich. Kanülen müssen abhängig vom Material und der Verschleimung des Patient nach einigen Tagen gewechselt werden. Manche Kanülen haben ein herausnehmbares Innenrohr. Dieses kann gereinigt werden, ohne dass die ganze Kanüle gewechselt werden muss.

2.6 Krankheiten des äußeren Halses

Krankheiten der Organe am äußeren Hals führen meistens zu Schwellungen. Der Palpationsbefund und die B-Mode-Sonografie sind wegweisend für die Diagnose.

2.6.1 Zysten und Fisteln

Das sind in der Embryoanalentwicklung angelegte Fehlbildungen.

- **Halszyste**

Die ist ein sekretgefülltes Säckchen, das oberhalb des Adamsapfels oder am seitlichen Hals sichtbar und tastbar ist und operativ entfernt werden kann.

- **Halsfistel**

Dies ist eine sichtbare Hautöffnung am Hals als Mündung eines tiefen Kanals, die nur durch eine Operation behandelt werden kann.

2.6.2 Krankheiten der Lymphknoten

Die Lymphabflussgebiete im Halsbereich haben große Bedeutung für die Erkennung und Behandlung von Erkrankungen, insbesondere für bösartige Tumore im Kopf-Hals-Bereich und ihre Metastasierung

- **Akute Lymphadenitis (Lymphknotenentzündung)**

Bei allen Entzündungen im Mund- und Rachenbereich reagieren die Lymphknoten als Teil des Abwehrsstems. Insbesonder die Lymphknoten im Kieferwinkel schwellen schmerzhaft und tastbar an. Nach Abklingen der Entzündung des primär betroffenen Organs geht die Lymphknotenschwellung wieder zurück.

> Bei Entzündungen im Mund- und Rachenbereich sind die Lymphknoten als Teil des Abwehrsystems schmerzhaft geschwollen

- **Chronische Lymphadenitis und Lymphknotenhyperplasie**

Bei Kinder mit Rachen- und/oder Gaumenmandelhyperplasie ▶ Abschn. 2.4.2 oder bei Erwachsenen nach akuten Infekten kann eine Lymphknotenschwellung weiter bestehen. Es muss nach dem Primärherd und einer ernsthaften Infektionskrankheit gesucht werden: HNO-Status mit Endoskopie, Labor, Ultraschall. Falls Lymphknoten im Ultraschall auffällig sind und keine Ursache zu finden ist, wird ein Lymphknoten zur histologischen Untersuchung operativ herausgenommen.

- **Lymphknotenmetastase und malignes Lymphom**

Vergrößerte Lymphknoten finden sich bei chronischer Entzündung aber auch bei bösartigen Lymphknotenerkrankungen oder Metastasen von Kopf-Hals-Tumoren

Vergrößerte, nicht schmerzende Lymphknoten können Metastasen von Krebserkrankungen im Kopf-Hals-Bereich oder bösartige Erkrankungen des Lymphsystems sein, z. B. ein malignes Lymphom. Zur Abklärung wird ein vollständiger HNO-Status mit Endoskopie des gesamten Rachens und Kehlkopfs, Blutuntersuchung und Sonografie des Halses durchgeführt und eventuell eine diagnostische Lymphknotenentfernung als Biopsie.

2.6.3 Krankheiten der Schilddrüse

- **Struma**

Struma bedeutet „Vergrößerung der Schilddrüse". Die vergrößerte Drüse wird beim Tastbefund und Ultraschall nach der Gewebestruktur als diffus (gleichmäßig), knotig (einzelne Verdickungen) oder zystisch (gefüllte Blasen) beschrieben. Häufigste Ursache einer gutartigen Struma ist Jodmangel.

Struma ist die Bezeichnung für eine vergrößerte Schilddrüse. Die Vergrößerung kann „diffus", „knotig" oder „zystisch" sein

Kalte Knoten sind Gewebestellen ohne Schilddrüsenfunktion, heiße Knoten sind Gewebestellen mit übermäßiger, unregulierter Funktion. Die Unterscheidung trifft der Radiologe mit einer Szintigrafie, der Messung der Jodspeicherung als Maß für die Aktivität des Gewebes.

- **Schilddrüsenentzündung (Thyreoiditis)**

Entzündungen sind meistens chronisch und schmerzlos. Die Unterscheidung der verschiedenen Formen ist durch Sonografie und Blutuntersuchung möglich.

- **Schilddrüsenkarzinom**

Der bösartige Tumor der Schilddrüse fällt beim Palpieren oder Sonografieren auf und verursacht oft eine Rekurrensparese.

Literatur

KV Nordrhein Die 100 häufigsten ICD-10-Schlüssel und Kurztexte 1. bis 4. Quartal 2023. https://www.kvno.de/praxis/service/regressvermeidung/morbiditaetsstatistik Aufgerufen am 10.07.2024

Lenarz T, Boenninghaus HG (2012) Hals-Nasen-Ohren-Heilkunde, 14. Aufl. Springer, Berlin/Heidelberg

Michel O (2022) Das Jahr 2022: Trendwende der Hörsturztherapie? HNO-Nachrichten 2023; 53 (1). Springer, Berlin/Heidelberg https://www.ncbi.nlm.nih.gov/pmc/articles/PMC8853739/ Aufgerufen am 10.07.2024

Reiß M (Hrsg) (2021) Facharztwissen HNO-Heilkunde, 2. Aufl. Springer, Berlin/Heidelberg

Schneider-Stickler B, Bigenzahn W (2013) 2.Aufl. Springer, Berlin/Heidelberg

Strupp M. et al. (2022) Vertigo-Leitsymptom Schwindel 3. Aufl. Springer, Berlin/Heidelberg

https://www.karlstorz.com/de/de/ent-otorhinolaryngology.htm, 1.0, https://www.karlstorz.com/de/de/ent-otorhinolaryngology.htm (2024).

https://www.kind.com/de-de/hoeren, 1.0, https://www.kind.com/de-de/hoeren (2024).

https://www.cochlear.com/de/de/home, 1.0, https://www.cochlear.com/de/de/home (2024).

Untersuchung der HNO-Organe

Inhaltsverzeichnis

3.1 Überblick – 91
3.1.1 HNO-Status – 91
3.1.2 Funktionsprüfungen – 93
3.1.3 Bildgebung – 94
3.1.4 Labordiagnostik – 94

3.2 Untersuchung der Ohren – 95
3.2.1 Inspektion und Palpation – 95
3.2.2 Otoskopie – 95
3.2.3 Orientierende Funktionsprüfungen – 96
3.2.4 Untersuchung außerhalb des Arztzimmers – 100

3.3 Untersuchung der Nase und Nasennebenhöhlen – 101
3.3.1 Inspektion und Perkussion – 101
3.3.2 Rhinoskopie und Endoskopie – 101
3.3.3 Orientierende Funktionsprüfung – 103
3.3.4 Untersuchung außerhalb des Arztzimmers – 103

3.4 Untersuchung der Mundhöhle, des Rachens und der Speicheldrüsen – 104
3.4.1 Inspektion und Palpation – 104
3.4.2 Endoskopie – 105
3.4.3 Orientierende Funktionsprüfungen – 105
3.4.4 Untersuchung außerhalb des Arztzimmers – 106

© Der/die Autor(en), exklusiv lizenziert an Springer-Verlag GmbH, DE,
ein Teil von Springer Nature 2025
H. W. Eichel, *Arbeitsplatz HNO-Praxis*, https://doi.org/10.1007/978-3-662-70502-5_3

3.5 Untersuchung des Kehlkopfs – 106
3.5.1 Inspektion und Palpation – 106
3.5.2 Laryngoskopie – 106
3.5.3 Orientierende Funktionsprüfungen – 110
3.5.4 Untersuchung außerhalb des Arztzimmers – 110

3.6 Untersuchung des äußeren Halses – 110
3.6.1 Inspektion und Palpation – 110
3.6.2 Sonografie und Punktion – 110
3.6.3 Untersuchung außerhalb des Arztzimmers – 111

3.7 Untersuchung von Luftröhre, Bronchien und Speiseröhre – 112
3.7.1 Tracheobronchoskopie – 112
3.7.2 Ösophagoskopie – 113

Literatur – 113

3.1 Überblick

Da die Organe des HNO-Bereichs größtenteils versteckt im Kopf und im Hals liegen, werden die natürlichen Öffnungen genutzt, um Blick und Licht einzubringen. Klassisch wird hierzu ein Stirnreflektor mit Gegenspiegelleuchte oder eine Stirnlampe (◘ Abb. 3.1) verwendet. Die Anwendung eines Untersuchungsmikroskops ermöglicht den binokularen (beidäugigen) Blick bei hellem Licht. Flexible und starre Endoskope erlauben die Sicht durch enge Kanäle und um-die-Ecke (◘ Abb. 3.2). (Einzelheiten bei Reiß 2021).

3.1.1 HNO-Status

Der HNO-Status ist die Basisuntersuchung des HNO-Bereichs, die bei Bedarf um weitere Untersuchungen, wie Funktionsdiagnostik, Bildgebung, Labordiagnostik ergänzt wird. Zum HNO-Status gehören:
- Inspektion: die gezielte Betrachtung von Kopf und Hals
- Otoskopie: die Ohrspiegelung
- vordere und hintere Rhinoskopie: die Nasen- und Nasenrachenspiegelung
- die Inspektion von Mundhöhle- und Mundrachen
- Laryngoskopie, die Kehlkopfspiegelung mit Kehlrachen und Zungengrund
- Palpation: die Abtastung des äußeren Halses

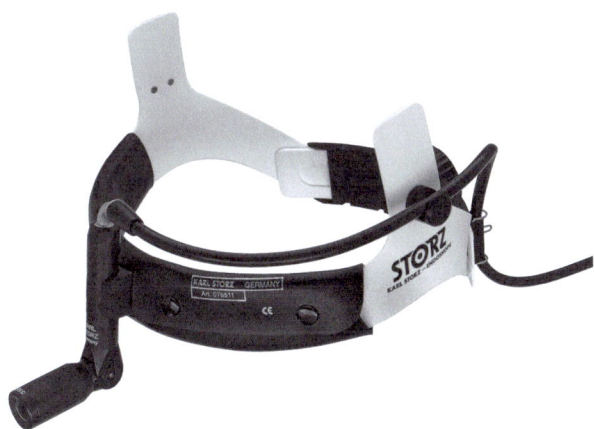

◘ **Abb. 3.1** Stirnlampe. (Mit freundlicher Genehmigung der Karl Storz SE & Co. KG) (Karl Storz SE & Co. KG 2024)

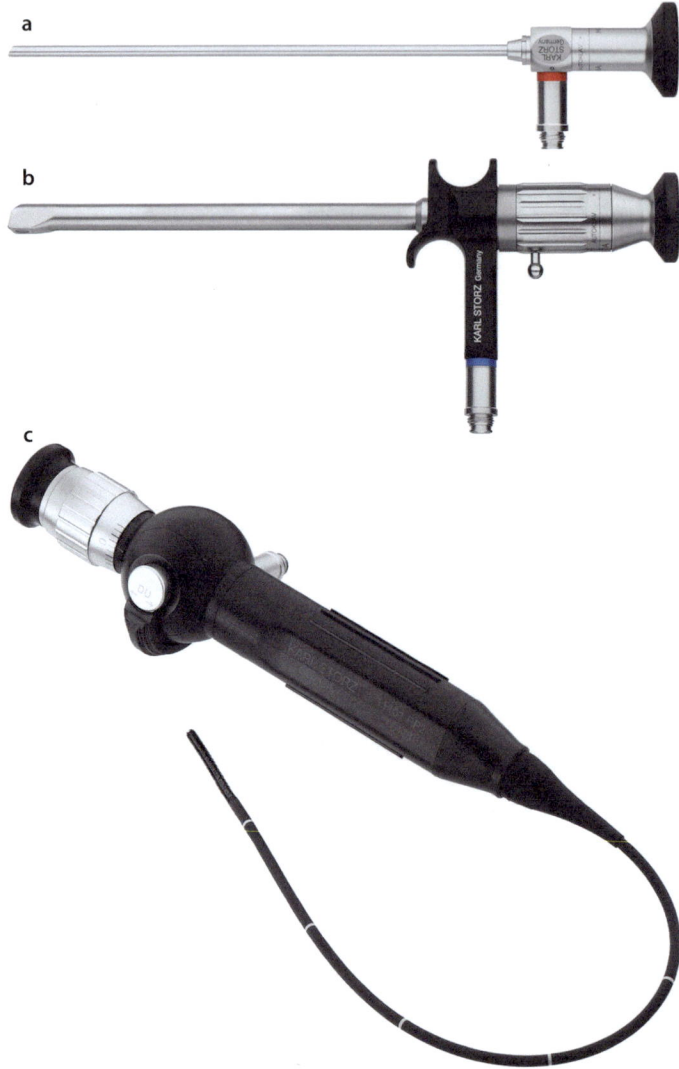

Abb. 3.2 a–c Endoskope in der HNO-Praxis. **a** Nasenendoskop **b** Lupenlaryngoskop **c** flexibles Nasopharyngolaryngoskop. (Mit freundlicher Genehmigung der Karl Storz SE & Co. KG)

Zum HNO-Status gehören Otoskopie, Rhinoskopie, Mund-Rachen-Inspektion, Laryngoskopie und Palpaton der Halslymphknoten

Der Begriff „Spiegelung" schließt die Anwendung des Untersuchungsmikroskops und der Endoskope mit ein. Die klassischen HNO-Instrumente zeigt ◘ Abb. 3.3.

3.1 · Überblick

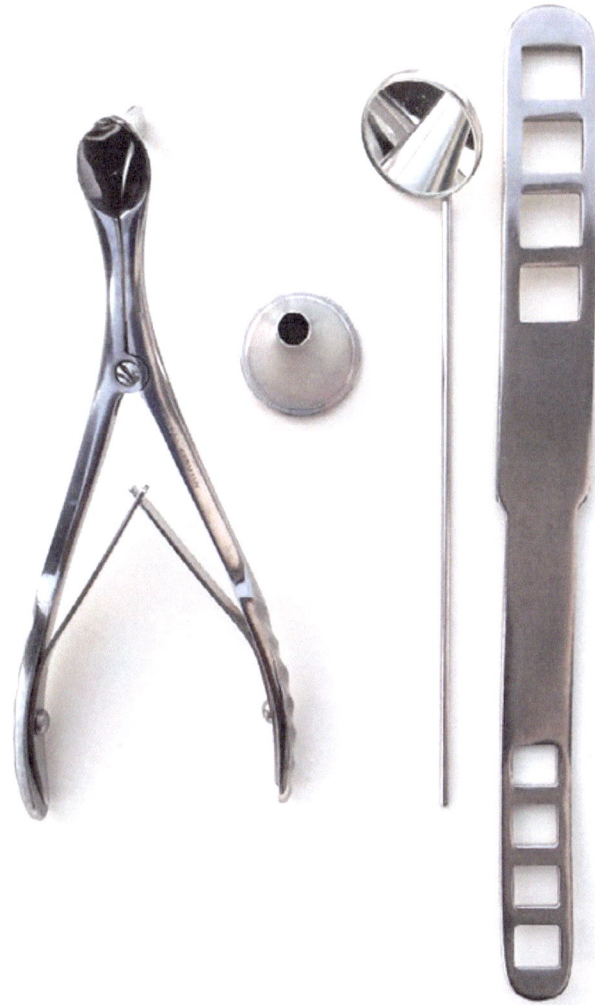

Abb. 3.3 Ohrtrichter, Nasenspekulum, Kehlkopfspiegel, Mundspatel

3.1.2 Funktionsprüfungen

Hier werden physiologische und pathologische Vorgänge gemessen und getestet:
- Gehör
- Gleichgewichtssinn
- Riechen und Schmecken
- Nasenatmung
- Allergie
- Schlucken
- Stimme

3.1.3 Bildgebung

Diese findet sowohl in der HNO-Praxis als auch beim Radiologen statt. In jeder HNO-Praxis wird der B-Mode-Ultraschall für die Untersuchung der Halsorgane und Halsweichteile, eventuell auch der Kiefer- und Stirnhöhlen eingesetzt. Das B-Verfahren liefert zweidimensionale Bilder, durch Beschallung aus zwei Richtungen ist eine dreidimensionale Darstellung möglich. Der A-Mode-Ultraschall ist ein eindimensionales Verfahren und wird für nur für die Kiefer- und Stirnhöhlen verwendet. Ultraschall (= Sonografie) kommt ohne radioaktive Strahlen aus und ist auch für für Kinder und Schwangere einsetzbar. Für spezielle Röntgenuntersuchungen wie den Ösophagus-Kontrastmittelschluck, die Szintigrafie der Schilddrüse, die Computertomografie (CT) und die Magnetresonanztomografie (MRT = Kernspintomografie) wird zum Radiologen überwiesen.

> Ultraschall wird zur Diagnostik der Halsorgane und Halsweichteile und zur Untersuchung der Kiefer- und Stirnhöhlen eingesetzt

In einigen HNO-Praxen werden zweidimensionale Röntgenaufnahmen oder dreidimensionale Bilder mit der digitalen Volumentomografie (DVT) erstellt. Bei diesen radioaktiven Verfahren ist der Strahlenschutz für Patient und Mitarbeiterin zu beachten Grunert (2019).

3.1.4 Labordiagnostik

Beim Laborarzt werden Abstriche auf mikrobiologische Erreger (Bakterien, Pilze, Coronavirus) sowie Blutproben unter anderem für Blutbild, Gerinnungsstatus, Antikörper auf Allergene und Erreger untersucht.

Beim Pathologen werden Gewebeproben, Exzidate und Punktate mikroskopisch-anatomisch untersucht, insbesondere bei Verdacht auf bösartige Zell- oder Gewebeveränderung.

Pathologie

Punktat: durch Punktion und Ansaugen mit der Nadel gewonnenes Material, das Zellen enthält
Exzidat: durch Ausschneiden gewonnenes Gewebestück
Histologie: mikroskopische Untersuchung von Zellverbänden und Geweben
Zytologie: mikroskopische Untersuchung von einzelnen Zellen

3.2 Untersuchung der Ohren

Welche Instrumente sind bereitzuhalten ?
– Ohrtrichter in verschiedenen Größen
– Ohrkürette
– Ohrzängchen
– Ohrsauger

> Häufige Untersuchungen
> – Otoskopie mit Binokularmikroskop
> – Tubenfunktionsprüfung
> – Untersuchung mit Nystagmusbrille
> – Tonaudiometrie
> – Tympanometrie und Stapediusreflexmessung

3.2.1 Inspektion und Palpation

Bei der Inspektion der Ohrmuschel werden die Ohrmuschelumgebung, der Tragusknorpel, der Warzenfortsatz und das Kiefergelenk auf Druckschmerzhaftigkeit geprüft.

3.2.2 Otoskopie

Bei der Otoskopie („Ohrenspiegelung") werden die Gehörgangswand und das Trommelfell unter Beleuchtung betrachtet. Der Arzt setzt unter Zug der Ohrmuschel nach hinten oben einen Ohrtrichter in den Gehörgang ein, durch den Blick und Licht geradlinig zum Trommelfell gelangen. Routinemäßig wird dabei das Untersuchungsmikroskop verwendet, ein in alle Raumrichtungen beweglich aufgehängtes Mikroskop mit zwei Okularen für ein räumliches Bild (◘ Abb. 3.4).

Bei der Gehörgangswand achtet der Arzt auf Verlegung durch Ohrenschmalz, Sekret oder Belag, auf Schwellung und Verfärbung. Beim Trommelfell wird auf Intaktheit, Stellung, Verfärbung, Belag und Narben geachtet. Ein „reizloses" Trommelfell ist intakt, transparent, lachsfarben, glänzend und zeigt einen Lichtreflex vom Umbo nach vorne unten (▶ Abb. 1.3). Das Ergebnis der Tubenfunktionsprüfung mittels Valsalva-Manöver ▶ Abschn. 1.1.2 ist leicht überprüfbar: bei Durchgängigkeit der Ohrtrompete wölbt sich das Trommelfell kurz nach außen.

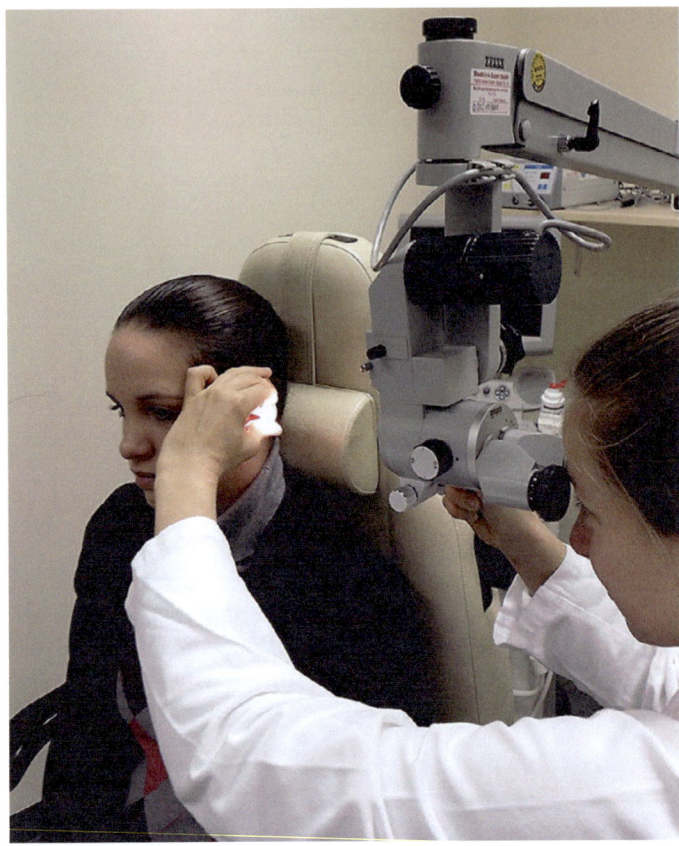

◘ **Abb. 3.4** Otoskopie mit dem Binokularmikroskop

Die Otoskopie ist die Betrachtung von Gehörgang und Trommelfell mit dem Untersuchungsmikroskop

Während der Otoskopie kann mit einem feinen Watteträger ein Abstrich von der Gehörgangswand oder von Sekret auf dem Trommelfell erfolgen.

3.2.3 Orientierende Funktionsprüfungen

- **Orientierende Hörprüfung**

Zur orientierenden Hörprüfung werden Stimmgabeltests und die Hörweitenprüfung eingesetzt. Beim Stimmgabeltest nach Weber wird durch eine in Schädelmitte aufgesetzte Stimmgabel (440 Hertz) geprüft, ob der Patient den Knochenleitungston in Schädelmitte (= beidohrig) oder nur in einem Ohr hört (◘ Abb. 3.5). Bei einer Schallleitungsschwerhörigkeit (SLS) wird der Ton im betroffenen Ohr lauter empfunden, bei einer Schallempfindungsschwerhörigkeit (SES) im gesunden Ohr.

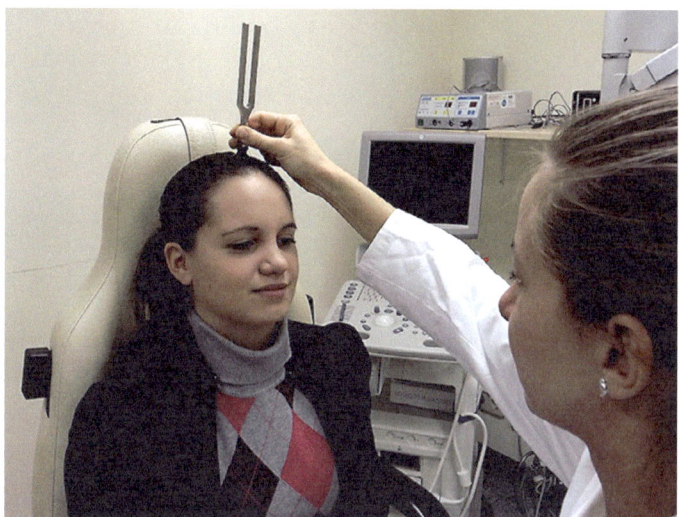

 Abb. 3.5   Hörprüfung nach Weber

Beim Test nach Rinne vergleicht der Arzt für jedes Ohr die Übertragung des Tons mittels Knochenleitung (Stimmgabel am Warzenfortsatz aufgesetzt) mit der Übertragung mittels Luftleitung (Stimmgabel parallel vor die Ohrmuschel gehalten Abb. 3.6). Der Luftleitungston wird beim normal Hörenden und bei einer SES lauter gehört, der Knochenleitungston bei einer SLS.

Bei der Hörweitenprüfung spricht der Arzt Zahlen, die der Patient wiederholen muss. Dabei wird jeweils ein Ohr zugehalten, z. B. durch Eindrücken des Tragus ▶ Abschn. 1.1.1 Versteht der Patient Sprache mit und ohne Stimme (Flüstern) in 6 m Abstand, so gilt das Gehör orientierend als normal.

Die Stimmgabeltests nach Weber und Rinne sowie die Hörweitenprüfung erlauben eine orientierende Aussage über das Hörvermögen. Bei der Hörweitenprüfung gelten 6 m für Flüster- und Umgangssprache als normales Gehör

- **Orientierende Gleichgewichtsprüfung**

Nystagmen sind ruckartige, koordinierte (beide Augen gleich betreffende) horizontale, vertikale oder drehende Augenbewegungen. Sie bestehen aus einer schnellen und einer langsamen gegenläufigen Bewegung. Die schnelle Phase ist mit einer Nystagmusbrille erkennbar, nach ihr wird die Richtung des Nystagmus benannt. Spontan oder nach Kopfschütteln sichtbare Nystagmen sprechen für eine Störung des vestibulären Systems.

Der Arzt prüft mit der Nystagmusbrille ob ein Spontannystagmus bei Kopfruhe, beim Blick in verschiedene Richtungen oder nach Kopfschütteln auftritt (Abb. 3.7).

Ohne Nystagmusbrille wird geprüft, ob die Augen dem vorgehaltenen Finger des Arztes folgen können.

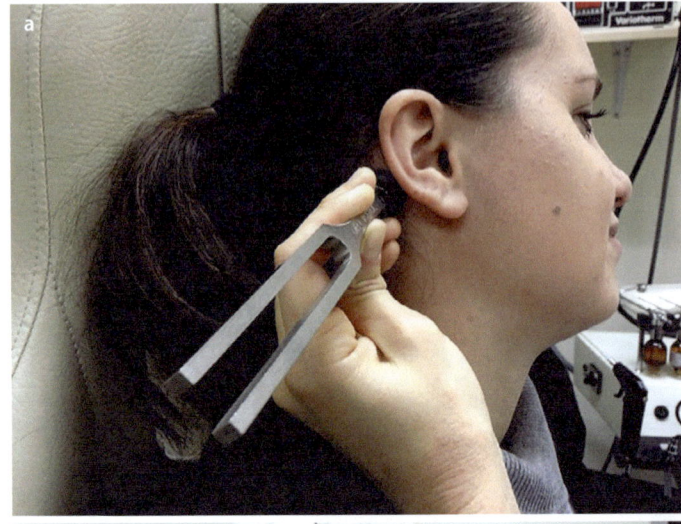

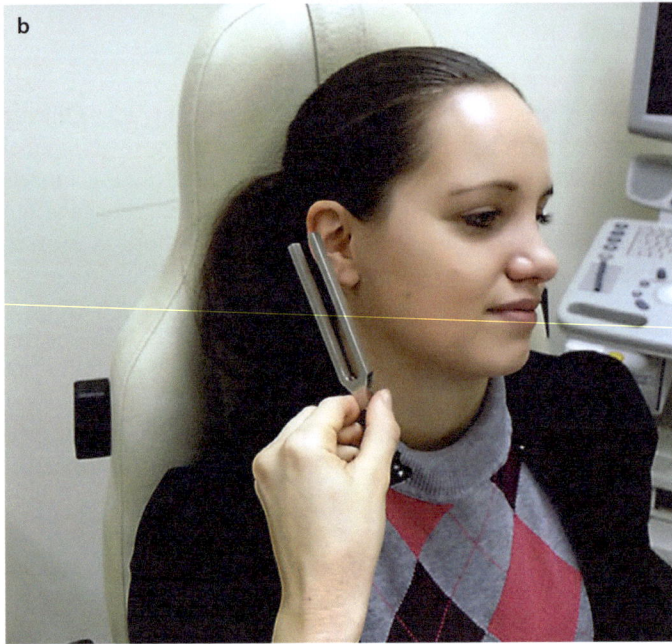

Abb. 3.6 a–b Hörprüfung nach Rinne **a** Prüfung der Knochenleitung; **b** Prüfung der Luftleitung

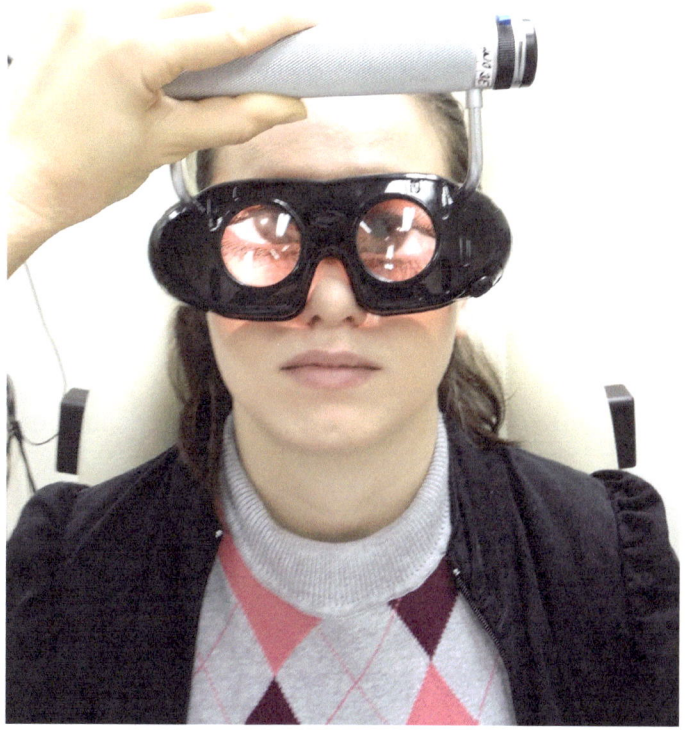

Abb. 3.7 Untersuchung mit der Nystagmusbrille. Die Augen sind beleuchtet und vergrößert, der Patient kann durch das +15 Dioptrien Glas den Blick nicht fixieren

Koordinationsprüfung

Diese Prüfung testet die vestibulospinalen Reflexe.

Beim **Romberg** Test steht der Patient mit geschlossenen Augen, geschlossenen Füßen und nach vorne gestreckten Armen. Der Arzt beobachtet, ob der Patient schwankt oder eine Fallneigung nach einer Seite hat. Beim **Unterberger** Test tritt der Patient ausgehend von der Romberg Haltung auf der Stelle. Beobachtet wird, ob er sich dabei dreht. Beim **Finger-Nase-Versuch** muss der Patient mit geschlossenen Augen den Zeigefinger auf die Nasenspitze führen.

Beim Romberg Test steht der Patient mit geschlossenen Augen, geschlossenen Füßen und vorgestreckten Armen. Beim Unterberger Test tritt er zusätzlich auf der Stelle

Kopf-Impuls-Test

Beim Kopf-Impuls-Test blickt der der Patient auf die Nase des Arztes. Dann wird der Kopf schnell 20° nach rechts gedreht, anschließend nach links. Die Einstellbewegungen der Augen müssen seitengleich sein

Dieser Test überprüft den vestibulookulären Reflex, indem der Arzt die Augenbewegungen nach ruckartiger Kopfdrehung zu Seite beobachtet. Der Patient blickt auf die Nase des Arztes. Dieser dreht den Kopf des Patienten dann jeweils um 20° schnell nach rechts und wieder von der Ausgangsposition nach links. Normalerweise treten seitengleiche Augenbewegungen entgegen der Drehrichtung des Kopfes auf. Bei einseitiger Funktionsstörung eines Labyrinths sind die Augenbewegungen unterschiedlich.

Fazialisprüfung

Bei der motorischen Prüfung des Fazialisnerven führt der Patient verschiedene mimische Bewegungen aus

Die motorischen Äste des Fazialisnerven für die mimischen Gesichtsmuskeln werden durch aktive Bewegungen des Patienten geprüft: Stirn runzeln, Augenschluss, Nase rümpfen, Wangen aufblasen, Lippen runden und Mundwinkel zur Seite ziehen.

3.2.4 Untersuchung außerhalb des Arztzimmers

Apparative Funktionsprüfungen

Diese Untersuchungen werden in einem Funktionsraum von der MFA erbracht ▶ Kap. 5
- Tonaudiometrie
- Kinderaudimetrie
- Sprachaudiometrie
- Impedanzaudiometrie
- Otoakustische Emissionen
- Hirnstammaudiometrie
- Neugeborenenhörscreening
- Videookulografie
- Video-Kopf-Impuls-Test
- Vestibulär evozierte Potenziale
- Posturografie

Bildgebung und Labor

Zur Darstellung des Felsenbeins wird zum CT, zur Darstellung des Gleichgewichtshörnerven oder des Gehirns zum MRT überweisen. Außer Abstrichuntersuchungen auf Bakterien und Pilze werden bei Verdacht auf Viruserkrankungen des Labyrinths oder des Fazialisnerven Blutuntersuchungen veranlasst.

3.3 Untersuchung der Nase und Nasennebenhöhlen

Welche Instrumente sind bereitzuhalten ?
- Nasenspekulum in verschiedenen Größen
- Nasenkürette
- Nasenzängchen
- Nasensauger

Häufige Untersuchungen
- Rhinoskopie
- Nasenendoskopie
- Ultraschall
- Pricktest

3.3.1 Inspektion und Perkussion

Der Arzt achtet auf Verfärbung und Schwellung der äußeren Nase und des Gesichts sowie auf die Form des Nasengerüsts. Bei Verdacht auf eine Augenhöhlenbodenfraktur wird die Augapfelbeweglichkeit geprüft, indem der Patient dem vorgehaltenen Finger des Arztes mit dem Blick folgt und nach Doppelbildern gefragt wird. Zur Beurteilung tumorverdächtiger Hautveränderungen kann das Untersuchungsmikroskop eingesetzt werden. Schmerz bei der Perkussion, dem Beklopfen mit dem Finger über den Kiefer- und Stirnhöhlen deutet auf eine Entzündung hin.

3.3.2 Rhinoskopie und Endoskopie

Zur Untersuchung der Nasenhöhlen und des Nasenrachens ist die vordere und hintere Rhinoskopie („Nasenspiegelung") erforderlich. Bei der vorderen Rhinoskopie setzt der Arzt behutsam ein Nasenpekulum in ein Nasenloch und spreizt den Naseneingang auf (◘ Abb. 3.8). Mittels Stirnlampe oder Untersuchungsmikroskop werden der Nasenvorhof, die Schleimhaut der Nasenhöhlen, die Form der Nasenscheidewand und die Größe und Form der Nasenmuscheln beurteilt. Dabei wird auf Sekret, Blut und Schleimhautveränderungen geachtet. Mit einem feinen Watteträger kann ein Abstrich von der Schleimhaut genommen werden.

Die hintere Rhinoskopie wird mit einem kleinen Spiegel über den Mundrachen vorgenommen oder endoskopisch: transnasal (durch die Nasenhöhle) mit einem dünnen, starren oder flexiblen Endoskop ◘ Abb. 3.9 oder transoral (durch den

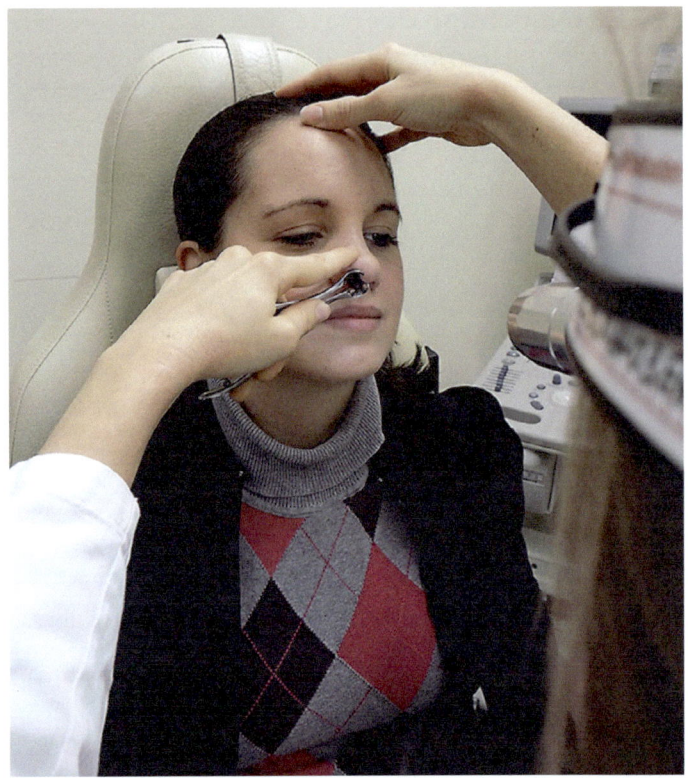

Abb. 3.8 Vordere Rhinoskopie

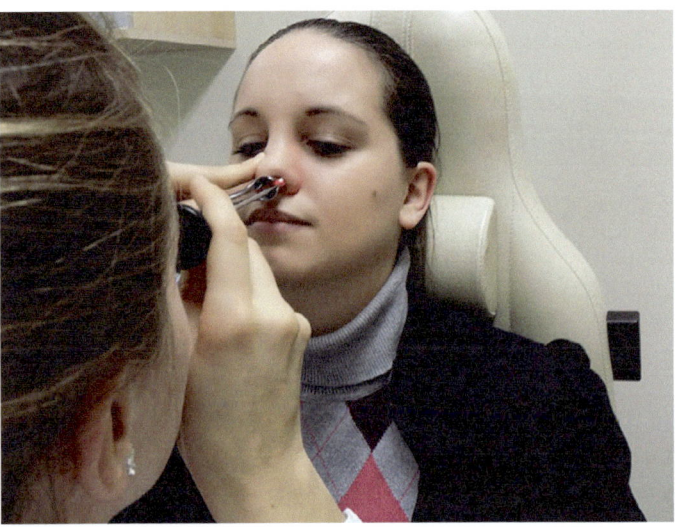

Abb. 3.9 Nasenendoskopie mit starrer Optik

Mund) mit einem gedrehten Lupenlaryngoskop (▶ Abschn. 3.5.2). Dabei werden der Nasenrachenraum und der hintere Nasenhöhlenbereich betrachtet, speziell die Öffnungen der Ohrtrompete und die Rachenmandel.

Bei einer operativ angelegten Öffnung kann endoskopisch in Kiefer-, Stirn- oder Keilbeinhöhlen geblickt werden.

> Die hintere Rhinoskopie wird meistens über ein starres Nasenendoskop, ein flexibles Endoskop oder über ein gedrehtes Lupenlaryngoskop durchgeführt

3.3.3 Orientierende Funktionsprüfung

■ **Orientierende Prüfung der Nasenatmung**
Der Arzt hät ein Nasenloch durch Andrücken der seitlichen Nasenwand zu und lässt tief einatmen. Bei enger Nasenhöhle der anderen Seite ist ein Geräusch zu hören und die seitliche Nasenwand wird angesaugt. Auch beim Ausatmen auf einen unter die Nase gehaltenen Spiegel kann die beschlagenen Fläche ein Hinweis auf eine enge Nasenhöhle sein.

3.3.4 Untersuchung außerhalb des Arztzimmers

■ **Apparative Funktionsprüfungen**
Diese Untersuchungen werden in einem Funktionsraum von der MFA erbracht ▶ Kap. 5
— Rhinomanometrie
— Riechprüfung
— Allergietest

■ **Bildgebung und Labor**
Die Ultraschalluntersuchung mittels A-Mode oder B-Mode-Verfahren kann für Kiefer- und Stirnhöhlen als strahlenfreie Bildgebung eingesetzt werden. Es können Aussagen zu Lufthaltigkeit, Schleimhautschwellung, Sekretstau, Zystenbildung gemacht werden.

Bei Verdacht auf eine Nasengerüstfraktur wird die Nase im seitlichen Strahlengang geröntgt. Röntgenaufnahmen der Nasennebenhöhlen werden kaum noch gemacht (Reiß 2021). Die digitale Volumentomografie liefert wie die Computertomografie dreidimensionale Bilder bei weniger Strahlenbelastung.

Das CT der Nasennebenhöhlen ist bei Verdacht auf chronische Sinusitis oder Gesichtsschädelverletzung angezeigt. Das MRT der Nasennebenhöhlen kann bei Verdacht auf ein Karzinom indiziert sein.

Die mikrobiologische Untersuchung von Abstrichen und eine Blutuntersuchung bei Verdacht auf Allergie ▶ Abschn. 5.4.3 sind die wichtigsten Laboruntersuchungen.

3.4 Untersuchung der Mundhöhle, des Rachens und der Speicheldrüsen

Welche Instrumente sind bereit zu halten? Zwei Mundspatel.

> Häufige Untersuchungen
> — Inspektion der Mundhöhle und des Mundrachens
> — Palpation der Speicheldrüsen und Halslymphknoten
> — Flexible oder Lupenendoskopie

3.4.1 Inspektion und Palpation

Bei der Mundhöhleninspektion werden die Beweglichkeit des Gaumensegels, die Größe der Gaumenmandeln, der Speichelaustritt aus den Speicheldrüsengängen geprüft

Bei der Inspektion der Mundhöhle und des Mundrachens wird der Zungenrücken mit dem Spatel leicht auf den Mundboden gedrückt (◘ Abb. 3.10). Mit einem zweiten Spatel kann die Wange zur Seite gehalten werden. Der Arzt achtet auf Schleimhautveränderungen, Sekret, Belag. Durch Spateldruck auf die Gaumenbögen wird die Beweglichkeit der Gaumenmandeln in den Nischen geprüft und eventuell der Inhalt der

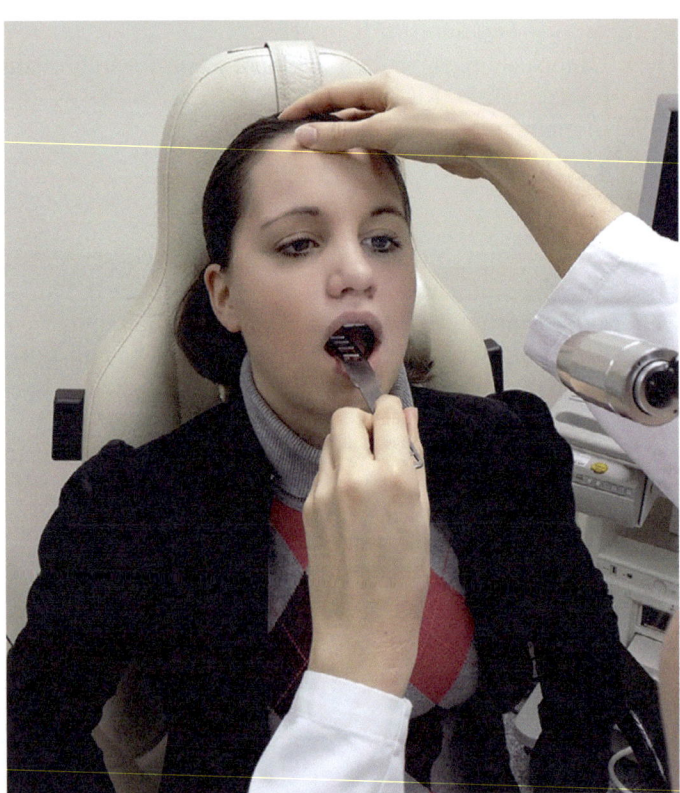

◘ Abb. 3.10 Inspektion der Mundhöhle und des Oropharynx

Krypten entleert. Durch Anheben der Zunge lässt sich der Mundboden inspizieren. Beim Druck mit der freien Hand von außen auf die Ohrspeicheldrüse und Unterkieferspeicheldrüse kann das Sekret an den Mündungen beurteilt werden: klar, griesig, eitrig, viel oder wenig. Die Beweglichkeit der Zunge wird beim Herausstrecken geprüft, das Anheben des Gaumensegels durch Sprechen von /a:/. Von der Zungenoberfläche, den Gaumenmandeln oder dem Rachen kann ein Abstrich entnommen werden. Routinemäßig werden die Halslymphknoten palpiert.

3.4.2 Endoskopie

- **Rachen**

Die Untersuchung des Nasopharynx wurde oben beschrieben (▶ Abschn. 3.3.2). Der Zungengrund und der Hypopharynx werden mit dem Kehlkopfspiegel, besser mit der flexiblen oder Lupenlaryngoskopie ▶ Abschn. 3.5.2 untersucht.

3.4.3 Orientierende Funktionsprüfungen

- **Prüfung des Schluckakts**

Nachdem Mundhöhle, Rachen und Kehlkopf untersucht wurden und kein Anhalt für eine organische Veränderung oder Aspiration ▶ Abschn. 2.5.2 entdeckt wurde, kann eine Schluckprobe erfolgen: Während einer flexiblen Laryngoskopie, am besten mit Videoaufzeichnung, werden Schluckproben gereicht. Zuerst wird ein Teelöffel gefärbtes Wasser gereicht, danach ein Wasserschluck, danach breiige und feste Speise. Der Arzt achtet auf den korrekten Weg der Schluckproben und hörbare Zeichen des Eindringens in die Atemwege: Räuspern, gurgelnde Stimme, Husten.

> Bei der Schluckprüfung wird der Schluckakt für flüssige, breiige, feste Proben flexibel laryngoskopisch beobachtet

- **Prüfung der Nasalität**

Nasalität ist das Ausmaß der Resonanz der Nasenhöhlen beim Sprechen. Ein offenes oder geschlossenen Näseln, das bedeutet zuviel oder zuwenig Luftaustritt durch die Nase beim Sprechen, kann geprüft werden: Unter die Nasenlöcher wird ein Spiegel gehalten. Wenn der Spiegel beim Sprechen von /m/, /n/, /ng/ nicht beschlägt, liegt ein geschlossens Näseln vor. Wen er beim Sprechen von Vokalen oder /k/ beschlägt, liegt ein offenes Näseln vor.

3.4.4 Untersuchung außerhalb des Arztzimmers

- **Schmeckprüfung**
▶ Abschn. 5.5.2

- **Bildgebung und Labor**

Die B-Mode-Sonografie wird zur Darstellung der Speicheldrüsen und des Mundbodens eingesetzt.

Hypopharynx und Speiseröhre können mit dem Ösophagus-Kontrastmittelschluck beim Radiologen dargestellt werden.

Zur mikrobiologischen Untersuchung wird ein Abstrich eingeschickt.

3.5 Untersuchung des Kehlkopfs

Welche Instrumente sind bereitzuhalten?
— Kehlkopfspiegel (wenn noch im Einsatz)
— Lupenendoskop, flexibles Endoskop
— Zungenläppchen

> Häufige Untersuchungen
> — Flexible und Lupenlaryngoskopie
> — Palpation der Halslymphknoten

3.5.1 Inspektion und Palpation

Hierbei achtet der Arzt auf die Stellung des Adamsapfels und die Verschieblichkeit des Kehlkopfs beim Schlucken. Routinemäßig werden die Halslymphknoten palpiert.

3.5.2 Laryngoskopie

Die Laryngoskopie („Kehlkopfspiegelung") mit Kehlkopfspiegel und Stirnlampe wird heute kaum noch angewandt. Für den genauen Blick in den Kehlkopf stehen dem HNO-Arzt drei Möglichkeiten in der Praxis und eine im Operationsraum zur Verfügung (◘ Abb. 3.11).

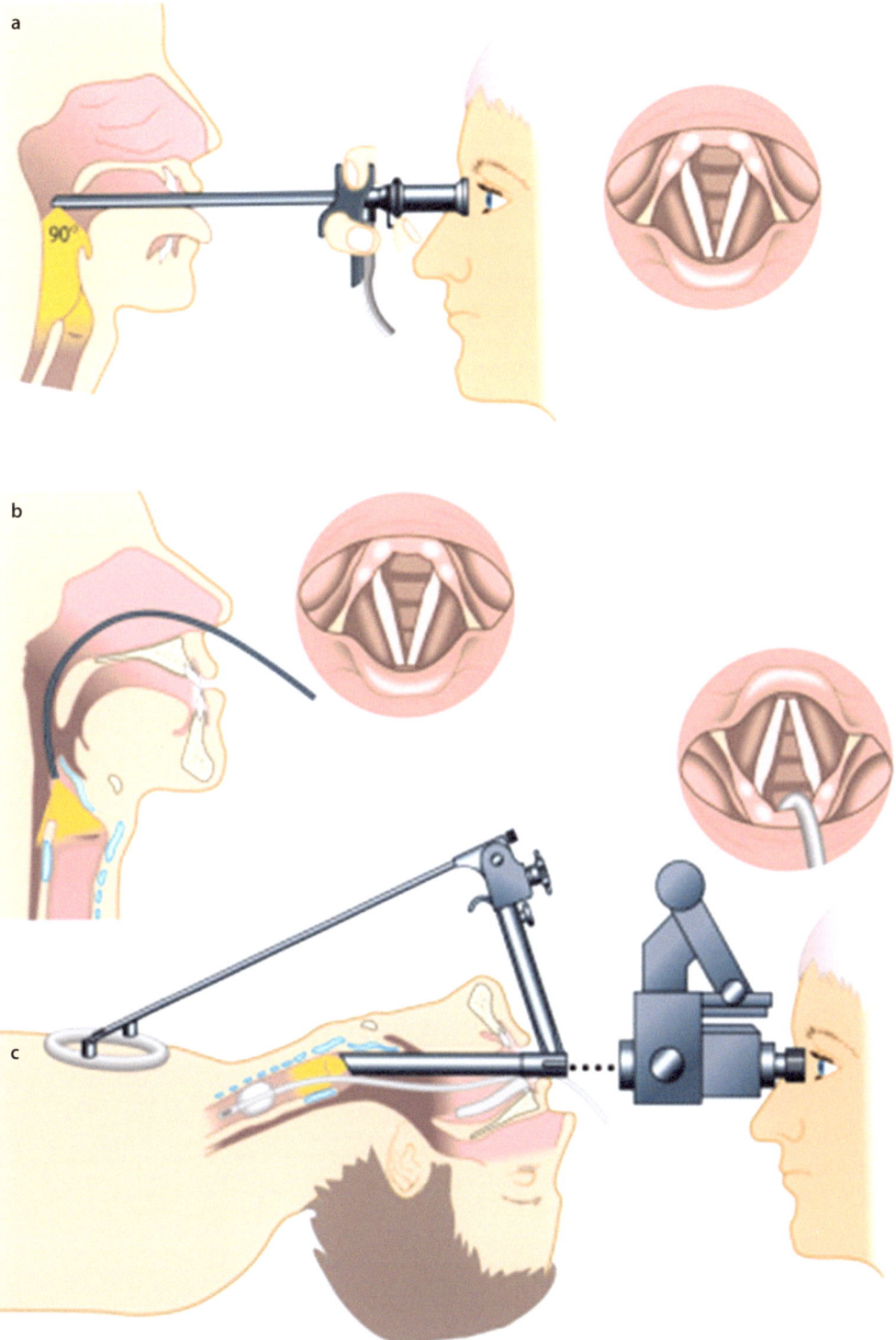

Abb. 3.11 Laryngoskopie. **a** Lupenlaryngoskopie **b** flexible Endoskopie **c** direkte Mikrolaryngoskopie. (Lenarz und Boenninghaus 2012)

Lupenlaryngoskopie

Licht und Blick werden durch ein starres Linsensystem 90° nach unten umgelenkt. Vor dem Einführen des Laryngoskops über den Mund bis hinter das Gaumensegel wird der Zungenrücken und Mundrachen oberflächenbetäubt. Der Patient muss die Zunge nach vorn strecken, die Zungenspitze wird mit einem Zungenläppchen sanft gehalten (◘ Abb. 3.12). Der Arzt achtet auf Schleimhautbeschaffenheit, Sekret und Belag des Kehlkopfes, speziell der Stimmlippen. Auch der Hypopharynx, der Luftröhreneingang und der Zungengrund werden auf diese Weise untersucht. Die Beweglichkeit der Stimmlippen wird durch /hi:/ Singen in der Phonationsstellung und durch Atmen in der Respirationsstellung geprüft. Durch Vorsetzen einer Videokamera kann die Untersuchung entspannt am Monitor betrachtet und aufgezeichnet werden.

Flexible Laryngoskopie

Licht und Blick werden durch ein biegsames Glasfasersystem in einem beliebigen Winkel nach unten umgelenkt. Das Endoskop wird durch eine Nasenhöhle, die zuvor oberflächen-

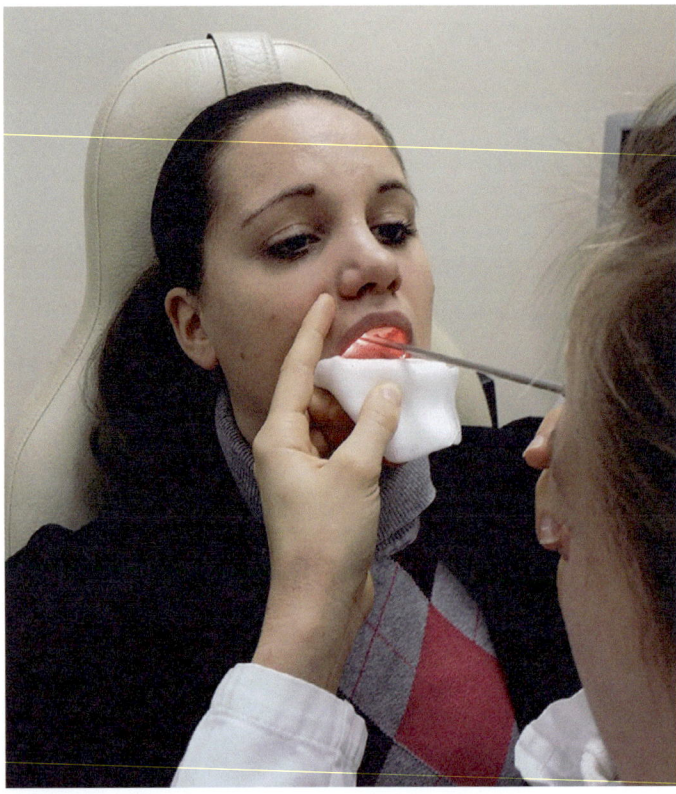

◘ Abb. 3.12 Lupenlaryngoskopie

3.5 · Untersuchung des Kehlkopfs

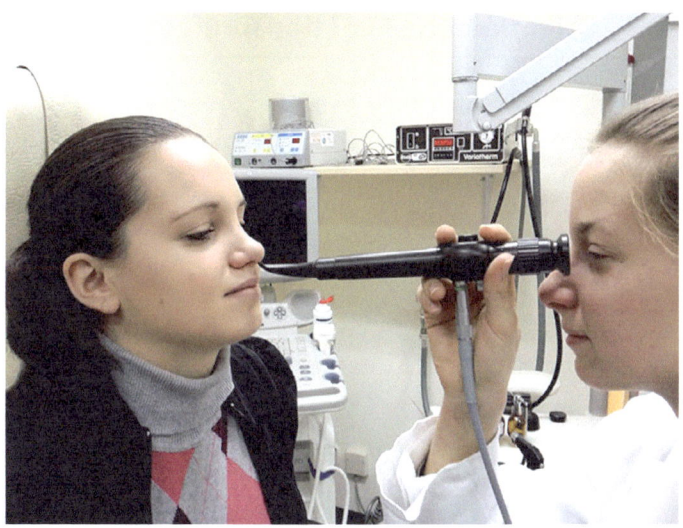

Abb. 3.13 Flexible Rhinopharyngolaryngoskopie

betäubt und abgeschwollen wird, über den Rachen bis über den Kehlkopfeingang eingeschoben (Abb. 3.13). Prinzipiell sieht der Arzt die gleichen Strukturen wie bei der Lupenlaryngoskopie, dazu die Nasenhöhlen und den gesamten Rachen. Durch Vorsetzen einer Videokamera kann die Untersuchung entspannt am Monitor betrachtet und aufgezeichnet werden.

- **Kehlkopfstroboskopie**

Hierbei wird das Lupenlaryngoskop oder das flexible Laryngoskop, eventuell mit Videokamera angewendet. Durch Verbindung mit einer speziellen Blitzlichtquelle können die Schwingungen der Stimmlippen beim Phonieren zeitlupenähnlich verlangsamt betrachtet werden. Dazu ist die Abstimmung der Blitzlichtfrequenz mit der Stimmfrequenz des en ergänzen zu Patienten nötig. Die Stimmfrequenz wird dazu über ein Mikrofon am Patienten aufgenommen.

Die Laryngoskopie erfolgt meistens mit dem Lupenlaryngoskop oder dem flexiblen Endoskop. Die Kehlkopfstroboskopie zeigt zeitlupenähnlich die Stimmlippenschwingungen

- **Direkte Mikrolaryngoskopie**

Für diese Methode liegt der Patient mit überstrecktem Kopf und intubiert in Vollnarkose auf dem Operationstisch. Der Arzt führt ein starres Hohlrohr durch Mund und Rachen bis in den Kehlkopfeingang. Das Rohr wird auf dem Brustkorb des Patient abgestützt. Zur Ausleuchtung und Betrachtung wird ein Untersuchungsmikroskop vor dem Rohreingang platziert (Abb. 3.11c). Der Arzt hat ein binokulares, räumliches Bild und kann beidhändig arbeiten. Er kann Gewebeproben entnehmen und endoskopische Operationen mit feinen Instrumenten oder dem Laserstrahl vornehmen.

Die direkte Mikrolaryngoskopie wird am liegenden, intubierten, narkotisierten Patienten durchgeführt

3.5.3 Orientierende Funktionsprüfungen

- **Prüfung der Stimme**

Der Heiserkeitsgrad wird auditiv, also mit dem Gehör beurteilt, nach den Kriterien Rauigkeit, Behauchtheit und Gesamt-Heiserkeit. Zur Prüfung der maximalen Tonhaltedauer wird die Zeit gestoppt, mit der ein Patient ein /a/ in entspannter Tonhöhe singen kann. Wenn die Praxis über eine Strobskopieeinrichtung ► Abschn. 3.5.2 verfügt, können die produzierten Tonhöhen und Stimmschallstärken abgelesen werden, ansonsten werden diese auditiv erfasst.

- **Prüfung des Schluckakts**

► Abschn. 3.4.3

3.5.4 Untersuchung außerhalb des Arztzimmers

- **Bildgebung**

Die Sonografie der Halslymphknoten ist bei Verdacht auf Kehlkopfkrebs angezeigt. Zur Abklärung einer unklaren Stimmlippenlähmung ► Abschn. 2.5.1 sind CT und MRT nötig, um den gesamten Verlauf des Vagusnerven und des Rekurrensnerven darzustellen.

3.6 Untersuchung des äußeren Halses

> Häufige Untersuchungen
> – Palpation der Schilddrüse und der Lymphknoten
> – Ultraschall der Halsorgane

3.6.1 Inspektion und Palpation

Bereits bei der Inspektion kann eine Schwellung auffallen. Bei der Palpation werden die Lymphnotenstationen entlang des Sternocleidomastoideus-Muskels, am Unterkiefer, im Nacken und in den Schlüsselbeingruben sorgfältig abgetastet (◘ Abb. 3.14). Die Schilddrüse wird beidhändig palpiert und die Verschieblichkeit beim Schlucken geprüft.

3.6.2 Sonografie und Punktion

Bei der Sonografie des Halses lassen sich Schilddrüse, Lymphknoten, Blutgefäße und Zysten gut erkennen und ausmessen

Der HNO-Arzt führt die Sonografie im B-Mode mit einem 5- oder 7,5-Megahertz Schallkopf durch. Durch Änderung der

3.6 · Untersuchung des äußeren Halses

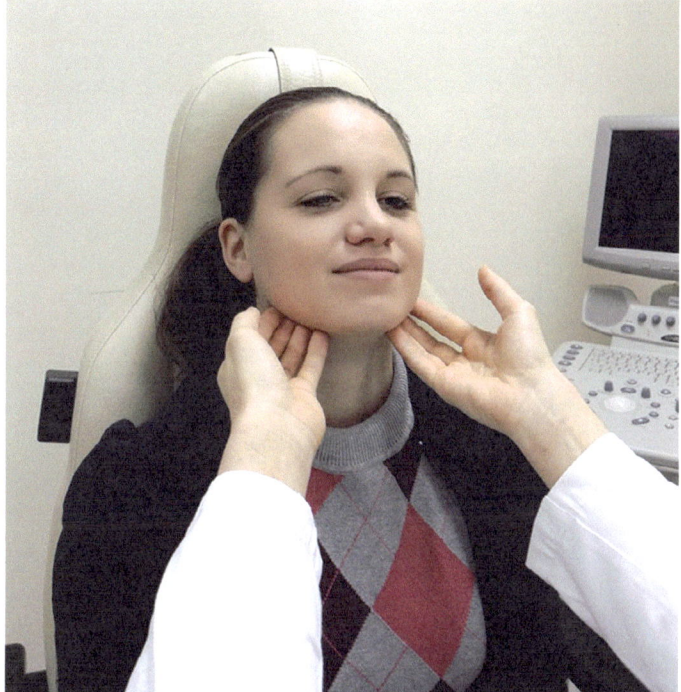

Abb. 3.14 Palpation des äußeren Halses

Schallkopfrichtung ist ein dreidimensionales Bild des untersuchten Organs erkennbar. Der Patient liegt mit gestrecktem und kleidungsfreiem Hals. Bei kleinen Strukturen ist auch eine Untersuchung des sitzenden Patienten möglich (Abb. 3.15). Schilddrüse, Lymphknoten, Blutgefäße, Muskeln und krankhafte Befunde wie Zysten oder Abszesse lassen sich voneinander abgrenzen und in der Größe ausmessen. Bei Knoten in der Schilddrüse kann eine Punktion mit Gewinnung von Zellen zur zytologischen Diagnostik sinnvoll sein. Bei Abszessen und Zysten wird durch Punktion Sekret zur mikrobiologischen Diagnostik gewonnen.

3.6.3 Untersuchung außerhalb des Arztzimmers

Bildgebung
Bei auffälliger Knotenbildungen in der Schilddrüse wird zum Szintigramm überwiesen. Damit ist die Jodspeicherung in der Schilddrüse messbar und nicht speichernde „kalte" Knoten können von stark speichernden „heißen" Knoten und normal speicherndem Gewebe unterschieden werden. Bei Tumorverdacht wird zu CT oder MRT überwiesen.

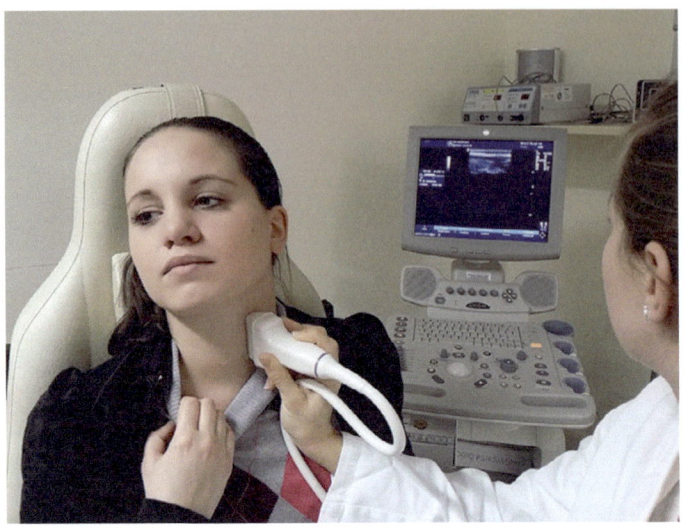

◘ Abb. 3.15   Sonografie des Halses

- **Labordiagnostik**

Punktate werden zur mikrobiologischen und zytologischen Befundung geschickt.

Bei Lymphknotenerkrankung sind Untersuchungen wie Blutbild und Serologie auf mögliche Erreger sinnvoll. Bei Verdacht auf Über- oder Unterfunktion der Schilddrüse werden Schilddrüsenhormone und das stimulierende Hormon TSH bestimmt.

3.7 Untersuchung von Luftröhre, Bronchien und Speiseröhre

3.7.1 Tracheobronchoskopie

Den Eingang zur Luftröhre sieht der Arzt bei der Laryngoskopie. Wenn der Patient ein Tracheostoma ▶ Abschn. 2.5.2 aufweist, kann mit dem flexiblen oder dem Lupenlaryngoskop durch das Tracheostoma in Luftröhre und Hauptbronchien geblickt werden. Ansonsten ist eine Tracheobronchoskopie nötig.

- **Starre Tracheobronchoskopie**

Bei dem in Vollnarkose mit überstreckten Kopf liegenden Patienten wird ein starres Rohr mit Beleuchtungseinrichtung über Mund und Rachen durch die Stimmritze bis in die Hauptbronchien eingeschoben. Die starre Tracheobronchoskopie ist vor allem zur Fremdkörperentfernung nötig.

- **Flexible Tracheobronchoskopie**

In Vollnarkose oder in Oberflächenbetäubung wird am liegenden Patienten ein flexibles Endoskop über Nase oder Mund durch die Stimmritze bis in die Bronchien eingeführt.

Die Tracheobronchoskopie mit dem starren Endoskop wird vor allem zur Fremdkörperentfernung eingesetzt

3.7.2 Ösophagoskopie

Der Einblick in die Speiseröhre ist nur endoskopisch möglich. HNO-Ärzte führen die transorale starre und die flexible transnasale Ösophagoskopie durch. Internistische Gastroenterologen führen die flexibe Ösophagoskopie über den Mund kombiniert mit einer Magen- und Zwölffingerdarmspiegelung durch.

- **Starre Ösophagoskopie**

Der Patient liegt intubiert und in Vollnarkose mit überstreckten Kopf. Ein starres Rohr mit Beleuchtungseinrichtung wird über Mund und Rachen in die Speiseröhre vorgeschoben. Die starre Ösophagoskopie ist vor allem zur Entfernung von Fremdkörpern nötig.

Die Ösophagoskopie mit dem starren Rohr wird meistens zur Entfernung eines festsitzenden Fremdkörpers eingesetzt

- **Flexible Ösophagoskopie**

Der Patient sitzt und ist in einer Nasenhöhle oberflächenbetäubt. Ein langes, dünnes flexibles Endoskop wird über Nase und Rachen unter fortlaufendem Schlucken des Patienten (Wasser mit Strohhalm) in die Speiseröhre geschoben.

Literatur

Grunert JH (2019) Strahlenschutz für Röntgendiagnostik und Computertomografie. Springer, Berlin/Heidelberg
KARL STORZ SE & CO. KG (2024) *KARL STORZ SE & CO. KG*, 1.0, https://www.karlstorz.com/de/de/ent-otorhinolaryngology.htm
Lenarz T, Boenninghaus HG (2012) Hals-Nasen-Ohren-Heilkunde, 14. Aufl. Springer, Berlin/Heidelberg
Reiß M (Hrsg) (2021) Facharztwissen HNO-Heilkunde, 2. Aufl. Springer, Berlin/Heidelberg

Ablauf im Arztzimmer

Inhaltsverzeichnis

4.1 Der Untersuchungs- und Behandlungsplatz – 116
4.1.1 Ausstattung – 116
4.1.2 Instrumente und Materialien – 117
4.1.3 Vor- und Nachbereitung – 117
4.1.4 Die MFA während der Sprechstunde – 118

4.2 Ärztliche Maßnahmen – 118
4.2.1 Anamnese – 118
4.2.2 Ärztliche Untersuchung – 119
4.2.3 Therapeutische Maßnahmen im Arztzimmer – 119
4.2.4 Das weitere Vorgehen – 120
4.2.5 Die MFA außerhalb des Arztzimmers – 121

Literatur – 121

© Der/die Autor(en), exklusiv lizenziert an Springer-Verlag GmbH, DE,
ein Teil von Springer Nature 2025
H. W. Eichel, *Arbeitsplatz HNO-Praxis*, https://doi.org/10.1007/978-3-662-70502-5_4

4.1 Der Untersuchungs- und Behandlungsplatz

4.1.1 Ausstattung

Die Basisausstattung, die in jedem HNO-Arztzimmer zu finden ist ◘ Abb. 4.1, besteht aus
– Untersuchungs- und Behandlungsstuhl mit Kopfstütze und kippbarer Rückenlehne, drehbar
– Rollhocker für den Arzt
– HNO-Einheit mit Saug- und Spülvorrichtung, Drucklufthandgriff, Ohrspülhandgriff, Ohrspülschale, Saugerspüleinrichtung, Sekretbehälter, Zerstäuberflaschen
– Instrumentenschrank

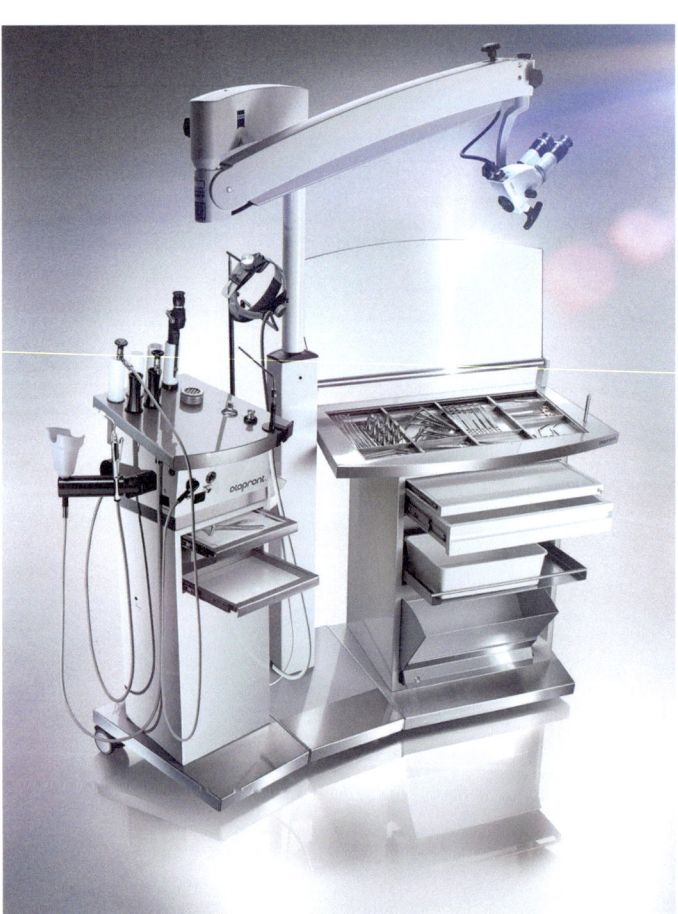

◘ **Abb. 4.1** HNO-Untersuchungs- und Behandlungseinheit mit Mikroskop und Endoskopen. (Mit freundlicher Genehmigung von Happersberger otopront GmbH) (Happersberger otopront GmbH 2024)

- Endoskopieeinheit mit Lichtquelle und Endoskopie-Köchern
- Flexibles Endoskop, Lupenlaryngoskop, Nasenendoskop
- Binokularmikroskop mit Decken- oder Wandbefestigung
- A-Mode Ultraschallgerät
- B-Mode Ultraschallgerät, wenn dieses nicht in einem Funktionsraum steht.

4.1.2 Instrumente und Materialien

Im Instrumententisch liegen geordnet, ohne Anspruch auf Vollständigkeit, diese Instrumente und Materialien:
- Ohrtrichter, Nasenspekulum, Zungenspatel
- Kehlkopf- und Nasenrachenspiegel, falls nicht durch Endoskope ersetzt
- Ohrküretten, Ohrzängchen
- Ohr- und Nasensauger
- Bajonettpinzetten
- Wattetriller
- Instrumententrays
- Otriven® oder ähnliches in der Zerstäuberflasche
- Xylocain® Spray für Oberflächenanästhesie
- Zungenläppchen, Watte im Spender an der Behandlungseinheit
- flexible Sauger
- Mulltupfer und Mulltamponadestreifen
- gesalbte Nasentamponadestreifen
- antibiotische, antimykotische und kortisonhaltige Salben und Tropfen
- Hautdesinfektionsspray
- Anästhesielösungen für Trommelfell und Schleimhaut
- Ultraschallgel
- Wischtücher

4.1.3 Vor- und Nachbereitung

Ohne Anwesenheit von Patienten führt die MFA diese Arbeiten am Untersuchungs- und Behandlungsplatz aus:
- Reinigung und Desinfektion aller Geräte und Einrichtungen mit Patientenkontakt, insbesondere der Untersuchung- und Behandlungseinheit
- Reinigung und Desinfektion der Endoskope
- Reinigung, Desinfektion und Sterilisation der Instrumente
- Einräumen der Instrumente und Nachfüllen des Verbrauchsmaterials

Weitere Information ▶ Abschn. 9.8.2 und ▶ https://www.krankenhaushygiene.de/ccUpload/upload/files/2016_dgkh_leitfaden_hno.pdf

Am Beginn der Sprechstunde bevor der erste Patient das Arztzimmer betritt, sollte der Untersuchungs- und Behandlungsplatz inspiziert werden:

— Alles sauber?
— Instrumente aufgefüllt?
— Sprays, Tropfen, Salben, Zungenläppchen aufgefüllt?

> Die MFA ist zuständig für die Reinigung und Desinfektion des Untersuchungs- und Behandlungsplatzes mit allen Geräten sowie für die Aufbereitung der Instrumente und Endoskope

4.1.4 Die MFA während der Sprechstunde

Das Aufgabengebiet im Arztzimmer während des Arzt-Patient-Kontakts kann je nach Patientenzahl, räumlichen und personellen Möglichkeiten unterschiedlich organisiert sein. Entweder: Die MFA ist während der gesamten Untersuchung und Behandlung anwesend. Sie kann die Dokumentation und Vorbereitung von Verordnungen am Praxiscomputer direkt nach Angaben des Arztes erledigen, sie kann sofort am Stuhl assistieren, sie kann den Patient zu Funktionsuntersuchungen führen, sie kann die notwendigen Aufräum- und Wischdesinfektionsarbeiten ausführen. Oder: Die MFA ist nicht während der gesamten Untersuchung und Behandlung anwesend. Der Arzt ruft sie im Bedarfsfall zur Assistenz am Stuhl, zur Begleitung eines Patienten zu Funktionsuntersuchungen. Nachdem ein Patient das Arztzimmer verlassen hat, betritt die MFA den Raum für die Aufräum- und Wischdesinfektionsarbeiten. Diese Variante ist vor allem bei zwei komplett ausgestatteten Arztzimmern ideal. Während die MFA Raum 1 für den nächsten Patienten vorbereitet, wird kann der Arzt in Raum 2 einen weiteren Patienten behandeln.

> Zwei Möglichkeiten zum Einsatz der MFA im Arztzimmer: sie ist während der gesamten Untersuchung und Behandlung anwesend oder sie kommt nur bei Bedarf

4.2 Ärztliche Maßnahmen

4.2.1 Anamnese

Die HNO-Untersuchung beginnt mit der Erhebung der Anamnese (Vorgeschichte) beim Patienten oder bei der Begleitperson eines Kindes. Dabei wird nach den aktuellen Beschwerden gefragt und, zumindest beim Erstkontakt, nach weiteren Informationen, die für die Diagnosestellung wichtig sind. Das können sein:

— Auftreten und Dauer der Beschwerden
— Belastungen, z. B. Lärm, Stimmbeanspruchung, Alkohol- und Zigarettenkonsum, Schadstoffe am Arbeitsplatz

- Medikamenteneinnahme
- Allergien
- HNO-Operationen

4.2.2 Ärztliche Untersuchung

Die hno-ärztliche Untersuchung findet im Sitzen statt, Der Patient sitzt auf einem drehbaren Untersuchungs- und Behandlungsstuhl mit kippbarem Rückenteil und Kopfstütze. Der Arzt sitzt auf einem Rollhocker davor. Kleinkinder sitzen auf dem Schoß der Begleitperson und werden an Stirn und Brust gehalten, die Beine stecken zwischen den Beinen der Begleitperson.

Es folgt eine symptomorientierte Untersuchung eines Organs oder ein vollständiger HNO-Status. Diese Basis-Untersuchung kann direkt am Untersuchungsstuhl ergänzt werden um weitere körperliche Untersuchungen und diagnostische Maßnahmen, die bei den einzelnen Organkapiteln
▶ Kap. 3 angeführt sind, z. B.
- orientierende Funktionsprüfungen
- Entnahme eines Abstrichs
- Entnahme einer Gewebeprobe (Biopsie)
- Sonografie, soweit diese nicht in einem anderen Raum durchgeführt wird

Ein Untersuchung ist erst beendet, wenn sie im Praxisverwaltungssytem elektronisch dokumentiert ist. Das kann durch den Arzt selbst im Anschluss an die Untersuchung geschehen oder durch die MFA während der Untersuchung nach „Live"-Diktat bzw. nach der Untersuchung nach Audio-Diktat.

4.2.3 Therapeutische Maßnahmen im Arztzimmer

An die Untersuchung können sich sofortige therapeutische Maßnahmen anschließen:

■ **Ohr**
- Gehörgangsreinigung, Fremdkörperentfernung
- Gehörgangstamponade: Einlage eines medikamentengetränkten Mullstreifens in den Gehörgang
- Belüftung der Paukenhöhle durch nasotubale Luftdusche („Politzern" ▶ Abschn. 2.2.2)
- Inzision eines Gehörgangabszesses ▶ Abschn. 6.2.1

> An die Erhebung der Vorgeschichte schließt sich eine symptomorientierte Untersuchung oder ein vollständiger HNO-Status an. Kleinkinder sitzen bei der HNO-Untersuchung auf dem Schoß der Begleitperson

— Trommelfellanästhesie: Auflage eines kleinen Gelita®-Schwämmchens oder Wattetupfers mit Anästhesielösung
— Punktion eines Trommelfells ohne oder mit Einlage eines Paukenröhrchens ▶ Abschn. 6.2.2

- **Nase**
— Abschwellen durch Einsprühen von Otriven® oder ähnlichem
— Fremdkörperentfernung
— Nasenhöhlenanästhesie: Einlage von Mulltupfer (oder gezielt: Wattetriller) mit anästhesierender und abschwellender Lösung
— Bipolare Elektrokoagulation eines blutenden Gefäßes
— Nasentamponade mit gesalbten Mullstreifen oder vorgefertigter Schaumstofftamonade oder Ballonkatheter
— Kieferhöhlenpunktion und -spülung ▶ Abschn. 6.3.1

- **Mundhöhle, Rachen, Kehlkopf**
— Rachenanästhesie: Einsprühen von z. B. Xylocain®
— Inzision und Drainage eines Tonsillarabszesses nach zusätzlicher Infiltrationsanästhesie ▶ Abschn. 6.4.1
— Rachenfremdkörperentfernung in Oberflächenanästhesie
— Kehlkopffremdkörperentfernung in Oberflächenanästhesie mit Sicht-Kontrolle über flexibles oder Lupenlaryngoskop
— Schleimhaut-Biopsie z. B. aus der Mundhöhle

- **Hals**
— Trachealkanülenwechsel und Absaugen durch das Tracheostoma
— Wechsel einer Stimmventilprothese durch das Tracheostoma

- **Örtliche Betäubung (Lokalanästhesie)**

Oberflächenbetäubung ist wirksam bei Schleimhäuten und beim Trommelfell. Für die Betäubung der Haut und tieferer Gewebeschichten ist eine Infiltrationsanästhesie nötig

Schleimhäute und das Trommelfell können durch Oberflächenanästhesie schmerzunempfindlich gemacht werden. Das Lokalanästhetikum, wird am Trommelfell oder in der Nasenhöhle mit einem Wattetupfer aufgebracht. In der Mundhöhle, im Rachen, im Kehlkopf wird es aufgesprüht oder eingepinselt. Um die Haut oder tiefere Gewebeschichten zu betäuben ist die Infiltrationsanästhesie notwendig: das Lokalanästhetikum wird unter die Haut oder Schleimhaut eingespritzt.

4.2.4 Das weitere Vorgehen

Falls mit den erhobenen Befunde und der ad hoc Behandlung das Problem nicht gelöst ist, sind weitere Maßnahmen nötig:
— Funktionsdiagnostik durch die MFA ▶ Kap. 5

- Maßnahmen durch die MFA ▶ Abschn. 4.2.5
- Bildgebung außerhalb des Arztzimmers
- Befundbesprechung mit dem Patient und Festlegung weiterer diagnostischer und therapeutischer Maßnahmen
- Aufklärung über eine Operation oder eine Klinikeinweisung
- Ausstellen einer Verordnung z. B. für ein Medikament oder eine logopädische Therapie
- Überweisung zur Bildgebung an eine radiologische Praxis: Röntgen, CT, MRT, Szintigrafie
- Einsendung von Abstrichen, Blutproben, Gewebeproben
- Organisation einer ambulanten oder belegärztlichen Operation in einem Operationszentrum oder Krankenhaus ▶ Kap. 6

4.2.5 Die MFA außerhalb des Arztzimmers

In einem Funktionsraum außerhalb des Arztzimmers führt die MFA eigenverantwortlich patientenbezogene Tätigkeiten aus:
- Vorbereiten von Untersuchungsmaterial zur Einsendung (Laborarzt, Pathologe)
- Blutdruckmessung
- venöse Blutentnahme
- Vorbereitung einer intravenösen Injektion
- Vorbereitung eines intravenösen peripheren Zugangs
- Vorbereitung und Überwachung einer intravenösen Infusion
- Aushändigung und Erläuterung von Informationsblättern oder zu unterschreibenden Dokumenten an den Patient, z. B. Aufklärungsbogen für Operation
- Ausstellung von Arzneimittelverordnung, Heilmittelverordnung oder Überweisung
- Funktionsdiagnostik ▶ Kap. 5

Falls die MFA selbst Injektionen von Medikamenten durchführt, ist die Anwesenheit des Arztes vorgeschrieben. Weitere Information ▶ https://www.kbv.de/media/sp/24_Delegation.pdf

Auch die Aufbereitung der Medizinprodukte ▶ Abschn. 9.6 findet in den meisten Praxen in einem Raum außerhalb des Arztzimmers statt.

Literatur

Happersberger otopront GmbH 2024 https://www.otopront.de/en/products/ent-treatment-units.html

Funktionsdiagnostik durch die MFA

Inhaltsverzeichnis

5.1 Hörprüfung – 124
5.1.1 Überblick – 124
5.1.2 Tonaudiometrie zur Ermittlung der Hörschwelle – 125
5.1.3 Ermittlung der Hörschwelle beim Säugling und Kleinkind – 128
5.1.4 Überschwellige Tonaudiometrie – 129
5.1.5 Sprachaudiometrie – 130
5.1.6 Tympanometrie und Stapediusreflexmessung – 132
5.1.7 Otoakustische Emissionen – 134
5.1.8 Akustisch evozierte Potenziale – 135
5.1.9 Universelles Neugeborenenhörscreening – 136

5.2 Gleichgewichtsprüfung – 136
5.2.1 Videookulografie (Videonystagmografie) – 137
5.2.2 Weitere apparative Vestibularisprüfungen – 139

5.3 Rhinomanometrie – 140

5.4 Diagnostik bei Allergie – 141
5.4.1 Pricktest – 142
5.4.2 Nasaler Provokationstest – 143
5.4.3 Bluttest – 143

5.5 Riech- und Schmeckprüfung – 144
5.5.1 Subjektive Olfaktometrie – 144
5.5.2 Subjektive Gustometrie – 144

5.6 Schlafdiagnostik – 145
5.6.1 Kardiorespiratorische Polygrafie – 145
5.6.2 Kardiorespiratorische Polysomnografie – 145

Literatur – 146

© Der/die Autor(en), exklusiv lizenziert an Springer-Verlag GmbH, DE,
ein Teil von Springer Nature 2025
H. W. Eichel, *Arbeitsplatz HNO-Praxis*, https://doi.org/10.1007/978-3-662-70502-5_5

> Die Delegation von Tätigkeiten an die MFA ist in § 28 Abs. 1 S. 3 SGB V und in Anlage 24 zum Bundesmantelvertrag-Ärzte geregelt (Vereinbarung 2013), Alle hier angeführten diagnostischen Maßnahmen sind an die MFA delegierbar. Die MFA darf sie auch ohne Anwesenheit des Arztes in der Praxis durchführen. Bei Provokationstests, worunter der Pricktest ▶ Abschn. 5.4.1 und der nasale Provokationstest ▶ Abschn. 5.4.2 fallen, ist die Anwesenheit des Arztes ausdrücklich vorgeschrieben (▶ https://www.kbv.de/media/sp/24_Delegation.pdf).

5.1 Hörprüfung

5.1.1 Überblick

Hörprüfungen müssen in ruhiger Atmosphäre und mit höchster Sorgfalt durchgeführt werden. Die MFA trägt eine große Verantwortung für ein Ergebnis, das weitreichende Folgen haben kann, z. B. die Indikation für eine Hörgeräteversorgung. Soweit möglich, werden Hörprüfungen seitengetrennt für jedes Ohr durchgeführt. Bei der Ton-und Sprachaudiometrie ▶ Abschn. 5.1.2 sitzt der Patient in einer schallisolierten Kabine mit Glasfenster und die MFA davor oder Patient und MFA sitzen beide in einem schallgedämpften Raum. Kleinkinder sitzen auf dem Schoß der Begleitperson. Bei BERA und MSSR ▶ Abschn. 5.1.7 liegt der Patient.

> Hörprüfungen sollen drei Fragen klären:
> – Liegt eine Schwerhörigkeit vor?
> – In welchem Ausmaß?
> – In welchem Teil des Ohres liegt die Ursache?

Zur Beantwortung dieser Fragen gibt es subjektive und objektive Hörprüfungen. Subjektive beruhen auf Angaben oder – bei Kleinkindern – auf dem Verhalten des Patienten. Objektive Prüfungen messen physiologische Vorgänge des Hörens, sie sind von der Mitarbeit des Patienten unabhängig und können ab Geburt eingesetzt werden.

> **Übersicht**
> Subjektive Hörprüfungen sind:
> – die orientierenden Hörprüfungen ▶ Abschn. 3.1.2
> – die Ton- und Sprachaudiometrie
> – die Verhaltensaudiometrie bei Kleinkindern

Objektive Hörprüfungen sind:
- Tympanometrie und Stapediusreflexmessung
- Registrierung von otoakustische Emissionen
- Registrierung von akustisch evozierten Potenzialen

Alle Teile der Audiometriegeräte, die mit der Haut oder Haaren des Patient in Kontakt kommen, z. B. Luftleitungs- und Knochenleitungshörer, müssen nach der Untersuchung mit Desinfektionsmittel abgewischt werden ▶ Abschn. 9.8.1

Es gibt subjektive Hörprüfungen, die auf Angaben bzw. Verhalten des Patienten beruhen sowie objektive, die physiologische Hörvorgänge ohne Mitarbeit des Patienten messen

5.1.2 Tonaudiometrie zur Ermittlung der Hörschwelle

Prinzip
Bei der Ermittlung der Hörschwelle werden Reintöne (= Sinustöne) als Prüfschall verwendet. Damit ist das Hörvermögen unabhängig von den sprachlichen Fähigkeiten des Patienten überprüfbar. Reintöne sind Töne mit einer Frequenz ohne Obertöne. Pulsierende Reintöne werden besser wahrgenommen. Die Prüftöne werden über einen Luftleitungshörer (Kopfhörer) für die Messung der Luftleitungshörschwelle und einen Knochenleitungshörer (Vibrator) für die Messung der Knochenleitungshörschwelle angeboten. Jedes Ohr wird einzeln gemessen. Das Audiometer produziert mindestens 8 frequenzunterschiedliche Tone zwischen 125 Hz und 8 kHz und einem Schalldruckpegel von 0 dB bis 110 dB. Der Schalldruckpegel kann in Schritten von 5 dB eingestellt werden. Die Messwerte werden für jedes Ohr in ein Diagramm eingetragen (Abb. 5.1).

Für einige Messungen werden Geräusche benutzt. Ein Geräusch, das alle hörbaren Frequenzen mit gleichem Schalldruck enthält, wird „weißes Rauschen" genannt. Ein Ausschnitt aus diesem weißen Rauchen ist ein mehr oder weniger breites „Band". Bei einem Band kann eine Mittelfrequenz angegeben werden.

Bei der Hörschwellenbestimmung mittels Tonaudiometrie wird seitengetrennt die Hörschwelle für Luftleitung und für Knochenleitung mit Reintönen bestimmt

Ablauf
Hier wird das Vorgehen bei der Erstuntersuchung beschrieben, wie sie etwa ab 5 Jahren durchführbar ist. Bei Kontrolluntersuchungen kann auf die Erklärung des Ablaufs, die Messung eines nicht betroffenen Ohres und auf die Knochenleitungsmessung verzichtet werden. Für jüngere Patienten gibt es die Spiel- und Verhaltensaudiometrie ▶ Abschn. 5.1.3. Begonnen wird mit der Luftleitungsmessung. Vor dem Aufsetzen des Kopfhörers muss der Patient wenn vorhanden, Brille, störenden

Als Hörverlust bei der Tonaudiometrie wird der Abstand der gemessenen Hörschwelle von der 0-dB-Linie bezeichnet

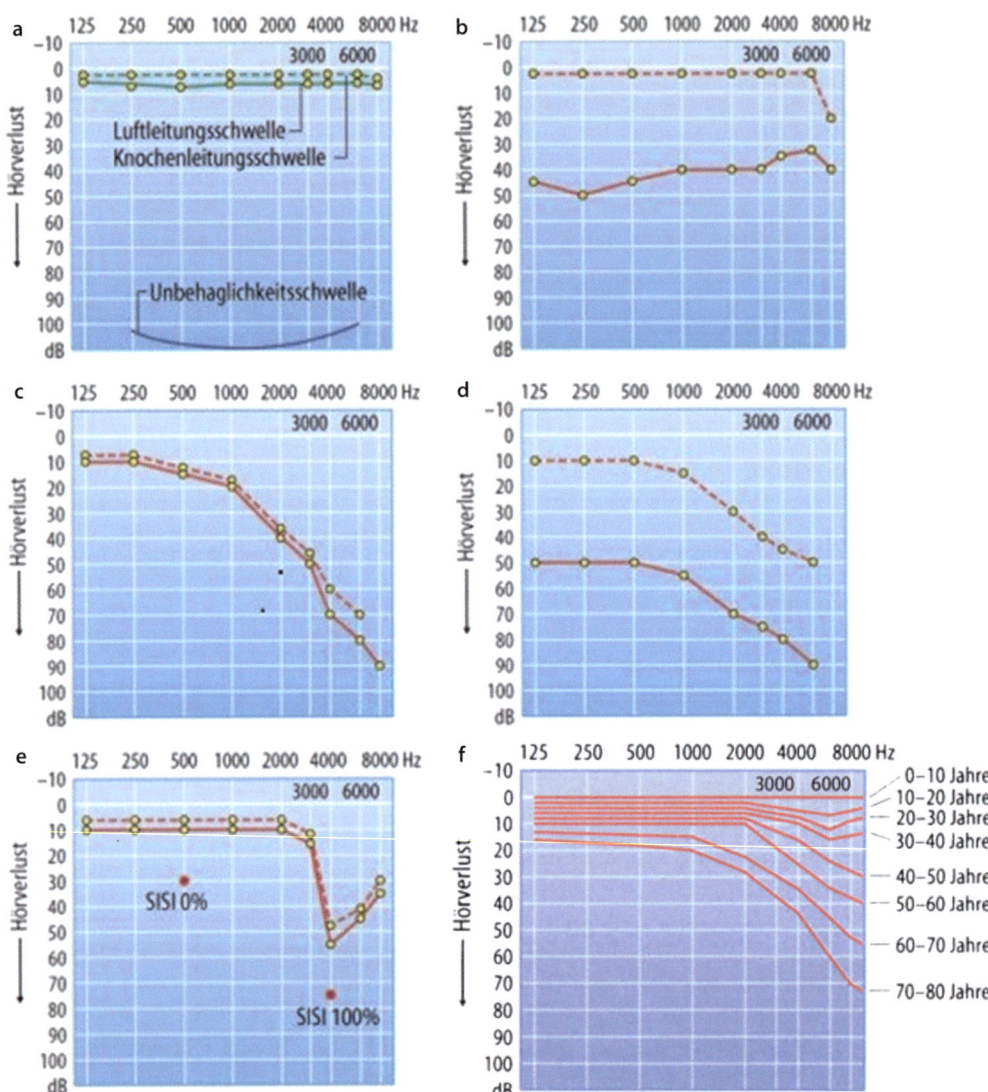

Abb. 5.1 Tonaudiogramm. **a** Normales Gehör; **b** Schalleitungsschwerhörigkeit; **c** Schallempfindungsschwerhörigkeit; **d** kombinierte Schallleitungs-Schallempfindungsschwerhörigkeit; **e** c^5-Senke (4000 Hz) bei akustischem Trauma (Schallempfindungsschwerhörigkeit); **f** Verlauf der Altersschwerhörigkeit. (Lenarz und Boenninghaus 2012)

Ohrschmuck und Hörgerät abnehmen. Der Kopfhörer wird von der MFA aufgesetzt, um den richtigen Sitz zu gewährleisten: rot → rechtes Ohr; blau → linkes Ohr. Die MFA erklärt den Ablauf und gibt einen überschwelligen Ton zur Eingewöhnung des Patienten. Die Prüfung beginnt mit dem Ton 1 kHz und einem Pegel von 0 dB. Der Schallpegel wird langsam erhöht, bis der bis der Patient den Ton wahrnimmt. Es folgen die Töne über 1 kHz, dann die tiefen Frequenzen. Der Patient zeigt die Wahrnehmung des Prüftons durch Tastendruck oder

Heben der Hand. Der niedrigste Pegel, bei dem der Patient den Prüfton hört, wird als Hörschwelle im Diagramm markiert. Der Abstand des gemessenen Tons von der 0-dB-Linie ist der **Hörverlust** für den betreffenden Ton. Für die Knochenleitungsmessung setzt die MFA den Vibrator auf das Mastoid und den Kopfbügel vorsichtig auf die gegenseitige Schläfe. Das weitere Vorgehen ist wie bei der Lufleitungsmessung.

- Vertäubung

Bei unterschiedlicher Hörschwelle der Ohren, kann bei der Prüfung des schlechter hörenden Ohres ein Überhören stattfinden: Der Ton wird auch von dem besser hörenden Ohr wahrgenommen. Das führt zu einer falschen Hörschwelle des schlechter hörenden Ohres. Überhören findet über die Knochenleitung statt und tritt auf bei einem Seitenunterschied von 50 dB bei Luftleitungstönen und von 5 dB bei Knochenleitungstönen. Um Überhören zu vermeiden, muss das besser hörende Ohr bei der Prüfung des schlechter hörenden Ohres vertäubt werden. Vertäubt wird mit einem Schmalbandgeräusch, das mit dem Luftleitungshörer auf das besser hörende Ohr gegeben wird. Das Audiometer stellt automatisch das zum Prüfton passende Schmalbandgeräusch ein. Es gibt drei Methoden, mit dem richtigen Schallpegel zu vertäuben. Die einfachste Methode ist die nach der 40/60/80-dB-Regel.

Bei seitenunterschiedlichem Gehör wird der Prüfton bei der Messung des schlechter hörenden Ohres auf dem besser hörenden Ohr wahrgenommen. Zur Vermeidung dieses Überhörens muss das bessere Ohr vertäubt werden

- Vertäubung nach der 40/60/80-dB-Regel
— Die Hörschwelle wird mit Vertäubung des Gegenohres von 40 dB bestimmt.
— Wenn der Patient angibt, den Prüfton auf der Gegenohr zu hören, wird der Vertäubungspegel auf 60 dB erhöht.
— Wenn der Patient immer noch angibt, den Prüfton auf dem Gegenohr zu hören wird der Vertäubungspegel auf 80 dB erhöht.

- „Automatische" Vertäubung
— Funktioniert, wenn keine Schallleitungsschwerhörigkeit auf dem Gegenohr vorliegt (vorab durch Weber und Rinne Versuch klären).
— Bei Luftleitungsmessung beträgt der Vertäubungspegel Prüftonpegel plus 40 dB.
— Bei Knochenleitungsmessung ist der Vertäubungspegel gleich dem Prüftonpegel.

Der Vertäubungspegel wird einmal am Audiometer eingestellt, danach passt er sich automatisch an die Änderung des Prüftonpegels an.

- **Gleitende Vertäubung:**
  - Die Hörschwelle wird zunächst unvertäubt, dann mit Vertäubungspegel 20 dB über der Luftleitungsschwelle des Gegenohrs bestimmt.
  - Falls die Hörschwelle bei der Messung mit Vertäubung unverändert angegeben wird, ist die Hörschwelle korrekt gemessen.
  - Wenn die Hörschwelle ohne Vertäubung besser angegeben wurde, wird der Vertäubungspegel schrittweise um weitere 20 dB erhöht, bis die Hörschwelle stabil bleibt.

5.1.3 Ermittlung der Hörschwelle beim Säugling und Kleinkind

Das oben beschrieben Verfahren der Hörschwellenbestimmung ist bei Kindern ab 5 Jahren durchführbar. Für jüngere Kinder gibt es altersangepasste, allerdings zeitaufwändige Verfahren.

- **Spielaudiometrie (3. bis 6. Lebensjahr)**

Die Spielaudiometrie ist eine Tonaudiometrie ab 2,5 Jahren, bei der das Kind die Tonwahrnehmung durch eine Spielhandlung anzeigt

Die Bestimmung der Hörschwelle läuft prinzipiell ab wie oben beschrieben. Unterschiede sind:
- Statt eines Tastendrucks nimmt das Kind eine Spielhandlung vor, z. B. Aufstecken eines Klötzchens.
- Die Spielhandlung muss eingeübt werden: erst ohne Prüfton, dann mit deutlich überschwelligem Prüfton, dann ab 0 dB.
- Solange Kleinkinder keine Kopfhörer tolerieren, wird der Prüfton mit Lautsprecher (Freifeld) angeboten, damit ist keine getrenntohrige Messung möglich.
- Knochenleitungshörer werden noch später erst toleriert, es kann also nur die Luftleitungsschwelle bestimmt werden.
- Kleinkinder bevorzugen Wobbeltöne (Trillertöne), die angenehmer klingen als Sinustöne

- **Verhaltensaudiometrie (6. bis 30. Lebensmonat)**

Für diese Hörschwellenbestimmung wird meistens an eine pädaudiologische Klinikabteilung überwiesen, da eine spezielle Audiometrieausstattung und lange Erfahrung der Audiometristin nötig sind. Das Prinzip:
- Das Kind sitzt auf dem Schoß der Mutter vor einem halbkreisförmigen Tisch mit seitlichen Lautsprechen und Bildschirmen für Videoeinspielung.
- Es werden Kinderlieder, Tierstimmen und Wobbeltöne angeboten.
- Beim Ablenktest wird beobachtet ob das Kind mit einem Schallreiz von seiner Tätigkeit, z. B. Spielen mit einem Stofftier ablenkbar ist.

– Bei der konditionierten Verhaltensaudiometrie wird das Kind mit einem gleichzeitig angebotenen optischen Reiz in Form von bewegten Bildern auf den Schallreiz aufmerksam gemacht. Später wird der optische Reiz nur noch als „Belohnung" nach dem Schallreiz gegeben.

Bei der Verhaltensaudiometrie ab 0,5 Jahren wird die Reaktion des Kindes auf Schallreize geprüft, die über Lautsprecher angeboten werden

> **Pädaudiologie** ist das Medizinfach, das sich mit der Erforschung, Erkennung, Abklärung und Behandlung kindlicher Hörstörungen befasst. Pädaudiologen sind HNO-Ärzte mit Zusatzweiterbildung.

5.1.4 Überschwellige Tonaudiometrie

Das Tonaudiometer wird für auch überschwellige Tests eingesetzt. Voraussetzung für diese Tests ist ein Tonschwellenaudiogramm.

- **Unbehaglichkeitsschwelle**

Diese wird mit Tönen oder Schmalbandgeräuschen bestimmt. Der Schall wird beginnend bei 60 dB hochgepegelt wird, bis der Patient die Lautstärke als unangenehm empfindet. Dieser Wert wird für einige Frequenzen ermittelt und in das Tonschwellendiagramm eingetragen.

- **Hörfeldskalierung und Recruitment**

Hier gibt der Patient bei Schallpegeln zwischen seiner Hörschwelle und 100 dB an, wie laut er den Ton empfindet, von „nicht gehört" bis „sehr laut". Das Ergebnis wird in ein Diagramm eingetragen. Hörfeldskalierung und Unbehaglichkeitsschwelle geben einen Hinweis auf die Grenzen der Schallverstärkung bei der Hörgeräteanpassung.

Typisch für Patienten mit einer Innenohrschwerhörigkeit ist ein Lautheitsausgleich, das positive Recruitment. Das bedeutet, trotz des Hörverlusts empfinden sie Töne, die deutlich über der Hörschwelle liegen, genau so laut wie ein Normalhöriger. Bei normalhörenden Menschen oder Patienten mit einer Nervenschwerhörigkeit tritt kein Lautheitsausgleich auf.

- **Vergleichs- und Verdeckbarkeitsmessung bei Tinnitus**

Beim Tinnitus-Matching („Anpassung") werden die empfundene Tonhöhe und Lautstärke des Tinnitus durch Vergleich mit Tönen und Schmalbandgeräuschen bestimmt. Der Patient bekommt auf dem betroffenen oder auf dem Gegenohr Töne oder Schmalbandgeräusche angeboten, die er in der Tonhöhe mit seinem subjektiven Tinnituston vergleicht. Der in der Frequenz am nächsten liegende Prüfton wird dann von der Hörschwelle hochgepegelt, bis er in der Lautstärke dem Tinnitus entspricht.

Bei der Verdeckbarkeitsmessung wird der Schallpegel eines zugeführten Tons oder Schmalbandgeräusch bestimmt, bei dem das Ohrgeräusch nicht mehr wahrgenommen wird.

- **SISI-Test**

Dieser Test prüft das Erkennen kleiner Lautstärkeschwankungen (Short Increment Sensitivity Index) Es wird festgestellt, ob ein Patient eine 1 dB Schallpegelerhöhung wahrnimmt bei einem Prüfton 20 dB über der Hörschwelle. Nach einer Eingewöhnungsphase mit 5 dB und 3 dB Erhöhungen werden 20 Pegelsprünge von 1 dB angeboten. Ab 70 % erkannten Pegelsprüngen spricht das für eine Innenohrschwerhörigkeit, z. B. einen Lärmschaden.

5.1.5 Sprachaudiometrie

- **Prinzip**

Für die menschliche Kommunikation ist das Sprachgehör von entscheidender Bedeutung, nicht das Hören von Sinustönen. Bei der Sprachaudiometrie wird standardisiertes Sprachmaterial (Silben, Wörter, Sätze) von einer CD oder direkt vom Computer als Prüfmaterial angeboten. Bei dem weit verbreiteten Freiburger Sprachverständlichkeitstest sind es einsilbige Wörter und mehrsilbige Zahlen. Voraussetzung für ein Sprachaudiogramm ist das Vorliegen eines Tonaudiogramms. Die Sprachaudiometrie wird benötigt zur Indikationstellung und zur Kontrolle einer Hörgeräteversorgung. Der Prüfschall wird über Kopfhörer oder bei Messung mit Hörgerät über Lautsprecher (Freifeld) angeboten. Der Patient muss das Gehörte nachsprechen. Die MFA vergleicht das Gehörte mit dem angebotenen Sprachmaterial. Richtig Gehörtes wird markiert. Um realistische Hörsituationen abzubilden, werden sprachaudiometrische Messungen auch mit standardisierter Störgeräuschbeschallung durchgeführt.

- **Ablauf des Freiburger Tests**

Der Freiburger Sprachverständlichkeitstest ist ab 10 Jahren durchführbar. Am Audiometer wird die Funktion Sprachaudiometrie eingestellt. Dem Patienten wird der Ablauf erklärt und der Luftleitungshörer aufgesetzt. Bei einer durchschnittlichen Seitendifferenz von 50 dB oder mehr im Tonaudiogramm muss das besser hörende Ohr mit sprachverdeckendem Geräusch vertäubt werden.

Beim Tinnitus-Matching wird die Tonhöhe und Lautstärke des Tinnitus durch Vergleich mit Tönen und Schmalbandgeräuschen bestimmt. Bei der Verdeckbarkeitsmessung wird der Schallpegel eines zugeführten Tons oder Schmalbandgeräuschs bestimmt, bei dem das Ohrgeräusch nicht mehr wahrgenommen

Bei der Sprachaudiometrie wird standardisiertes Sprachmaterial über Luftleitungshörer oder Lautsprecher angeboten. Der Patient muss das Gehörte wiedergeben. Die Untersucherin vergleicht das Wiedergebene mit dem vorgegeben Material

5.1 · Hörprüfung

Prüfung mit **mehrsilbigen Zahlen**: Der Prüfschallpegel wird 20 dB über dem Mittelwert der Hörverluste bei 500 Hz; 1 kHz; 2 KHz; 4 kHz des Tonaudiogramms eingestellt. Nach einigen Probezahlen wird eine Gruppe von 10 Zahlen angeboten und die richtig wiedergegebe gezählt. Die erreichte Prozentzahl wird in das Diagramm eingetragen. Wenn unter 50 % richtig gehört wurden, wird der Pegel um 15 dB erhöht und eine weitere Reihe angeboten. Wenn 50 % oder darüber richtig wiedergegeben wurde, wird dieser Wert ebenfalls eingetragen. Bei einem Wert unterhalb und einem Wert oberhalb 50 % werden diese durch eine Gerade verbunden. Der Schallpegel der bei 50 % eingetragen ist, oder bei dem die Verbindungsgerade die 50 % Linie kreuzt, wird als Hörverlust für Zahlen vermerkt.

Prüfung mit **einsilbigen Wörtern**: Der Prüfschallpegel wird auf 65 dB eingestellt. Es wird eine Gruppe von 20 Einsilbern angeboten. Der Prozentwert der richtig wiedergegeben wird als Sprachverständlichkeit bzw. Diskriminationsverlust eingetragen. 100 % Verständlichkeit entspricht 0 % Diskriminationsverlust. Falls keine 100 % Sprachverständlichkeit erreicht werden, wird die Prüfung mit einer weiteren Reihe und 80 dB Schallpegel fortgesetzt. Bei Bedarf wird noch mit 95 und 110 dB gemessen. Wenn keine 100 % erreicht werden, wird die Messung mit dem höchsten gemessenen Prozensatz abgeschlossen (◘ Abb. 5.2).

Beim Freiburger Sprachverständlichkeitstest wird der Hörverlust für mehrsilbige Zahlen und die Verständlichkeit für einsilbige Wörter gemessen. Hörverlust für Zahlen ist der Pegel des Prüfschalls, bei dem 50 % der Zahlen verstanden werden

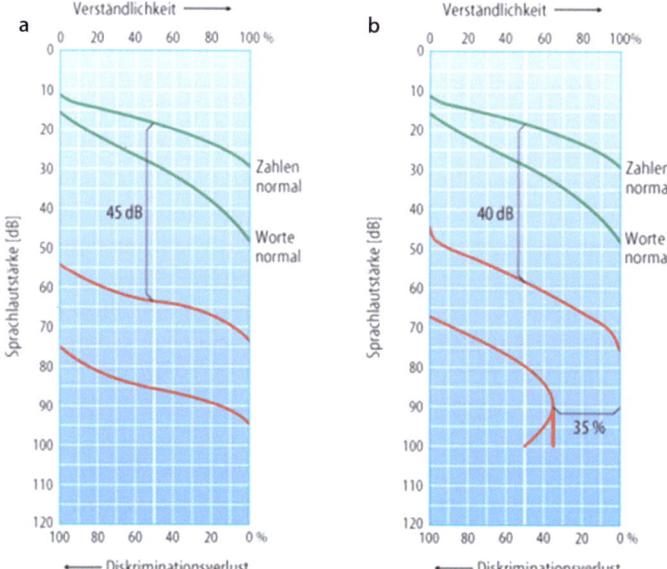

◘ **Abb. 5.2** Sprachaudiogramm **a** Hörverlust für Zahlen 45 dB, Diskriminationsverlust 0 % bei 95 dB; **b** Hörverlust für Zahlen 40 dB, Diskriminationsverlust 35 % bei 90 dB, keine Änderung bei 100 dB. (Lenarz und Boenninghaus 2012)

Vertäubung beim Freiburger Test

Die Notwendigkeit der Vertäubung besteht, wenn im Tonaudiogramm die Luftleitungskurve des Prüfohrs 70 dB schlechter ist als die des Gegenohrs. Dies ist praktisch nur bei einseitiger Taubheit der Fall. Zur Vertäubung des Gegenohrs wird ein sprachverdeckendes Geräusch vom Audiometer erzeugt. Am einfachsten ist die 60-80-100 dB Regel:

— Der Test wird mit Vertäubung des Gegenohres von 60 dB begonnen.
— Wenn der Patient angibt, den Sprachschall auf dem Gegenohr zu hören, wird der Vertäubungspegel auf 80 dB erhöht.
— Wenn der Patient immer noch angibt, den Prüfton auf dem Gegenohr zu hören wird der Vertäubungspegel auf 100 dB erhöht.

Sprachhörtests für Kinder

Für Kinder ab 3 Jahren gibt es Tests mit Sprachmaterial für verschiedene Altersgruppen, z. B. Mainzer Kindertest, Göttinger Sprachverständnistest, Oldenburger Kinder-Reimtest, Oldenburger Kinder-Satztest. Da Kleinkinder oft noch Fehler bei der Aussprache machen, werden die Tests in dieser Altersgruppe mit Bildmaterial angeboten. Das Kind zeigt aus einer Bilderauswahl auf den gehörten Begriff und kann so zum Ausdruck bringen, dass es das gehörte Wort verstanden hat.

5.1.6 Tympanometrie und Stapediusreflexmessung

Prinzip

Diese Messungen beruhen auf der Änderung der Impedanz der Trommelfell-Gehörknöchelchenkette. **Impedanz** ist der Widerstand, den die Trommelfell-Knöchelchenkette der Schallwelle entgegensetzt. Dieser Widerstand ist messbar über die Compliance („Nachgiebigkeit") des Trommelfell-Kette-Systems, da ein Prüfton bei unterschiedlicher Compliance unterschiedlich reflektiert (zurückgeworfen) wird.

Tympanometrie

Bei der Tympanometrie werden der Luftdruck in der Paukenhöhle im Verhältnis zum Luftdruck im Gehörgang und die Beweglichkeit der Trommelfell-Gehörknöchelchenkette bestimmt

Diese Untersuchung misst den Luftdruck in der Paukenhöhle im Vergleich zum Gehörgang und damit die Beweglichkeit der Trommelfell-Knöchelchenkette. Der äußere Gehörgang wird mit einer Messsonde verschlossen. In der Sonde befinden sich eine Luftpumpe, mit der im Gehörgang der Luftdruck verändert werden kann, ein Mini-Lautsprecher für den Prüfton und ein Mini-Mikrofon für die Aufnahme des reflektierten Schalls. Nach Start der Messung ändert die Luftpumpe auto-

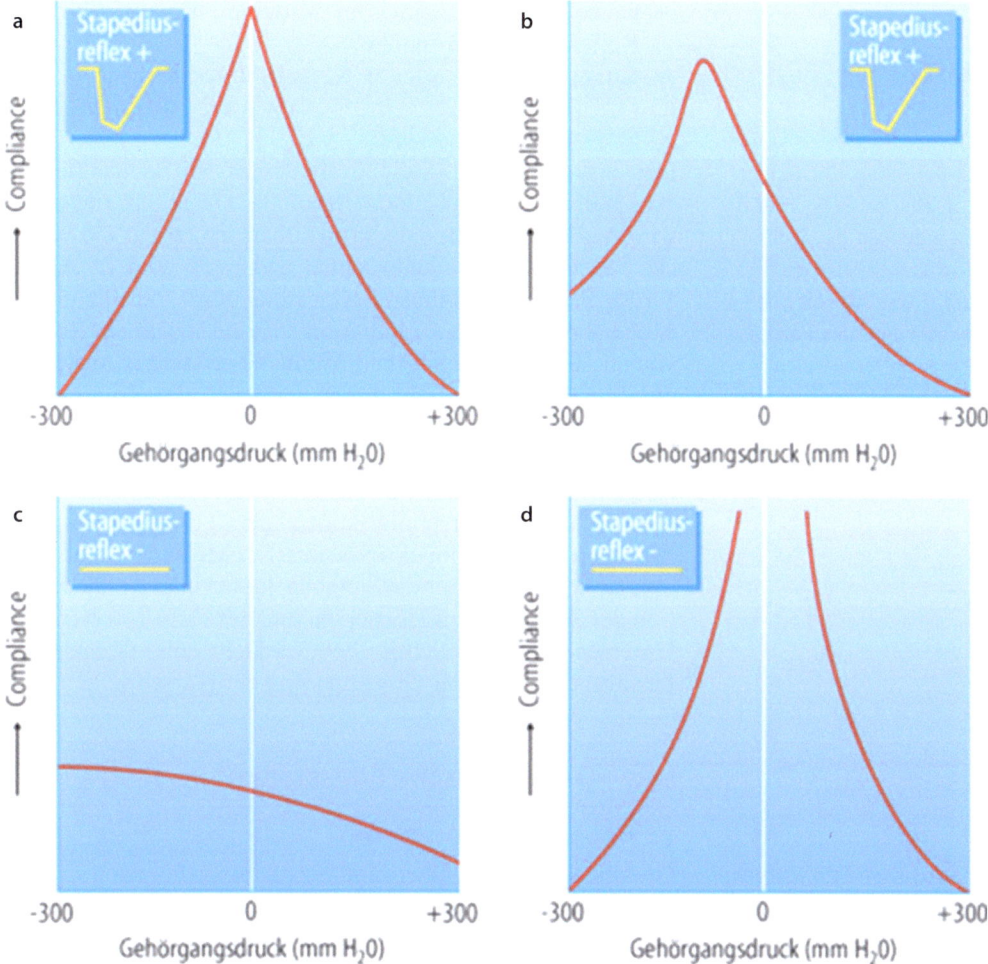

◘ **Abb. 5.3 a–d** Tympanogramm und Stapediusreflex. **a** Normales Mittelohr: normale Compliance, Stapediusreflex vorhanden; **b** Tubenmittelohrkatarrh mit Unterdruck in der Paukenhöhle: Kurvengipfel zu negativem Wert verschoben, Stapediusreflex vorhanden **c** Paukenerguss: Kurve abgeflacht, Stapediusreflex fehlt; **d** Gehörknöchelchenkette unterbrochen: steile, oben offene Kurve, Stapediusreflex fehlt. (Lenarz und Boenninghaus 2012)

matisch den Druck im äußeren Gehörgang zwischen Unter- und Überdruck im Verhältnis zum atmosphärischen Luftdruck. Wenn der Luftdruck im äußeren Gehörgang und im Mittelohr gleich sind, ist die Compliance maximal. Die Compliance wird als Kurve in Abhängigkeit vom Luftdruck dargestellt. Es gibt vier mögliche Ergebnisse: ◘ Abb. 5.3
— zeltförmige Kurve, Maximum bei Normaldruck → Luftdruck im Mittelohr ist wie in der Atmosphäre, entspricht Normalbefund
— zeltförmige Kurve, Maximum im Unterdruckbreich → Unterduck im Mittelohr, Beweglichkeit der Kette ist vermindert

– flache Kurve → Sekret im Mittelohr, Beweglichkeit der Kette ist stark vermindert
– Kurve nach oben offen → Kette ist unterbrochen

- **Stapediusreflexmessung**

Mit dem Stapediusreflex kann eine Aussage über die Beweglichkeit der Gehörknöchelchenkette, die Funktionsfähigkeit des Hörnerv und des Fazialisnerv getroffen werden

Der Stapediusreflex (Steigbügelreflex) ist ein Schutz für das Innnenohr, indem bei lautem Schall der Steigbügel angezogen wird und dadurch die Schalldruckübertragung auf die Schnecke für einen Sekundenbruchteil gedämpft wird (▶ Absch. 1.1.3). Bei der Stapediusreflexmessung wird über die gleiche Messonde wie bei der Tympanometrie zusätzlich ein Reizton von 80 dB oder mehr gegeben. Wenn dieser Ton zur Auslösung des Stapediusreflexes führt, versteift sich die Trommelfell-Knöchelchenkette kurzfristig und die Compliance wird vermindert (◘ Abb. 5.3). Der Vergleich zwischen der Registrierung auf dem Ohr mit dem Prüfton (ipsilateral) und der Registrierung auf dem Gegenohr (kontralateral) ermöglicht weitere Aussagen zur Funktion des Systems. Die Messung erlaubt eine objektive Aussage über die Steigbügelbewegungslichkeit, die Funktion der Schnecke, des Hörnerven und des Fazialisnerven. Die Untersuchung ist wichtig bei Verdacht auf Otosklerose, Fazialisparese und zur Objektvierung der Hörschwelle.

5.1.7 Otoakustische Emissionen

- **Prinzip**

Otoakustische Emissionen sind Schall, der von den äußeren Haarzellen hervorgerufen wird und im Gehörgang messbar ist

Otoakustische Emissonen sind Schallaussendungen durch die Tätigkeit der äußeren Haarzellen ▶ Abschn. 1.1.1, die mit einem hochempfindlichen Mikrofon im äußeren Gehörgang registriert werden können. Dabei wird der Gehörgang mit einer Messsonde verschlossen, die einen Mini-Lautsprecher für den Stimulationston und ein Mini-Mikrofon zur Aufnahme der Schallaussendung enthält.

- **TEOAE**

Transitorisch evozierte otoakustische Emissionen sind nach Stimulaton der äußeren Haarzellen mit kurzen Tonreizen bis zu einem Hörverlust von 30 dB registrierbar. Das bedeutet: Wenn TEOAE eindeutig messbar sind, funktioniert die Hörschnecke und eine kochleäre Schallempfindungsschwerhörigkeit von mehr als 30 dB Hörverlust ist ausgeschlossen. Die Methode wird daher in automatisierter Form für das Neugeborenen-Hörscreening ▶ Abschn. 5.1.8 eingesetzt.

5.1 · Hörprüfung

Die Messsonde wird in den Gehörgang des schlafenden Neugeborenen eingesetzt und die Messung gestartet. Das Ergebnis wird sofort angezeigt. Bei genauer Auswertung der Messwerte kann die Innenohrfunktion beurteilt werden, z. B. zur Früherkennung von Schäden bei der Behandlung mit ototoxischen (gehörschädigenden) Medikamenten.

TEOAE werden beim Neugeborenen-Hörscreening eingesetzt. Sie sind bis zu einem Hörverlust von 30 dB nachweisbar

■ DPOAE

Distorsionsprodukte otoakustischer Emissionen entstehen bei Stimulierung mit zwei frequenzunterschiedlichen Sinustönen. Bei diesem Verfahren sind Aussagen über die Innenohrfunktion für unterschiedliche Frequenzen möglich. Die Messdurchführung gleicht der TEOAE Messung, dauert aber länger.

5.1.8 Akustisch evozierte Potenziale

■ Prinzip

AEP sind elektrische Spannungsschwankungen, die bei der Verarbeitung und Wahrnehmung von Schall zwischen Hörschnecke und Großhirnrinde entstehen und mit Elektroden an der Schädeldecke aufgezeichnet werden können. Durch Stimulierung mit kurzen, aber bis 2000-mal wiederholten Tönen oder tonähnlichen Reizen können die Potenziale bei der Schallverarbeitung aus den übrigen Hirnströmen herausgefiltert werden. Dazu werden Klebeelektroden auf dem Warzenfortsatz und in der Schädelmitte angelegt. Über Kopfhörer oder Ohrstöpsel werden die kurzen Schallreize gegeben und zeitgleich die Potenziale registriert. Nach dem Zeitfenster, das mit der Reizauslösung beginnt und am Gerät eingestellt wird, werden frühe, mittlere und späte evozierte Potenziale unterschieden. Außer zur Hörschwellenbestimmung werden AEP zur Diagnostik der gesamte Hörbahn und neurologischer Krankheiten eingesetzt. Damit können z. B. Tumore im Gleichgewichtshörnerv ► Abschn. 2.2.4 frühzeitig entdeckt werden.

Akustisch evozierte Potenziale sind elektrische Spannungsänderungen bei der Hörverarbeitung im Gehirn, die mit Elektroden an der Schädeloberfläche aufgezeichnet werden können

■ BERA

Brainstem Evoked Response Audiometry (Hirnstammaudiometrie) ist die Registrierung früher Potenziale der Hörbahn. Das Zeitfenster beträgt 10 Millisekunden. Es ist das wichtigste Verfahren zur objektiven Bestimmung der Hörschwelle ab Geburt. Das Verfahren wird in automatisierter Form als AABR (Automated Auditory Brainstem Response) für das Neugeborenen-Hörscreenng eingesetzt. Bei der BERA müssen die Patienten ruhig und entspannt liegen. Bei Neugeborenen

Die Ableitung akustisch evozierter Potenziale mittels BERA ist das wichtigste objektive Verfahren zur Bestimmung der Hörschwelle ab Geburt

wird die natürliche Schlafphase ausgenutzt, bei Klein- und Schulkindern wird ein Schlafmittel gegeben. Die „klassische" click-BERA (klickendes Prüfgeräusch) ermöglicht keine Aussage über das Gehör im Tieftonbereich. Deshalb sind frequenzspezifische Verfahren entwickelt worden, die allerdings zeitaufwändiger sind, z. B. Notched-Noise-BERA und ASSR (Auditory Steady State Response).

- **CERA**

Cortical Evoked Response Audiometry (Hirnrindenpotenziale) sind späte Potenziale und werden zur frequenzgenauen objektiven Hörschwellenbestimmung bei Jugendlichen und Erwachsenen eingesetzt. Die Patienten müssen wach sein, aber ruhig liegen.

5.1.9 Universelles Neugeborenenhörscreening

Das Neugeborenen-Hörscreening wird bis zum 3. Lebenstag mittels TEOAE oder automatisierter BERA durchgeführt, die Kontrollmessung bei auffälligem Ergebnis mittels AABR

Jedes Neugeborene hat einen gesetzlichen Anspruch auf eine objekte Hörprüfung direkt nach der Geburt. Bis zum 3. Lebenstag erfolgt eine Untersuchung mittels TEOAE oder AABR, bei Risikokindern für eine angeborene Hörstörung immer mittels AABR. Bei auffälligem Ergebnis soll eine Kontrolluntersuchung zwischen 3. und 10. Lebenstag mittels AABR stattfinden. Bei wiederum auffälligem Ergebnis soll eine pädaudiologische Diagnostik bis zur 12. Woche erfolgen. Bis zum Ende des 6. Lebensmonats soll eine eventuell erforderliche Hörgeräteversorgung abgeschlossen sein.

5.2 Gleichgewichtsprüfung

Gleichgewichtsprüfungen helfen bei Patienten mit Schwindel diese Fragen zu klären:
- Liegt eine Störung des vestibulären Systems oder ein nicht vestibulärer Schwindel vor?
- Liegt bei einer vestibulären Störung die Ursache im peripheren oder zentralen Teil, also im Innenohr bzw. Gleichgewichtsnerv oder im Hirnstamm bzw. Kleinhirn?
- Liegt bei einer Ursache im Innenohr eine Störung des rechten oder linken Labyrinths oder beider Labyrinthe vor?

> Diagnostische Enteilung von Schwindel und Gleichgewichtsstörungen
> - Peripher vestibulärer Schwindel: Störung im Innenohr oder Gleichgewichtsnerv

- Zentral vestibulärer Schwindel: Störung im Hirnstamm oder Kleinhirn
- Nicht vestibulärer Schwindel: Störung außerhalb des vestibulären Systems, z. B. im Kreislaufsystem

Orientierende Prüfungen wie die Untersuchung mit der Nystagmusbrille und vestibulospinale Koordinationsprüfungen ▶ Abschn. 3.2.3 sowie die Blutdruckmessung geben erste Hinweise. Von den vielen apparativen Untersuchungen des Vestibularapparats sind die in den meisten Praxen verfügbaren angeführt.

5.2.1 Videookulografie (Videonystagmografie)

Bei der VOG werden die Augen mit einer Videokamera gefilmt um Nystagmen aufzuzeichnen und computergestützt auszuwerten. Im Gegensatz zur Untersuchung mit der Nystagmusbrille sind bei der Videookulografie die schnelle und die langsame Bewegung eines Nystagmus sichtbar. Die Untersuchung muss dem Patient genau erklärt werden, um ihm die Angst zu nehmen und ihn auf die mögliche Verstärkung der Schwindels bis zur Übelkeit vorzubereiten. Die Kamera befindet sich in einer Maske, die die MFA dem Patient aufsetzt. Damit der Patient den Blick nicht fixieren kann, ist es in der Maske völlig dunkel. Die Kamera arbeitet mit Infrarotlicht. Nachdem die Kamerafunktion geprüft wurde, sind diese Untersuchungen möglich:

- Spontannystagmus in Ruhe in allen Blickrichtungen
- Spontannystagmus nach Kopfschütteln in der Horizontalebene
- Nystagmus bei der Lage- und Lagerungsprüfung
- Nystagmus bei der thermischen Prüfung
- Nystagmus bei der rotatorischen Prüfung

Bei der Videookulografie werden unwillkürliche Augenbewegungen mit einer Videokamera gefilmt und in einem Rechner ausgewertet

■ Lageprüfung

Hierzu werden die Nystagmen nach Einnahme dieser Positionen auf der Untersuchungsliege gemessen: Rechtslage, Rückenlage, Linkslage, Kopfhängelage.

■ Lagerungsprüfung

Hier werden die Nystagmen während schneller Positionswechsels registriert. Die MFA führt den Kopf des Patienten, zuvor erklärt sie die jeweilige Bewegung. Ausgangspunkt ist die sitzende Stellung auf der Liege.
1. Schnelle Lagerung nach hinten mit Überhängen des Kopfes und Drehen um 45° nach rechts
2. Wiederaufrichten in die sitzende Position mit Kopf gerade

Bei der Lagerungsprüfung werden die Nystagmen während der Lagerung in die Kopfhänge-Seitlage und beim Wiederaufrichten registriert

3. Schnelle Lagerung nach hinten mit Überhängen des Kopfes und Drehen um 45° nach links.
4. Wiederaufrichten in die sitzende Position mit Kopf gerade

- **Thermische Prüfung (Kalorische Prüfung)**

Durch einen Wärme- oder Kältereiz gerät die Endolymphe in den Bogengängen in Bewegung. Dies löst einen Nystagmus aus. Wärmereiz führt zu Nystagmen in das gleiche Ohr, Kältereiz in das Gegenohr. Zur Reizung wird Wasser verwendet. Wenn der Patient eine Trommelfellperforation hat, darf nur mit Luft gereizt werden. So kann jedes Vestibularorgan einzeln auf seine Erregbarkeit, also Funktionsfähigkeit geprüft werden.

> Ein Wärmereiz löst einen Nystagmus in das gleiche Ohr aus, ein Kältereiz in das andere Ohr

Der Patient liegt mit 30° angehobenem Oberkörper, damit der horizontale Bogengang senkrecht steht und trägt die VOG-Brille. Das Kalorisationsgerät wird auf 44° und 30 Sekunden (sec) eingestellt. Dann wird Wasser in den rechten Gehörgang gespült und mit einer Nierenschale aufgefangen. Die Wasserdüse darf nur bis zum Eingang des Gehörgangs eingeführt werden und wird auf die hintere obere Gehörgngaseand gerichtet. Während der Spülungen und danach wird das VOG aufgenommen (◨ Abb. 5.4)

- rechtes Ohr 44° für 30 sec ➔ 2 min Pause
- linkes Ohr 44° für 30 sec ➔ 2 min Pause; Gerät auf 30° einstellen
- linkes Ohr 30° für 30 sec ➔ 2 min Pause
- rechtes Ohr 30° für 30 sec ➔ Ende

- **Rotatorische Prüfung (Drehprüfung)**

Der Patient sitzt auf einem drehbaren Stuhl mit 30° nach vorne geneigtem Kopf, damit die horizontalen Bogengänge waagrecht stehen. Der Stuhl wird langsam angedreht, bis eine Geschwindigkeit von 1 Umdrehung in 4 bis 6 Sekunden erreicht ist, dann wird der Stuhl abgestoppt. Es werden Nystagmen während und nach der Drehung registriert. Nach 10 min Pause erfolgt die gleiche Prüfung mit Drehung nach links. Die Nystagmen treten durch das Zurückbleiben der Endolymph-

> Bei der Drehprüfung werden die Nystagmen während des Andrehens und nach Abstoppen registriert

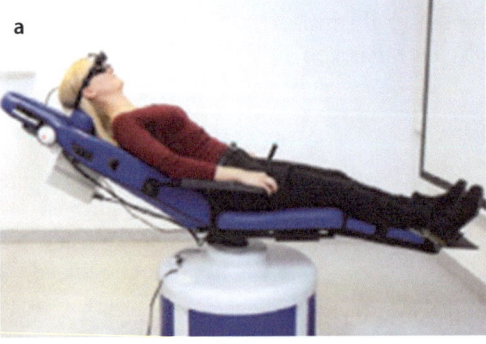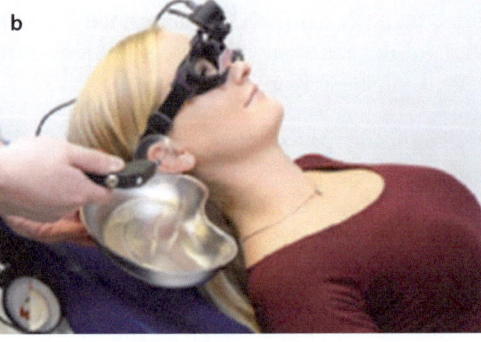

◨ **Abb. 5.4** a–b Thermische Prüfung mit videookulografischer Nystagmusregistrierung **a** Lagerung mit 30° erhöhtem Oberkörper **b** Spülung mit 44° und 30° temperiertem Wasser. (Strupp et al. 2022)

strömung im horizontalen Bogenhang bei Bewegungsänderung auf. Eine verkürzte Drehprüfung ist die Pendelprüfung mit wechselnder Rechts- und Linksrotation des Stuhles.

5.2.2 Weitere apparative Vestibularisprüfungen

- **Zervikale vestibulär evozierte myogene Potenziale**

Bei den cVEMP werden elektrische Spannungsänderungen des Gleichgewichtsnervs aufgezeichnet, allerdings nicht vom Nerv direkt, sondern als Aktionspotenziale im Musculus sternocleidomastoideus (► Abschn. 1.5.1) Dies ist möglich, da eine reflektorische Verbindung zwischen den Vestibulariskernen und den motorischen Nervenfasern für den Muskel besteht. Das Vestibularorgan (Sacculus im Vorhof) wird mit lauten Schallreize erregt. Üblich sind z. B. tonähnliche Geräusche (Tone-Bursts) mit 100 dB Schallpegel und Frequenz 500 oder 1000 Hz. Die Ableitung ähnelt der BERA, allerdings sind die Ableitelektroden über dem Muskel beidseits und auf der Stirn angebracht.

> cVEMP werden durch Elektroden am Musculus sternocleidomastoideus abgeleitet und durch hohe Schallpegel ausgelöst

- **Video-Kopf-Impuls-Test**

Beim Video-KIT werden während rascher Kopfdrehungen nach rechts und links die Augenbewegungen mittels Kamera und die Kopfbewegung mittels Sensoren in der Maske registriert. Das System errechnet aus den Geschwindigkeiten der Augen- und Kopfbewegungen den sogenannten VOR-Verstärkungsfaktor (VOR: vestibulo-okulärer Reflex), der einen Hinweis auf die Funktionsfähigkeit des Bogengangssensoren gibt (◘ Abb. 5.5).

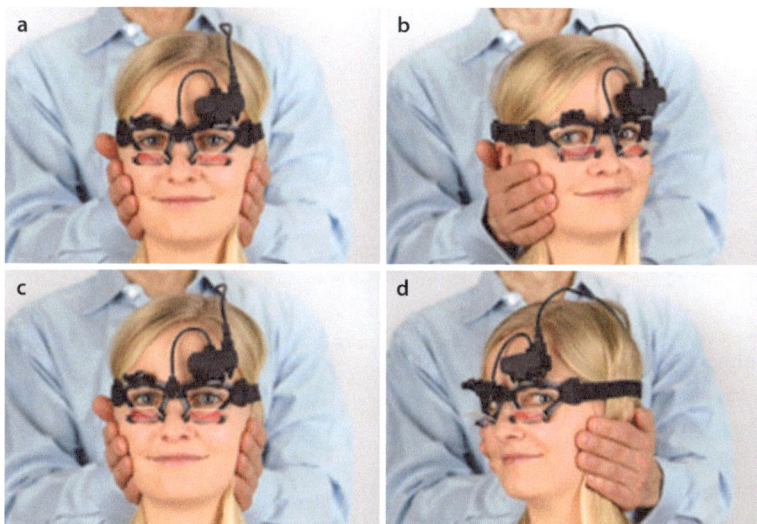

◘ Abb. 5.5 Kopf-Impuls-Test mit videookulografischer Registrierung der Augenbewegung. **a**, **b** Drehung nach links; **c**, **d** Drehung nach rechts. Im Unterschied zu anderen videookulografischen Untersuchungen sind die Augen nicht abgedunkelt. (Strupp et al. Vertigo 2022)

- **Posturografie**

Dies ist die Aufzeichnung von Körperschwankungen während des Stehens auf einer mit Sensoren versehenen Messplatte und Auswertung im Computer. Die auch bei Gesunden registrierbaren Schwankungen zur Stand- und Haltungsregulation sind bei vestibulären Störungen verstärkt. Die Untersuchung wird mit offenen und geschlossenen Augen durchgeführt.

5.3 Rhinomanometrie

- **Prinzip**

Diese Untersuchung misst die Luftdurchgängigkeit der Nase. Die Untersuchung ist wichtig für die
- Indikationsstellung zu einer Nasenoperation
- Überprüfung des Ergebnisses nach einer Nasenoperation
- nasale Provokation bei der Allergiediagnostk ▶ Abschn. 5.4.2

Mit der Rhinomanometrie wird der Luftstrom durch die Nase in Abhängigkeit vom Druck zwischen Naseneingang und Nasenrachen gemessen

Getrennt für jede Nasenseite wird der Luftstrom (Flow) im Verhältnis zum Druckunterschied zwischen Naseneingang und Nasenrachenraum bestimmt. Bei Einatmung steigt der Druck, bei Ausatmung nimmt er ab. Bei Erhöhung des Drucks nimmt der Luftstrom zu, bei Verminderung nimmt er ab. Der Luftstrom in einer erwachsenen Nase beträgt bei einem Druckunterschied von 150 Pascal bei unbehinderter Nasenatmung über 600 ml/s. Ein Wert unter 300 ml/s spricht für eine hochgradige Atembehinderung. Die Werte sind vor allem bei Vergleichsmessungen aussagefähig, z. B. vor und nach Anwenden eines abschwellenden Nasensprays oder vor und nach Aufsprühen eines Allergens. Die Veränderung auf z. B. Otriven® (oder ein ähnliches Mittel zum Abschwellen) zeigt den zu erwartenden Effekt einer Nasenmuschelverkleinerung (▶ Abschn. 6.3.1). Die Veränderung auf ein Allergen spricht für eine Allergie (▶ Abschn. 5.4.2).

> **Messgrößen**
>
> **Luftstrom = Volumenfluss** = Volumen pro Zeiteinheit; gemessen in Milliliter pro Sekunde, abgekürzt ml/s
>
> **Druckdifferenz** = Druck am Naseneingang minus Druck im Nasenrachenraum; gemessen in Pascal, abgekürzt Pa

Zur Bestimmung der nasalen Luftdurchgängigkeit wird jede Nasenseite zunächst ohne einwirkende Substanz gemessen. Dann wird die Wirkung eines abschwellenden Sprays auf die Durchgängigkeit in einer weiteren Messung festgestellt

- **Durchführung**

Am Naseneingang der *nicht* zu messenden Seite wird die Drucksonde luftdicht mit einem Schaumstoffkegel oder Klebeband eingelegt. Dabei darf der Naseneingang der zu messenden freien Seite nicht verformt werden. Dann presst der Patient die Atemmaske luftdicht an das Gesicht und atmet dabei ruhig, nicht maximal, mehrfach ein und aus. Danach erfolgt der Sondenwechsel auf die andere Nasenseite und die Messung der zweiten Seite. Danach wird Otriven® (zum Test der Wirkung einer Muschelverkleinerung) oder das Allergen (zum Nachweis einer allergischen Reaktion) in die freie Nasenöffnung gesprüht. Nach 15 Min wird erneut gemessen. Dann wird die andere Nasenseite mit Otriven® abgeschwollen oder mit einem Allergen besprüht und wieder gemessen. Die Messergebnisse liegen als Druck-Volumen-Kurve im Diagramm und als Zahlenwerte vor.

5.4 Diagnostik bei Allergie

Die Anamnese gibt erste Hinweise auf das Vorliegen einer Allergie. Die weitere Untersuchung stützt sich auf Tests am Patienten und im Blut.

Diagnostik bei Verdacht auf eine Atemwegsallergie:
— Hauttest, speziell Pricktest
— nasaler Provokationstest
— Bestimmung von Immunglobulinen im Blut

Zur Anwendung von antiallergischen Medikmenten, die das Ergebnis beeinflussen können, muss ein zeitlicher Abstand gehalten werden. ◘ Tab. 5.1

> Die Allergiediagnostik stützt sich auf Hauttest, nasalen Provokationstest, Bluttest

◘ **Tab. 5.1** Medikamente mit Einfluss auf die Reaktivität im Haut- und Provokationstest

Medikament	Applikationsform	Freis Intervall vor Hauttest	Freies Intervall vor nasaler Provokation
Antihistaminika	innerlich	5 Tage	1–28 Tage
	nasal	1 Tag	1–3 Tage
Kortison	innerlich	1–3 Wochen	7 Tage
	nasal	0	14 Tage
Cromoglycin	nasal	0	1 Tag
Sympathomimetika	inhalativ	1 Tag	0
Xylometazolin	nasal	0	12 Stunden

innerlich: Tablette/Saft; nasal: Nasenspray; inhalativ: Bronchialspray

5.4.1 Pricktest

Es wird die Reaktion der Haut auf eine festgelegte Anzahl von Allergenen geprüft.

■ **Durchführung**

Beim Pricktest können verschiedene Allergene in der Haut getestet werden. Die Allergene werden mit einer Stichlanzette in die Haut eingebracht

Ein Unteram liegt entspannt auf einer Tischplatte oder Armstütze. Eine Reinigung und Entfettung mit Alkohol ist möglich. Auf der Haut der Innenseite des Unterarms werden mit Kugelschreiber Kreise gezeichnet und mit einem Kürzel oder Zahlen beschriftet: z. B. ⊕ für Histamin, ⊖ für Wasser. Dann wird in den Kreis ein Pipettentröpfchen der entsprechenden Lösung aufgebracht und mit einer Stichlanzette durch das Tröpfchen in die Haut geritzt Die Haut sollte dabei nicht bluten. Die Lanzette sollte jeweils gewechselt werden. Die Uhrzeit wird notiert oder ein Wecker gestellt. Der Arm darf nicht bewegt werden. Nach 15 Min werden die Testsubstanzen abgewischt, das Ergebnis wird abgelesen und in den Dokumentationsbogen eingetragen.

■ **Ergebnis**

Als positive Testreaktion gelten beim Pricktest eine Quaddel (Blase) von mindestens 2 mm und ein Erythem (Hautrötung) von mindestens 3 mm ◨ Tab. 5.2

◨ **Tab. 5.2** Auswertung der Hautreaktion im Pricktest

Bewertung	Quaddel (mm Durchmesser)	Erythem (mm Durchmesser)
-	unter 2	unter 3
+	2–3	3–5
++	3	6–10
+++	4–6	11–20
++++	über 6 oder Pseudopodien*	über 20

*Ausläufer

5.4.2 Nasaler Provokationstest

- **Prinzip**

Zur Testung der Reaktion der Nasenschleimhaut auf ein mögliches Allergen stehen zwei Methoden zur Verfügung: die vergleichende Rhinoskopie vor und 15 Min nach Applikation der Substanz mit qualitativer Beurteilung von Schwellung und Sekretion der Nasenschleimhaut oder die Rhinomanometrie, die eine quantitatives Ergebnis zeigt. Gemessen wird der Volumenstrom (Flow) bei einer Differenzdruck von 150 Pa ▶ Abschn. 5.3.1 vor und nach Allergenapplikation. Es können zwei Allergene pro Tag gemessen werden. Da die Nasenschleimhaut sehr sensibel auf alle möglichen Einflüsse reagiert, ist ein spezieller Messablauf einzuhalten.

Beim nasalen Provokationstest wird das Allergen in die Nasenhöhle eingesprüht. Durch eine Rhinomanometrie vor und 15 min nach der Applikation wird das Anschwellen der Nasenschleimhaut auf das Allergen gemessen

- **Durchführung**

Zunächst muss de Nasenschleimhaut 15 Min an die Raumluft im Untersuchungsraum gewöhnt werden. Gleichzeitig werden die Testsubstanzen aus dem Kühlschrank auf Raumluft temperiert. Die Substanzen liegen als Spray vor oder werden mit einer Tuberkulinspritze aufgeträufelt ohne die Nasenschleimhaut zu berühren.
— Erste Messung: Bestimmung des Ausgangswertes für beide Nasenseiten
— Zweite Messung: Bestimmung des Leerwertes für das Lösungsmittel der Testsubstanz 10 min nach Aufsprühen in beide Nasenseiten. Bei einem Luftstrom-Abfall um mehr als 20 %, ist keine weitere Messung sinnvoll.
— Dritte Messung: Bestimmung des Provokationswertes für Allergen Nr. 1 an der betreffenden Nasenseite 10 und 20 Min nach Aufsprühen.
— Vierte Messung: Bestimmung des Provokationswertes für Allergen Nr. 2 an der anderen Nasenseite 10 und 20 in nach Aufsprühen.
— Eintragen der Messwerte. Ein Luftstrom-Abfall von über 40 Prozent gilt als sicher positiv und spricht für eine Allergie.

5.4.3 Bluttest

Hierzu wird eine Unterarmvene punktiert und 2 ml Blut mit einem Serumröhrchen und 1 ml mit einem Blutbildröhrchen abgezogen.
— Gesamt-IgE: Gesamtmenge des Immunglobulin E im Serum

Im Blut kann die Gesamtmenge an Antikörpern und auf einzelne Allergene als IgE bestimmt werden

- allergenspezifsches IgE: Immunglobulin E auf bestimmte Allergene im Serum
- Anzahl der eosinophilen Leukozyten im Blutbild

5.5 Riech- und Schmeckprüfung

5.5.1 Subjektive Olfaktometrie

Dazu wird die Wahrnehmung und das Erkennen von Riechstoffen nach Angaben des Patient geprüft.

Bei der Riechprüfung wird die Wahrnehmung und das Erkennen von in die Nase gesprühten Riechstoffen geprüft

Vor jedes Nasenloch werden nacheinander reine Riechstoffe (Olfaktoriusreizstoffe) gehalten, z. B. Wachs, Vanille, Lavendel, Terpentinöl, Birkenteer, Zimt. Der Patient schnüffelt an den vorgehaltenen Proben. Danach werden Riechstoffe mit Trigeminusreizkomponente, z. B. Menthol (kühl), Formalin, Salmiak, Essigsäure (stechend) geprüft. Zum Schluss werden Riechstoffe mit Geschmackskomponente zur Reizung des Glossopharyngeusnerv, z. B. Chloroform (süß), Pyridin (bitter) getested. Das Ergebnis wird in den Dokumentationsbogen eingetragen.

> **Beteiligte Nerven**
>
> **Olfaktoriusnerv** (Nervus olfactorius) ist ausschließlich für das Riechempfinden zuständig
>
> **Trigeminusnerv** (Nervus trigeminus) ist unter anderem für die Sensibilität im Gesicht, in den Nasenhöhlen und in der Mundhöhle zuständig
>
> **Glossopharyngeusnerv** (Nervus glosspharyngeus) ist unter anderem für das Geschmacksempfinden im hinteren Drittel der Zunge zuständig. Für das Geschmacksempfinden der vorderen 2/3 der Zunge ist der **Fazialisnerv** zuständig

5.5.2 Subjektive Gustometrie

Bei der Schmeckprüfung wird die Wahrnehmung und das Erkennnen von auf die Zunge geträufelten vier Geschmacksqualitäten geprüft

Dazu wird die Wahrnehmung und das Erkennen von Schmeckstoffen nach Angaben des Patient geprüft. Die Geschmacksqualitäten süß als Zuckerlösung, sauer als Zitronenlösung, salzig als Kochsalzlösung, bitter als Chininlösung werden nacheinander auf die Zungenoberfläche rechts und links, vorn und hinten mit einer Pipette aufgetropft. Zwischen den einzelnen Prüfungen muss der Mund gespült werden. Das Ergebnis wird in den Dokumentationsbogen eingetragen.

5.6 Schlafdiagnostik

Zur Diagnostik und Therapiekontrolle von schlafbezogenen Atemstörungen ▶ Abschn. 2.4.4 kommen zwei apparative Verfahren zum Einsatz (Richtlinie 2024):
- die kardiorepiratrische Polygrafie, bei der die Messung beim Patienten zuhause stattfindet, die Einweisung in die Messung und die Auswertung in der Praxis
- die Polysomnografie, die in einem Schlaflabor stattfindet

5.6.1 Kardiorespiratorische Polygrafie

Dabei werden diese Körperfunktionen (Parameter) über eine mindestens 6-stündige Schlafphase abgeleitet und aufgezeichnet.
- Registrierung der Atmung (Atemfluss, Schnarchgeräusche)
- Oxymetrie (Sauerstoffsättigung des Hämoglobins)
- Aufzeichnung der Herzfrequenz, z. B. mittels EKG oder pulsoxymetrischer Pulsmessung
- Aufzeichnung der Körperlage
- Messung der abdominalen und thorakalen Atembewegungen
- Maskendruckmessung, bei Einsatz eines CPAP-Gerätes

Vor der ersten Messung erkärt die MFA dem Patienten die Anwendung und legt ihm die Elektroden probeweise an. Nach Rückgabe des Gerätes erfolgt die Übertragung der Messwerte in die Praxis-EDV und die Desinfektion aller Geräteteile und Elektroden.

Die Polygrafie zeichnet 6 Parameter im Schlaf zu Hause auf und erlaubt die Unterscheidung zwischen harmlosem Schnarchen und einer schlafbezogenen obstruktiven Atemstörung

> **Oxymetrie** ist die Bestimmung der Sauerstoffsättigung im arteriellen Blut, das heißt des Anteils des Hämoglobins in Prozent, an den Sauerstoff gebunden ist; normal 95 bis 100 %

5.6.2 Kardiorespiratorische Polysomnografie

Hierbei werden bei 2 Schlafnächten in einem Schlaflabor über eine mindestens 6-stündige Schlafphase diese Parameter abgeleitet und aufgezeichnet:
- Registrierung der Atmung
- Oxymetrie (Sauerstoffsättigung des Hämoglobins)
- Elektrokardiogramm
- Aufzeichnung der Körperlage

- Messung der abdominalen und thorakalen Atembewegungen
- Atemfluss oder Maskendruckmessung, bei Einsatz eines CPAP-Gerätes
- Elektrookulogramm: Aufzeichnung der Augenbewegungen
- Elektroenzephalogramm: Aufzeichung der Hirnströme
- Elektromyogramm: Aufzeichnung der elektrischen Spannung in einem Muskel am Kinn und am Bein
- Optische und akustische Aufzeichnung des Schlafverhaltens

Die Polysomnografie im Schlaflabor ist erforderlich zur Anpassung eines CPAP-Beatmungsgeräts

Der Patient muss während der gesamten Untersuchung überwacht werden.

Literatur

Lenarz T, Boenninghaus HG (2012) Hals-Nasen-Ohren-Heilkunde, 14. Aufl. Springer, Berlin/Heidelberg

Richtlinie des Gemeinsamen Bundesausschusses zu Untersuchungs- und Behandlungsmethoden der vertragsärztlichen Versorgung (2024) https://www.g-ba.de/downloads/62-492-3493/MVV-RL_2024-04-18_iK-2024-07-04.pdf Aufgerufen am 31.07.2024

Strupp M et al. (2022) Vertigo-Leitsymptom Schwindel 3. Aufl. Springer, Berlin/Heidelberg

Vereinbarung über die Delegation ärztlicher Leistungen an nichtärztliches Personal in der ambulanten vertragsärztlichen Versorgung gemäß § 28 Abs. 1 S. 3 SGB V vom 1. Oktober als Anlage 24 zum Bundesmantelvertrag-Ärzte 2013. https://www.kbv.de/media/sp/24_Delegation.pdf Aufgerufen am 31.07.2024

Operationen

Inhaltsverzeichnis

6.1 HNO-Operationen im Überblick – 148
6.1.1 Operationsverfahren – 148
6.1.2 Kleinchirurgische Eingriffe – 149
6.1.3 Ambulante Operationen – 149
6.1.4 Belegärztliche Operationen – 150
6.1.5 Operationen an einer HNO-Klinik – 150

6.2 Operationen am Ohr – 150
6.2.1 Operation am äußeren Ohr – 150
6.2.2 Operationen am Trommelfell und Mittelohr – 151
6.2.3 Operationen am Innenohr – 153

6.3 Operationen an Nase und Nasennebenhöhlen – 154
6.3.1 Operationen an der Nase – 154
6.3.2 Operationen an den Nebenhöhlen – 155
6.3.3 Operationen am Gesicht – 156

6.4 Operationen in Mundhöhle und Rachen – 156
6.4.1 Operationen an den Mandeln – 156
6.4.2 Operationen an den Speicheldrüsen – 157
6.4.3 Operationen bei Rhonchopathie (Schnarchen) – 158

6.5 Operationen am Kehlkopf und Hals – 158
6.5.1 Operationen am Kehlkopf – 158
6.5.2 Operation an der Luftröhre – 159
6.5.3 Operationen am äußeren Hals – 159

Literatur – 160

© Der/die Autor(en), exklusiv lizenziert an Springer-Verlag GmbH, DE, ein Teil von Springer Nature 2025
H. W. Eichel, *Arbeitsplatz HNO-Praxis*, https://doi.org/10.1007/978-3-662-70502-5_6

6.1 HNO-Operationen im Überblick

Die Hals-Nasen-Ohrenheilkunde ist ein operativ ausgerichtetes Medizinfach. Auch die meisten HNO-Ärzte in der Praxis sind in unterschiedlichem Umfang operativ tätig.

6.1.1 Operationsverfahren

Die HNO-Organe liegen größtenteils „versteckt" im Schädel und Hals. Sie können operativ erreicht werden:
- direkt durch die natürlichen Öffnungen Gehörgang, Nasenlöcher, Mundhöhle
- über ein Endoskop durch die natürlichen Öffnungen Nasenhöhle oder Mundhöhle
- nach Eröffnung der Haut und eventuell zusätzlich des Schädelknochens oder von Weichteilen ◘ Abb. 6.1

Bei vielen HNO-Operationen werden Strukturen geformt. Diese Operationen werden als plastische (formende, bildende) Operationen bezeichnet und mit der Wortendung „plastik"

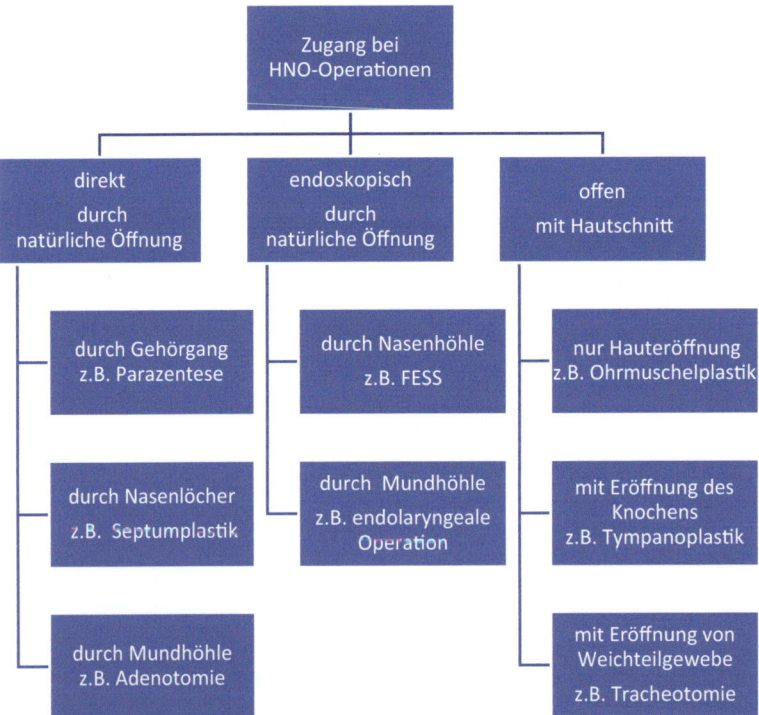

◘ **Abb. 6.1** Unterschiedliche Zugänge bei HNO-Operationen mit Beispielen. FESS: Funktionelle endoskopische Nasennebenhöhlenchirurgie; endolaryngeal: im Kehlkopfinnern

benannt, z. B. Tympanoplastik, Septumplastik. Die „Internationale Klassifikation der Operationen und Prozeduren" (OPS) listet alle Operationen mit einem Zahlencode auf (BfArM 2023). Diese Zahlencodes müssen bei der Abrechnung angegeben werden (▶ Abschn. 8.4.1).

In den folgenden Abschnitten sind die häufigsten ambulanten und belegärztlich-stationären HNO-Operationen erklärt, dazu kleinchirurgische Eingriffe. Spezielle Operationen, zu denen die HNO-Praxis an eine HNO-Klinik überweist, sind ebenfalls erwähnt. Die Indikation, also der medizinische Grund für die Operation, wird genannt. Alle genannten Krankheitsbilder sind im ▶ Kap. 2 erwähnt. Die Pfeile geben einen Hinweis auf die übliche Organisation der Operation (E, A, B oder K). (Einzelheiten bei Reiß 2021)

> HNO-Operationen können direkt über natürliche Öffnungen, endoskopisch oder nach Hauteröffnung von außen durchgeführt werden. Bei Operationen mit der Endung „plastik" werden Strukturen geformt

Organisation von hno-ärztlichen Operationen
— Kleinchirurgischer Eingriff → E
— Ambulante Operaton → A
— Belegärztliche stationäre Operation → B
— Stationäre Operation in der HNO-Klinik → K

> Alle Operationen und Eingriffe sind im Operationen- und Prozedurenschlüssel aufgelistet

6.1.2 Kleinchirurgische Eingriffe

Hierunter sind kleinere Operationen zu verstehen, die der HNO-Arzt in seiner Praxis in örtlicher Betäubung durchführen kann.

Die Vergütung fällt unter das Praxisbudget. Für Kinder bis zum vollendeten 12. Lebensjahr gelten die Abrechnungsregeln für ambulante Operationen.

6.1.3 Ambulante Operationen

Ambulante Operationen führt der HNO-Arzt in einem ambulanten Operationszentrum oder in einer Krankenhaus-OP-Einheit durch. Die Zusammmenarbeit mit einem Anästhesie-Team ermöglicht auch Operationen in Vollnarkose. Der Patient verlässt nach Abklingen der Narkose die OP-Einheit und wird in Begleitung nach Hause entlassen. Am nächsten Tag stellt er sich zur Kontrolle und Nachsorge in der Praxis vor. Für die erfreulicherweise seltenen Komplikationen muss der HNO-Arzt erreichbar sein.

Das ambulante Operieren wird seitens des Gesetzgebers und der Krankenkassen gefördert, da eine stationäre Operation wesentlich teurer wäre. Ambulante Operationen, die in Anlage 2 zum EBM ▶ Abschn. 8.4.1 aufgelistet sind und die postoperative Behandlung werden extrabudgetär vergütet.

> Bei einer ambulanten Operation begibt sich der Patient nach einer angemessenen Überwachungsphase nach Hause

6.1.4 Belegärztliche Operationen

Ein Belegarzt ist überwiegend in seiner Praxis tätig, hat aber die Möglichkeit, seine Patienten stationär in einem Krankenhaus zu behandeln. Das betrifft vor allem Operationen, die eine stationäre Überwachung erfordern. Selbstverständlich kooperiert der HNO-Arzt mit der Anästhesieabteilung des Krankenhauses. Er ist während des gesamten stationären Aufenthalts für seine Patienten verantwortlich, auch nachts und am Wochenende.

Belegärztliche Operationen und Visiten fallen nicht unter die Mengenbegrenzungen des EBM und werden extrabudgetär vergütet.

Eine belegärztliche Operation findet im Krankenhaus statt durch den HNO-Arzt, der den Patienten auch in der Praxis betreut hat. Der Patient verbringt nach der Operation mindestens eine Nacht im Krankenhaus

6.1.5 Operationen an einer HNO-Klinik

Für Operationen, die ein größeres Ärzteteam, spezielle operative Erfahrung, eine aufwändige stationäre Überwachung und intensive Nachsorge erfordern, weist der HNO-Arzt den Patienten in eine HNO-Klinik oder hauptamtlich geführte HNO-Krankenhausabteilung ein. Dies betrifft vor allem Operationen bei bösartigen Tumoren, schweren Verletzungen, Operationen am Innenohr und am Gleichgewichtshörnerv. HNO-Praxen. die weniger operativ ausgerichtet sind, weisen auch für Routine-Operationen in eine Klinikabteilung ein.

6.2 Operationen am Ohr

6.2.1 Operation am äußeren Ohr

- **Plastische Korrektur abstehender Ohrmuscheln**

Hierbei wird von einem Schnitt in der Umschlagfalte an der Rückseite der Ohrmuschel der Knorpel freigelegt und durch Einschneiden und Formung korrigiert, sodass die Muschel gut anliegt. Meistens wird die Anthelix ◘ Abb. 1.2 modelliert. Anschließend muss für 10 Tage ein fester Verband getragen werden. → A, B

6.2.2 Operationen am Trommelfell und Mittelohr

- **Trommelfellpunktion und intratympanale Medikamenteninstillation**

Hierzu wird das Trommelfell oberflächlich betäubt und mit einer Nadel punktiert. Durch die Nadel kann ein Medikament eingespritzt werden, das über das runde Fenster die Hörschnecke erreicht. Alternativ kann über einen Trommelfellschnitt ein Paukenröhrchen gelegt und das Medikament hierüber gegeben werden. Indikation: Hörsturz, Meniere-Erkrankung → E, A. Bei Meniere kann heftiger Schwindel ausgelöst werden, deshalb oft → K.

Bei der intratympanalen Injektion wird das Trommelfell in Oberflächenbetäubung mit einer Nadel punktiert

> **Instillation** („Einträufeln") ist das Einbringen eines flüssigen Wirkstoffs in einen Hohlraum, z. B. in die Paukenhöhle

- **Parazentese ohne oder mit Einlage eines Röhrchens**

Dies ist ein Schnitt in das Trommelfell und das Absaugen von Sekret aus der Paukenhöhle. Bei zähem Paukenerguss wird in die Schnittöffnung ein Paukenröhrchen eingelegt, sodass eine längerfristige Belüftung der Paukenhöhle erfolgt (Paukendrainage ◘ Abb. 6.2). Das Röhrchen wandert nach einigen Monaten aus dem Trommelfell in den Gehörgang, danach schließt sich das Trommelfell wieder. Langzeitröhrchen können mehrere Jahre verbleiben und müssen gezogen werden. Indikation: Paukenerguss, akute Mittelohrentzündung mit Komplikation, chronische Tubenfunktionsstörung → E, A

Die Parazentese ist ein Einschnitt in das Trommelfell und Absaugen von Sekret aus der Paukenhöhle. Zur längeren Belüftung der Paukenhöhle kann ein Belüftungsröhrchen eingesetzt werden

- **Trommelfellschienung**

Dies ist der Verschluss einer Trommelfellperforation durch Ausstülpen der eingeschlagenen Ränder und Auflegen einer dünnen Folie als Leitschiene. Indikation: frische Trommelfellruptur → E

> **Ruptur**: Riss einer weichen Gewebestruktur, z. B. Membran. Im Gegensatz hierzu ist eine Fraktur der Bruch eines Knochens oder Knorpels

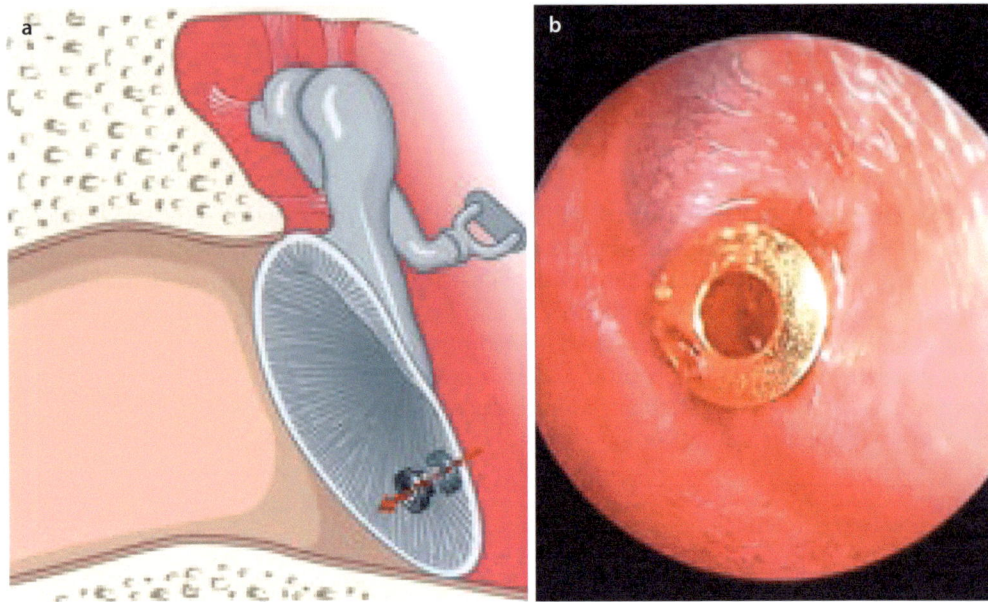

Abb. 6.2 Paukendrainage **a** Paukenröhrchen stellt Verbindung zwischen Gehörgang und Paukenhöhle her **b** Trommelfell mit eingesetztem Röhrchen. (Lenarz und Boenninghaus 2012)

- **Tympanoskopie**
Dies ist eine Aufklappung des Trommelfells zur genauen Untersuchung der Paukenhöhle und wenn nötig „Reparatur". Indikation: Verdacht auf Defekt der Gehörknöchelchenkette oder Ruptur der runden Fenstermembran → A, B, K

- **Myringoplastik**
Dies ist der Verschluss einer Trommelfellperforation durch Einpfropfen von körpereigenem Gewebe (Muskelhaut, Bindegewebe). Indikation: länger bestehende Perforation → A

- **Tympanoplastik**
Dies ist der Aufbau einer zerstörten Trommelfell-Gehörknöchelchenkette. Dabei wird entzündliches Gewebe aus dem Mittelohr entfernt, die Gehörknöchelchenkette mit eigenem Gewebe oder einer Prothese aufgebaut und eine Trommelfellperforation verschlossen. Der Zugang zum Mittelohr kann von der Ohrmuschelumschlagfalte oder durch Erweiterung des Gehörgangs erfolgen. Indikation: Chronische Mittelohrentzündung, Cholesteatom, Mittelohrverletzung. → B, K

> Bei einer Tympanoplastik wird entzündliches Gewebe aus dem Mittelohr entfernt, die Gehörknöchelchenkette aufgebaut und eine Trommelfellöffnung verschlossen

- **Mastoidektomie**

Dies ist die Ausräumung der lufthaltigen Zellen im Warzenfortsatz von einem Zugang hinter der Ohrmuschel. Indikation: akute Mastoiditis (Warzenfortsatzentzündung), Cholesteatom des Mittelohrs, das in die Mastoidzellen eingewachsen ist. → B, K

- **Stapesplastik**

Dies ist eine Operation am Steigbügel um die unbewegliche Fußplatte zu ersetzen. Dabei kann der gesamte Steigbügel entfernt und durch eine Prothese ersetzt werden oder die Fußplatte wird durchbohrt und die Prothese bewegt sich durch die Öffnung. Indikation: Otosklerose mit Schalleitungsschwerhörigkeit →B, K

- **Ballondilatation der Ohrtrompete**

Dies ist die Aufdehnung der Ohrtrompete durch Einführen eines Ballonkatheters unter endoskopischer Kontrolle. Der Katheter wird über die Nasenhöhle und den Nasenrachen in die Tube eingeführt und der Ballon wird kontrolliert mit Kochsalzlösung gefüllt. Er übt für 2 min einen Druck auf die Tubenwand aus und wird dann wieder abgelassen und entfernt. Indikation: chronische Tubenfunktionsstörung → K

Bei der Aufdehnung der Ohrtrompete wird ein Ballonkatheter über die Nase in die Tube eingeführt und kurz mit NaCl-Lösung gefüllt

- **Mittelohr-Implantat**

Dies ist das Einsetzen des implantierten Teils einer Mittelohrhörprothese (▶ Abschn. 2.2.5). Dabei wird der Schläfenknochen von einem Zugang hinter der Ohrmuschel freigelegt. Die Empfängerspule wird in ein Knochenfenster platziert, der Signalgeber wird am Amboss oder Steigbügel befestigt. → K

6.2.3 Operationen am Innenohr

- **Cochlea-Implantat**

Die ist das Einsetzen des implantierten Teils einer Innenohrhörprothese. Dabei wird der Schläfenknochen von einen Zugang hinter der Ohrmuschel freigelegt. Die Empfangsspule wird in ein Knochenfenster platziert, der Elektrodenträger wird in die Schnecke eingebracht. → K

- **Entfernung eines Vestibularisschwannoms**

Je nach Größe des Tumors ▶ Abschn. 2.2.4 sind unterschiedliche Zugänge zum inneren Gehörgang möglich. Dabei wird versucht, das Gehör und den Fazialisnerv zu schonen.

6.3 Operationen an Nase und Nasennebenhöhlen

6.3.1 Operationen an der Nase

- **Verkleinerung der unteren Nasenmuschel**

Es sind verschiedene Verfahren möglich, für die eine örtliche Betäubung oder eine Vollnarkose nötig ist:
— Koagulation, die Gewebeschrumpfung durch Überhitzung der Schleimhaut durch Anwendung von Hochfrequenzstrom, Radiofrequenzstrom, oder Argon-Plasma-Beamer mit Nadelstichelektroden
— berührungsfreie Koagulation mit dem Laserstrahl
— Schleimhautabtragung mit einer speziellen Schere
— Verkleinerung des Muschelknochens nach Aufklappung der Schleimhaut, die Turbinoplastik, eine schleimhautschonende Methode.

Die Nasenmuscheln werden durch Koagulation der Schleimhaut oder durch Bearbeitung des Knochenkerns verkleinert

Indikation: Behinderte Nasenatung durch vergrößerte Nasenmuscheln. → A

- **Septumplastik**

Septumplastik ist die Korrektur der Nssenscheidewand. Rhinoplastik ist die Korrektur oder der Wiederaufbau des äußeren Nasengerüsts

Dies ist die Korrektur der Nasenscheidewand über einen Zugang durch ein Nasenloch. Dabei wird die Schleimhaut von der knorpelig-knöchernen Wand abpräpariert. Knorpel und Knochen werden bearbeitet, bis die Wand ohne Verbiegung und Auswüchse gerade steht. Die Schleimhaut wird wieder angelegt und durch eine beidseitige Tamponade angepresst. Der Zugang im Nasenvorhof wird durch eine Naht geschlossen.
Indikation: Behinderte Nasenatmung durch eine Septumdeviation. → A, B, K

- **Rhinoplastik**

Dies ist die Korrektur des äußen Nasengerüsts über die Nasenlöcher oder über eine Freilegung des Nasengerüsts von außen.
Indikation: Formänderung aus ästhetischen Gründen oder der Wiederaufbau nach einer Krebsoperation. → B, K

- **Septorhinoplastik**

Dies ist die Korrektur des äußeren Nasengerüsts und der Nasenscheidewand über die Nasenlöcher oder über eine Freilegung des Nasengerüsts von außen. Indikation: Behinderte Nasenatmung, die durch eine Septumplastik allein nicht zu beheben ist oder die Formänderung aus ästhetische Gründen. → B, K

- **Reposition einer Nasengerüstfraktur**

Dabei werden eingesunkene und verschobene Knochenfragmente (Bruchstücke) durch Anheben und Bewegen wieder in der richtigen Position eingerichtet. Dazu wird ein Elevatorium (Instrument zum Anheben) in die Nasenhöhlen eingeführt und gleichzeitig mit der anderen Hand von außen das Nasengerüst anmodelliert. Das Nasengerüst wird durch eine Tamponade von innen und eine Gips- oder Aluminiumschiene von außen gehalten. → A

6.3.2 Operationen an den Nebenhöhlen

- **Kieferhöhlenpunktion und -spülung**

Nach Abschwellen und Oberflächenbetäubung wird vom unteren Nasengang die dünne Knochenwand zur Kieferhöhle mit einer Nadel durchstoßen. Über die Nadel kann die Kieferhöhle gespült werden. Indikation: akute Kieferhöhlenentzündung mit Eiterstau (Empyem) → E

Die Kieferhöhle kann vom unteren Nasengang punktiert und gespült werden

- **Kieferhöhlenfensterung**

Dabei wird die natürliche Öffnung zwischen Nasenhöhle und Kieferhöhle im mittleren Nasengang erweitert oder vom unteren Nasengang eine Öffnung neu angelegt. Indikation: akute oder chronische Sinusitis maxillaris. → A, B

- **Funktionelle endoskopische Sinus Chirurgie (FESS)**

Durch die Nasenhöhlen werden mit Einsatz von Endoskop und OP-Mikroskop die Zugänge zu den Nebenhöhlen wo nötig eröffnet und erweitert. Krankhafte Schleimhaut oder Polypen werden entfernt. Je nach betroffener Höhle sind unterschiedliche Operationen möglich:
- Infundibulotomie: Erweiterung der Öffnung zur Kiefer- und Stirnhöhle
- Ethmoidektomie: Ausräumung der Siebbeinzellen
- Sphenoidektomie: Ausräumung der Keilbeinhöhle
- Pan-Sinus-Operation: Eröffnung und Erweiterung der Zugänge zur Kiefer-, Stirn-, und Keilbeinhöhle

Indikation: chronische Sinusitis mit und ohne Polypen. → B, K

Die schleimhautschonenden Operationen an den Nasennebenhöhlen werden mit Endoskop und Mikroskop durch die Nasenlöcher vorgenommen

6.3.3 Operationen am Gesicht

- **Entfernung einer Hautkrebses**

Bei Basalzellkarzinomen und Plattenepithelkarzinomen wird die Dianose durch Biopsie gesichert und der Tumor mit Sicherheitsabstand ausgeschnitten. Die Wundränder des Exzidats werden vom Pathologen auf Freiheit von Krebszellen untersucht, ansonsten muss nachgeschnitten werden. Der Defekt wird durch eine Hautlappenplastik geschlossen. Patienten mit Verdacht auf ein malignes Melanom werden ohne Biopsie an eine spezialisierte Klinik überweisen. → A, B, K

- **Hautlappenplastik**

Dies ist der Verschluss des Hautdefekts nach Entfernung eines Hautkrebses durch Gewebeverlagerung aus der Umgebung. → A, B, K

6.4 Operationen in Mundhöhle und Rachen

6.4.1 Operationen an den Mandeln

- **Adenotomie**

Die Adenotomie ist die Entfernung der vergrößerten Rachenmandel. Die Tonsillotomie ist die Verkleinerung der vergrößerten Gaumenmandeln, die Tonsillektomie die vollständige Entfernung der Mandeln

Dies ist die Entfernung der Rachenmandel. Die Rachenmandel wird in Vollnarkose über den aufgespreizten Mund mit einem Ringmesser (Adenotom) abgetragen. Indikation: vergrößerte Rachenmandel mit Beeinträchtigung der Nasenatmung und der Mittelohrbelüftung. → A

- **Tonsillotomie**

Dies ist die Verkleinerung der Gaumenmandeln mit dem Laserstrahl oder Radiofrequenzchirurgie in Vollnarkose. Sie wird bei Kindern unter 6 Jahren statt einer vollständigen Mandelentfernung empfohlen, da im Vergleich zur vollständigen Gaumenmandelentfernung weniger Blutverlust und weniger Beeinträchtigung des Immunsystems zu erwarten ist. Indikation: Gaumenmandelhyperplasie → A

- **Tonsillektomie**

Die ist die vollständige Entfernung der Gaumenmandeln. Die Mandeln werden mit der Kapsel ausgeschält (Abb. 6.3). Seltene, aber mögliche Komplikation ist die Nachblutung. Indikation: chronische Tonsillitis, Gaumenmandelhyperplasie,

6.4 · Operationen in Mundhöhle und Rachen

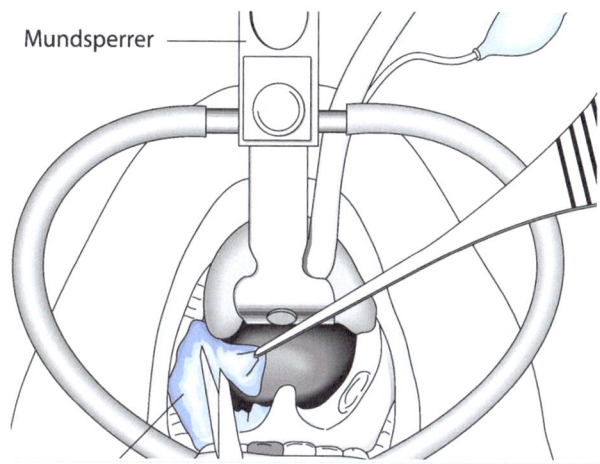

Abb. 6.3 Blick in den geöffneten Mund für Tonsillektomie oder Tonsillotomie. Der Patient liegt in Rückenlage. Unter dem Mundsperrer ist der Intubationsschlauch sichtbar. (Rex 2019)

Peritonsillarabszess, Gaumenmandeltumor → B, K. Nach Entfernung der Gaumenmandeln kann es zu vermehrtem lymphatischem Gewebe an der Rachenhinterwand als Seitenstränge und an der Zungengrundmandel kommen.

- **Eröffnung eines Tonsillarabszesses**

Dies ist die Inzision in die pralle Vorwölbung oberhalb der Gaumenmandel, das Aufspreizen der Abszesshöhle und das Absaugen des Eiters,. Der Eingriff kann in Narkose oder örtlicher Betäubung durchgeführt werden → E, A

6.4.2 Operationen an den Speicheldrüsen

- **Schlitzung eines Speicheldrüsengangs**

Dabei wird über den geöffneten Mund de Ausführungsgang der Unterkieferspeicheldrüse mit eingeführten Sonde fixiert und mit einem Scherchen geschlitzt. Indikation: Speichelstein im Unterkieferdrüsenausführungsgang. → E, A

Die Schlitzung des Speicheldrüsengangs einer Unterkieferspeicheldrüse zur Steinentfernung wird durch den Mund vorgenommen

- **Submandibularis-Exstirpation**

Dies ist die Entfernung der Unterkieferspeicheldrüse von außen durch einen Schnitt unter dem Unterkieferrand. Indikation: chronische Entzündung, Steine in der Drüse → B, K

- **Parotidektomie**

Dies ist die Entfernung der Ohrspeicheldrüse durch einen Schnitt vor der Ohrmuschel. Bei Operationen an der Ohrspeicheldrüse muss auf den Fazialisnerv geachtet werden. Indikation: Tumor in der Drüse → K

6.4.3 Operationen bei Rhonchopathie (Schnarchen)

- **Laserassistierte Uvulopalatoplastik (LAUP)**

Dies ist die Entfernung von überschüssigem Gewebe am Gaumensegel mit Kürzung des Gaumenzäpfchens mit dem Laserstrahl. Die Operation kann mit einer Mandelverkleinerung oder Mandelentfernung kombiniert werden. Indikation: Schnarchen bei Erwachsenen. → A, B Wenn das Schnarchen mit einer Schlaf-Apnoe einhergeht, kann eine umfangreichere Operation am weichen Gaumen und Rachen einschließlich Mandelentfernung helfen, die Uvulapalatopharyngoplastik (UVPP).

6.5 Operationen am Kehlkopf und Hals

6.5.1 Operationen am Kehlkopf

- **Indirekte Kehlkopfchirurgie**

Dies ist die Entfernung eines Fremdkörpers oder einer Schleimhautveränderung mit gebogenem Zängchen durch den Mund in Oberflächenbetäubung. Dabei wird der Kehlkopf durch ein Lupenlaryngoskop oder ein flexibles Endoskop betrachtet. Indikation: Fremdkörper, Stimmlippenpolyp, Gewebeprobe. → E, A

- **Direkte mikroskopisch-endoskopische Kehlkopfchirurgie**

Bei der endokopischen Chirurgie des Kehlkopfs wird mit feinen Instrumenten oder Laserstrahl durch das Endoskoprohr operiert. Blick und Licht gehen durch das Mikroskop in den Kehlkopf

Diese Operation stellt eine Ergänzung zur direkten Mikrolayngoskopie ▶ Abschn. 3.5.2 in Narkose dar. Der Kehlkopf wird wie bei der Mikrolalarygoskopie mit einem starren Hohlrohr eingestellt. Blick, Licht und eventuell Laserstrahl gehen durch das vorgeschaltete Binokularmikroskop. Vorteile sind das ruhige Operationsfeld und die Möglichkeit, beidhändig zu operieren. Indikation: Jede Art von Schleimhautveränderung im Kehlkopf oder Hypopharynx, einschließlich bösartiger Tumore. → A, B, K.

Typische Operationsverfahren:
– Dekortikation: Abschälung des Stimmlippenepithels
– Chordektomie: Entfernung einer Stimmlippe
– Kehlkopfteilresektion: Entfernung eines größeren Teils des Kehlkopfs

- **Laryngektomie**

Dies ist die vollständige Entfernung des Kehlkopfes von außen. Die vom Kehlkopf abgetrennte Luftröhre wird mit einer äußeren Öffnung der Halshaut vernäht. Der Patient atmet durch dieses Tracheostoma („Luftröhrenmündung"). Um Sprechen zu ermöglichen, wird zwischen Luftröhrenhinterwand und Speiseröhrenvorderwand eine Ventilprothese in eine operativ angelegte Öffnung eingesetzt. Bei zugehaltenem Trachostoma wird die Ausatmungsluft an den Speiseröhreneingang umgeleitet und versetzt dort weiches Gewebe als Ersatzglottis in hörbare Schwingungen. Diese werden für eine natürlich klingende Stimme genutzt. Funktionell schlechtere Möglichkeiten der Stimmerzeugung sind die Ructus-Stimme, bei der mit hochgerülpster Luft ein Stimmklang erzeugt wird und die elektronische Sprechhilfe, ein Vibrator, der einen nicht veränderbaren Ton erzeugt. Nach einer Laryngektomie ist auch das Riechen beeinträchtigt. Indikation: Kehlkopfkarzinom und Hypopharynxkarzinom, die durch eine kehlkopferhaltende Operation nicht sicher zu entfernen sind. → K

Laryngektomie ist die vollständige Entfernung des Kehlkopfs. Die Atmung kann dann nur über ein Tracheostoma erfolgen, die Stimmgebung durch eine Ersatzglottis in der oberen Speiseröhre

6.5.2 Operation an der Luftröhre

- **Tracheotomie (Luftröhrenschnitt)**

Dies ist die Eröffnung der Luftröhrenvorderwand von außen und die Verbindung mit der Öffnung an der Halshaut, sodass ein Tracheostoma entsteht (▶ Abb. 3.2). Damit diese nicht schrumpft, wird eine Trachealkanüle eingesetzt, ein gebogenes Rohr aus festem oder biegsamen Material → B, K. Indikation:
- Atemwegsverengung im Bereich des Kehlkopfs
- Notwendigkeit der maschinelle Beatmung
- Schluckstörung mit Aspiration, das ist Eindringen von Material in die unteren Atemwege
- Erleichterung der Atmung bei neurologischen und pulmonalen Atemproblemen

Bei einer Tracheotomie wird die Luftröhrenvorderwand nach einem Schnitt am äußeren Hals eröffnet und eine Kanüle eingesetzt

6.5.3 Operationen am äußeren Hals

- **Lymphknotenexstirpation**

Die ist die Entfernung eines verdächtigen Lymphknotens zur feingeweblichen Untersuchung. Indikation: nicht anders abklärbare, anhaltende Lymphknotenvergrößerung → B, K

■ **Neck Dissection (Radikale zervikale Lymphadenektomie)**

Neck Dissection ist die Ausräumung der Lymphknoten und Lymphgefäße am Hals in einem Block

Dies ist die Ausräumung der Lymphknoten und Lymphgefäße am Hals in einem Block mit dem umgebenden Binde- und Fettgewebe, ein- oder beidseitig. Indikation: nachgewiesene oder mögliche Metastasierung einer Kopf-Hals-Krebserkrankung in die Halslymphknoten. → K

Literatur

BfArM: Bundesinstitut für Arzneimittel und Medizinprodukte (Hrsg) (2023) Operationen- und Prozedurenschlüssel – Internationale Klassifikation der Prozeduren in der Medizin Amtliche Ausgabe im Auftrag des Bundesministeriums für Gesundheit (BMG). Berlin

Lenarz T, Boenninghaus HG (2012) Hals-Nasen-Ohren-Heilkunde, 14. Aufl. Springer, Berlin

Reiß M (Hrsg) (2021) Facharztwissen HNO-Heilkunde, 2. Aufl. Springer, Berlin/Heidelberg

Rex S et al. (2019) Anästhesie in der Hals-Nasen-Ohrenheilkunde. In: Die Anästhesiologie (2019) Hrsg Rossaint R et al. 4. Aufl. Springer, Berlin Heidelberg

Notfälle

Inhaltsverzeichnis

7.1 Organisation und Ausrüstung – 162
7.1.1 Was ist ein Notfall? – 162
7.1.2 Notfallausrüstung – 163
7.1.3 Notfallmedikamente – 164

7.2 Patient von außen als HNO-Notfall – 165
7.2.1 Welche Notfälle sind zu erwarten? – 165
7.2.2 Verhalten bei der Anmeldung – 166

7.3 Komplikationen bei ärztlichen Maßnahmen – 167
7.3.1 Internistische und HNO-Komplikationen – 167
7.3.2 Anaphylaxie – 169

7.4 Internistische Notfälle in der Praxis – 170
7.4.1 Die Notfallsituation – 170
7.4.2 Beispielhafte Notfälle – 174
7.4.3 Herz-Lungen-Wiederbelebung nach der ABC-Regel – 178

Literatur – 181

© Der/die Autor(en), exklusiv lizenziert an Springer-Verlag GmbH, DE,
ein Teil von Springer Nature 2025
H. W. Eichel, *Arbeitsplatz HNO-Praxis*, https://doi.org/10.1007/978-3-662-70502-5_7

7.1 Organisation und Ausrüstung

7.1.1 Was ist ein Notfall?

Bei medizinischen Notfällen ist hinsichtlich des Managements zu unterscheiden zwischen „echtem" Notfall, Akutfall und Eilfall.

> Kennzeichen eines Notfalls
> — akutes Auftreten
> — mögliche Gefahr für das Leben
> — ohne sofortige medizinische Hilfe drohen ernste oder bleibende Schäden

Ein Notfall ist eine Situation, die ohne sofortige medizinische Hilfe zu schweren oder bleibenden Schäden oder dem Tod führt

- **Notfall**

Als Notfall wird jede Situation eines Patienten bezeichnet, die ohne sofortige medizinische Behandlung zu schweren oder bleibenden Schäden oder dem Tod führt. Ein medizinischer Notfall tritt plötzlich auf. Es kann sein, dass der Patient vorher keine Symptome hatte oder dass sich bestehende Symptome schnell verschlimmern.

- **Akutfall**

Dieser Begriff ist in Zusammenhang mit der Terminvermittlung durch Terminservicestellen festgelegt worden. Ein Akutfall ist eine medizinische Situation, die spätestens am nächsten Tag vom Arzt gesehen werden sollte.

- **Eilfall**

Dieser Begriff ist in Zusammenhang mit der Hörsturz-Therapie entstanden. Der Eilfall ist eine Situation, die innerhalb von 48 Stunden ärztlich gesehen werden soll.

- **Dringender Fall**

Dieser Begriff ist ebenfalls in Zusammenhang mit der Terminvermittlung durch Terminserviestellen festgelegt worden. Ein dringender Fall sollte innerhalb von 35 Tagen (!) vom Arzt gesehen werden.

- **Notfall in der HNO-Praxis**

Lebensbedrohliche Notfälle sind bei Patienten von außen die Ausnahme. Diese Patienten wenden sich an die Notrufnummer 112 oder werden direkt in die Notaufnahme einer Klinik gebracht. Bei Patienten in der Praxis kann durch Komplikationen bei ärztlichen Maßnahmen oder bei internistischen Vorerkrankungen ein lebensbedrohlicher Notfall auftreten. Für diese Situation muss eine Notfallausrüstung und eine Notfallapotheke bereitgehalten werden und das Praxisteam muss dafür geübt sein.

Bei Patienten, die als Notfall die HNO-Praxis aufsuchen liegt meistens ein Akutfall oder Eilfall vor, da die Situation entweder schmerzhaft oder lästig ist. „Echte" HNO-Notfälle sind z. B. Patienten mit akuter Blutung oder Engegefühl im Hals mit Luftnot.

Die Behandlung von typischen HNO-Akutfällen ist für das Praxisteam Routine, die erforderliche Ausrüstung ist die normale HNO-Praxisausstattung. Akut- und Eilfälle stellen vor allem hinsichtlich des Einschiebens in den Routine-Terminplan ein Managementproblem dar. Im organisierten hno-ärztlichen Notdienst sollte jeder Patient sofort bzw. am gleichen Tag gesehen werden.

Eine Notfallsituation in der HNO-Praxis kann durch einen Patienten von außen entstehen, in Zusammenhang mit der Behandlung eines Patienten oder durch eine internistische Vorerkrankung auftreten

7.1.2 Notfallausrüstung

Die Ausrüstung ist regelmäßig auf Vollständigkeit zu prüfen. Die Batterien im Laryngoskop sind auf Funktionsfähigkeit zu überprüfen.
- Absaugkatheter, Absaugpumpe
- Ampullensäge
- Beatmungsbeutel mit Atemmasken für Erwachsene und Kinder
- Blutdruckmessgerät
- Blutzuckermessgerät oder Blutzuckerstix und Stichlanzette
- Defibrillator (sinnvoll, aber nicht vorgeschrieben)
- Einmalhandschuhe
- Einmalkanülen (z. B. gelb, grün)
- Einmalspritzen (5 ml, 10 ml)
- Guedel-Tuben in verschiedenen Größen
- Infusionslösung (Ringer Lösung und isotonische Kochsalzlösung 0,9 %)
- Intubationsbesteck mit Laryngoskop; Tuben für Säuglinge, Kinder, Erwachsene; Spritze und Klemme für Block; Batterien im Handgriff und Reservebatterien.
- Koniotomie Set
- Notfallmedikamente ▶ Abschn. 7.1.3
- Pflaster
- Pulsoxymeter (misst O_2-Sättigung ▶ Abschn. 5.6.1 und Pulsfrequenz am Finger)
- Sauerstoffgerät mit Nasensonde und Maske
- Schere
- Stauschlauch
- Stethoskop

- Taschenlampe (Batterien sind regelmäßig auf Funktionsfähigkeit zu überprüfen.)
- Tupfer (keimarne und sterile)
- Venenverweilkanülen in 3 verschiedenen Größen

Ein automatisierter externer Defibrillator ist für die HNO-Praxis nicht vorgeschrieben, aber sinnvoll. Der Batterieladezustand muss regelmäßig überprüft werden. Sicherheitstechnische Kontrollen sind gesetzlich vorgeschrieben ▶ Abschn. 8.5.2

7.1.3 Notfallmedikamente

Die genannten Medikamente basieren auf aktuellen Empfehlungen in der Literatur (Lehmke 2016, Reiß 2021, Ziegenfuß 2021). Für die Richtigkeit dieser Angaben hinsichtlich Auswahl und Dosierung kann der Autor keine Verantwortung übernehmen. Dies gilt für das gesamte ▶ Kap. 7. Dosierungsangaben und Lagerungshinweise im Beipackzettel sind zu beachten.

> mg = Milligramm; µg = Mikrogramm; ml = Milliliter

- **Medikamente zur oralen Verabreichung und Zäpfchen**
- Cetirizin 10 mg Tabletten
- Dimenhydrinat, z. B. Vomex A 150 mg Zäpfchen
- Diazepam Tropfen, z. B. Diazepam ratio Tropfen
- Kalzium Brausetabletten Calcium Sandoz forte
- Glukose, z. B. Traubenzuckerplättchen
- Nifedipin Weichkapsel 5 mg Kapsel
- Prednisolon 100 mg Zäpfchen

- **Dosiersprays, Aerosole**
- Adrenalin Pumpspray, z. B. Infecto Krupp Inhalierer
- Nitroglycerin Spray
- Salbutamol Dosier Aerosol

- **Medikamente zur intravenösen oder intramuskulären Verabreichung**
- Adrenalin Suprarenin Ampullen (Amp) 1:1000 1 ml = 1 mg, immer mit 9 ml 0,9 % NaCl auf 10 ml verdünnen!
- Adrenalin Autoinjektor intramuskulär Fastject 300
- Adrenalin Autoinjektor intramuskulär Fastject Junior 150
- Atropin Sulfat 0,5 mg 1 ml Amp
- Clemastin z. B. Tavegil 2 mg 5 ml Amp
- Dimetinden z. B. Fenistil 1 mg/1 ml 4 ml Amp

- Dexamethason z. B. Fortecortin 100 mg
- Furosemid z. B. Lasix Amp 40 mg
- Glukose 40 % Amp 100 ml
- NaCl 0,9 % Amp 10 ml
- Tramadol 100 mg 1 ml Amp
- Prednisolon 250 mg Amp + Lösungsmittel
- Reproterol 0,9 mg 1 ml Amp

- **Infusionslösung**
- NaCl 0,9 % – 500 ml Flasche
- Ringer Lösung – 500 ml Flasche

- **Material für das Legen einer peripheren Venenverweilkanüle**

Diese Ausrüstung sollte komplett und griffbereit aufbewahrt werden.
- Venenverweilkanülen in 3 Größen
- Fixationspflaster
- Drei-Wege-Hahn
- Einmalhandschuhe unsteril
- Tupfer unsteril, keimarm
- Haut- und Händedesinfektionsmittel
- Stauschlauch
- 10 ml Ampulle NaCl 0,9 %
- Einmal-Unterlage
- Abwurfbehälter

7.2 Patient von außen als HNO-Notfall

7.2.1 Welche Notfälle sind zu erwarten?

Patienten mit akuten Beschwerden sind normale Vorkommnisse im Praxisalltag und stellen an Arzt und MFA keine erhöhten Anforderungen, außer für die Terminplanung. In der Statistik einer Universitätsklinik wurden 32.968 ambulante HNO-Notfälle ausgewertet (Lochbaum 2022), darunter waren:
- Epistaxis nasi (8082 Fälle)
- Otitis media (5918 Fälle)
- Otitis externa (4781 Fälle)
- Akute Tonsillitis (3998 Fälle)
- Nasenpyramidenfraktur (3313 Fälle)
- Cerumen obturans (2451 Fälle)
- Peritonsillarabszess (2411 Fälle)

In der HNO-Praxis sind die Diagnosen „Nasenpyramidenfraktur" und „Peritonsillarabszess" seltener zu erwarten, dafür mehr „Cerumen obturans" und „Otitis externa". Die genannten Krankheitsbilder einschließlich der Therapie sind in ▶ Kap. 2 beschrieben.

7.2.2 Verhalten bei der Anmeldung

> Notfälle mit sofortiger Vorstellung
> — frisch operierter Patient
> — akute Blutung
> — Luftnot oder Enge im Hals
> — akute Ertaubung

Bei der telefonischen Anmeldung des Patienten als Notfall ist die MFA in großer Verantwortung. Sie muss durch gezielte Fragen die Bedrohlichkeit und Dringlichkeit klären. Wenn bedrohliche Erkrankungen, die eine sofortige Vorstellung verlangen, ausgeschlossen sind, kann die sonstige Dringlichkeit durch diese Fragen eingeschätzt werden:
— Akutes Auftreten der Symptome in den letzten drei Tagen?
— Heftigkeit der Symptome, z. B. Schmerz?
— schnell fortschreitende Verschlechterung?

Je nach Bedrohlichkeit und Dringlichkeit muss eine Entscheidung (→) getroffen werden:
— lebensbedrohlicher Notfall, z. B. Luftnot ohne HNO-Bezug → Verweis an die Notrufnummer 112 oder die nächste Klinik mit Notaufnahme
— echter HNO-Notfall, z. B. Nachblutung nach Operation → Vorstellung sofort
— Akutfall, z. B. starke Ohrenschmerzen → Vorstellung am gleichen Tag
— Eilfall, z. B. akute Hörminderung → Vorstellung am gleichen oder nächsten Tag

Bei Unsicherheit ist eine Rücksprache mit dem Arzt sinnvoll. Falls dies nicht möglich ist und die MFA selbst entscheiden muss, sollte sie den Patienten lieber früher als später einbestellen. Dies gilt insbesondere für Kinder und für alle Patienten im organisierten hno-ärztlichen Notdienst. Ein möglicherweise ernster Notfall muss sofort angenommen werden. Falls sich nach dem Eintreffen herausstellt, dass die Not doch nicht so groß ist, kann der Patient überwacht warten bis es organisatorisch passt, ihn einzuschieben. Beispiele ohne Anspruch auf Vollständigkeit:

- **HNO-Notfälle: sofort**
- Blutung nach einer ambulanten oder belegärztlichen Operation
- Nasenbluten
- Engegefühl im Hals mit Schluckunmöglichkeit (z. B. Tonsillarabszess, Epiglottitis)
- Engegefühl im Hals mit Luftnot
- akute Ertaubung
- Fremdkörper im Kehlkopf oder in den Bronchien
- Verätzung im Rachen oder in der Speiseröhre

- **Akutfall: am gleichen Tag**
- akuter Ohrschmerz
- akuter Drehschwindel mit Erbrechen
- Fremdkörper in der Nase, im Rachen, in der Speiseröhre

- **Eilfall: am gleichen oder nächsten Tag**
- akute Hörverschlechterung auf einem Ohr
- Nasenbeinbruch

7.3 Komplikationen bei ärztlichen Maßnahmen

7.3.1 Internistische und HNO-Komplikationen

Komplikationen durch ärztliche Maßnahmen sind selten, aber nicht immer vermeidbar. Der Patient befindet sich bereits in der Praxis, die Notfallmaßnahmen können sofort beginnen.

> Bei der telefonischen Ankündigung eines Patienten als „Notfall" sollte durch gezielte Fragen und eventuelle Rücksprache mit dem Arzt eine Entscheidung getroffen werden: Vorstellung sofort, am gleichen Tag, am nächsten Tag oder am nächsten freien Termin

- **Blutung**

Nasenbluten kann nach Tamponadeentfernung auftreten, es wird durch Koagulation oder erneute Tamponade behandelt. Eine Rachenblutung nach Adenotomie oder Tonsillotomie/Tonsillektomie bei Kindern erfordert sofortige stationäre Einweisung in eine HNO-Abteilung. Bei Erwachsenen nach Tonsillektomie wird die Blutungsstelle zunächst durch Koagulation und Kompression mit einem gehaltenem Tupfer behandelt, bei Erfolglosigkeit ist stationäre Einweisung nötig.

> Nach dem Entfernen einer Nasentamponade kann es zu Nasenbluten kommen

- **Laryngospasmus (Glottiskrampf)**

Dies ist eine reflektorische Verengung der Stimmritze durch Aneinanderlegen der Stimmlippen. Bei einem Patient mit bereits krankheitsbedingt enger Stimmritze kann es durch eine eigentlich harmlose Maßnahme wie Einsprühen eines Betäubungsmittels oder eine Lupenlaryngoskopie zu einem reflektorischen Verschluss der Stimmritze kommen. Der Patient atmet schwer mit einem Geräusch (Stridor) und bekommt zunehmend Luftnot. Hier wird Sauerstoff über die Maske 4–6 Liter/min gegeben und die notfallmäßige Intubation oder Koniotomie vorbereitet.

> **Notfallmaßnahme**
>
> **Orotracheale Intubation**: Einführen eines Schlauches über den Mund und die Stimmritze in die Luftröhre zur Beatmung
>
> **Koniotomie**: notfallmäßiges Eröffnen des Kehlkopfs unterhalb des Adamsapfels (zwischen Schild- und Ringknorpel) und Einsetzen einer Kanüle zur Luftzufuhr

- **Akute Hypotonie**

Erste Maßnahme bei einer akute Hypotonie ist die Schocklagerung: Kopf niedrig, Beine hoch

Dies ist ein systolischer Blutdruck unter 100 mmHg (Millimeter Quecksilbersäule). Auslöser ist oft eine vagovasale Reaktion, eine pötzliche Wirkung des Vagusnerven auf das Herz-Kreislauf-System. Auslöser sind Angst, Schmerz oder direkte Reizung des Vagusnerven im HNO-Gebiet. Symptome: blasses Gesicht, Schwindel, kurzer Bewusstseinsverlust. Sofortige Maßnahme: den Patienten flach hinlegen, z. B. die Rückenlehne des Behandlungsstuhls nach hinten kippen und die Beine anheben. Wenn er nach wenigen Sekunden wieder bei Bewusstsein ist, ein Glas Wasser geben und vor dem Aufsetzen den Blutdruck messen. Eine weitere Ursache ist ein Orthostase-Syndrom, bei dem es nach Aufstehen aus dem Liegen wegen fehlender Kreislaufanpassung zum Blutdruckabfall kommt. Auch hier hilft die Schocklagerung.

- **Hyperventilation**

Die akute Hyperventilation („Überbelüftung") ist eine zu tiefe oder zu schnelle Atmung, bei der zuviel CO_2 abgeatmet wird. Auslöser sind Angst oder Schmerz. Symptome: subjektive Atemnot, keine Zyanose, schnelle Atmung, schneller Puls, „Kribbeln" in den Fingern, Muskelkrämpfe. Hier hilft den Patient beruhigen, zu langsamem Atmen auffordern, eine Minute in eine Plastiktüte ein- und ausatmen lassen.

- **Örtliche Reaktion auf ein Allergen**

Die örtliche Reaktion auf ein subkutan injiziertes Allergen kann meistens vermieden werden, wenn der Patient direkt nach der Injektion einen Eisbeutel 30 min aufgelegt bekommt, am besten mit Stauschlauch locker fixiert. Bei Rötung und Schwellung des Oberarms erneut kühlen mit 70 %- Alkohol-Umschlag und 1 Tablette Cetirizin geben.

Eine tastbare Verhärtung an der Injektionsstelle verschwindet nach einigen Wochen.

■ **Allgemeine Reaktion auf ein Allergen**

Bei der Injektion eines Lokalanästhetikum oder Impfstoffes, bei der Applikation eines Testallergens beim Hauttest oder nasalen Provokationstest oder bei einer anderen parenteral verabreichten Substanz kann in der Praxis eine anaphylaktische Reaktion auftreten (▶ Abschn. 7.3.2).

> Bei der subkutanen Injektion eines Allergens kann es zu Rötung und Schwellung des Oberarns kommen

7.3.2 Anaphylaxie

Dies ist die systemische allergische Sofortreaktionen eines sensibilisierten Organismus auf ein spezifisches Allergen. Sie tritt innerhalb von Minuten nach Allergeneinwirkung auf und kann in wenigen Minuten lebensbedrohlich sein. Auslöser sind überwiegend Arzneimittel, Insektengifte, Nahrungsmittel mit Kreuzallergie auf Pollen. Die in der Praxis auslösenden Substanzen sind oben erwähnt.

■ **Symptome**

Es kommt zu Symptomen an der Haut, im Magen-Darm-Trakt, in den Atemwegen, im Kreislauf.

> Anaphylaxie ist eine akute, systemische, lebensbedrohliche Überempfindlichkeitsreaktion auf ein Allergen. Sie macht Symptome an der Haut, im Magen-Darm-Trakt, in den Atemwegen, am Kreislauf

Leitsymptome der Anaphylaxie:
— Unruhe, Angst, Bewusstseinseintrübung
— Juckreiz, kühle, feuchte Haut
— kloßige Sprache, belegte Stimme, Atemgeräusch, Atemnot
— Tachykardie: Puls über 100/min
— Blutdruckabfall: systolischer Wert unter 90 mmHg

■ **Stadieneinteilung**

Die Stadieneinteilung der Symptome zeigt die jeweilige Bedrohlichkeit und legt die Therapie fest:
— Stadium I: Schwindel, Kopfschmerzen, Hautrötung, Juckreiz, Zungenschwellung
— Stadium II: Zusätzlich Übelkeit, Erbrechen, Blutdruckabfall systolisch unter 90 mmHg, Tachykardie: über 100 Pulse/min, Atemnot
— Stadium III: Zusätzlich: Bronchialkrampf, Schock
— Stadium IV: Atemstillstand, Herz-Kreislauf-Stillstand

> Erstsymptome sind Juckreiz, Hautrötung, Schwellung der Zunge. Dann Übelkeit, zunehmende Atemnot, schneller Puls, niedriger Blutdruck

Erstmaßnahmen

Nach dem Notruf 112 richtet sich das weitere Vorgehen nach dem Zustand des Patienten. Bei bereits eingetretener Bewusstlosigkeit:
- Atmung prüfen, wenn vorhanden stabile Seitenlage und Überwachung
- falls nicht vorhanden → CPR nach ABC-Regel ▶ Abschn. 7.4.3

> Erstmaßnahmen sind Schocklagerung, Freimachen der Atemwege, Sauerstoff-Gabe, Adrenalin intramuskulär

Bei unauffälligem Bewusstsein:
- Hören: kloßige Sprache? Heiserkeit, reibendes oder keuchendes Atemgeräusch?
- Sehen: Hautfarbe normal, gerötet oder bläulich? Zunge und Rachen geschwollen?
- Fühlen: Puls, am besten gleich Pulsoxymeter anlegen
- Lagerung in Schocklage: flach liegen, Beine anheben
- Blutdruck messen
- Freimachen und Freihalten der Atemwege
- Sauerstoffgabe über Maske 4–8 Liter/min
- Adrenalin Dosier Aerosol 2 Hübe alle 5 min
- Salbutamol Dosieraerosol: Kinder von 4–11 Jahren 1 Sprühstoß, Jugendliche ab 12 Jahren und Erwachsene 2 Sprühstöße, Wiederholung nach 5 min möglich
- Adrenalin Autoinjektor intramuskulär ab 25 kg Körpergewicht 300 µg, unter 25 kg 150 µg
- venöser Zugang und Medikamente:
  - 1 Ampulle Clemastin i. v.
  - 1 Ampulle Prednisolon 250 mg i. v. 30–60 kg Körpergewicht, unter 30 kg Körpergewicht 100 mg über 60 kgKG 500 mg
  - 1 ml Adrenalin auf 10 ml mit 0,9 % NaCl Lösung verdünnen, dann 2–3 ml i. v.
  - 500 ml NaCl 0,9 % als Infusion

7.4 Internistische Notfälle in der Praxis

7.4.1 Die Notfallsituation

> Bei internistischen Notfällen sind vor allem Atmung und Herz-Kreislauf betroffen, deshalb ist die Beherrschung der kardiopulmonalen Reanimation wichtig

Internistische Notfälle, die vor allem Atmung und Herz-Kreislauf bei Patienten mit Vorerkrankungen betreffen, kommen völlig überraschend. Sie sind potenziell lebensbedrohlich und verlangen von Arzt und MFA schnelles und richtiges Handeln. Da sie erfreulicherweise selten vorkommen, müssen die Abläufe und Aufgabenverteilung immer wieder geübt werden. Es gilt nur die Zeit zu überbrücken, bis das Notarztteam eintrifft. Wenn es zu einem Stillstand von Atmung und Kreislauf gekommen ist, müssen Beatmung und Herzmassage kombiniert werden. Die Beatmung hält die Sauerstoffversorgung der Lunge aufrecht, die Herzmassage den Sauerstofftransport über die Blutbahn in die lebenswichtigen Organe. Die Herz-Lungen-Wiederbelebung (CPR = kardiopulmonale Reanimation) kann als Ein-Helfer-Methode oder Zwei-Helfer Methode durchführt werden (Deutscher Rat für Wiederbelebung 2021).

- **Erkennen der Notfallsituation**

Anzeichen für eine möglicherweise ernste Situation können sein:
- Patient wird blass, rutscht vom Stuhl
- Patient stürzt zu Boden
- Patient klagt über zunehmenden Schwindel
- Patient hustet ständig, atmet schwer, eventuell mit Atemgeräusch

- **Handeln in der Notfallsituation**

Ein Patient kollabiert in der Praxis. Erste Maßnahme: Ruhe bewahren, Kollegin herbeirufen, Arzt informieren. Falls dies im Wartezimmer oder am Empfang geschieht, sollte man die anderen Patienten wegschicken. Wenn mehrere Helfer vorhanden sind, kann der Patient in einen Raum mit Liege (harte Unterlage) getragen werden. Ansonsten an Ort und Stelle situationsgerecht lagern:
- bei Atemproblem mit erhöhtem Oberkörper
- bei Kreislaufkollaps flach liegend mit angehobenen Beinen
- bei Bewusstlosigkeit und normaler Atmung in stabiler Seitenlage ◘ Abb. 7.1
- bei Bewusstlosigkeit mit Atemstillstand in Rückenlage auf harter Unterlage und sofort mit CRP ▶ Abschn. 7.4.3 beginnen

> Bei Bewusstlosigkeit mit Atemstillstand muss sofort mit der kardiopulmonalen Reanimaton begonnen werden

Die lebenswichtigen Funktionen werden zügig untersucht:
- Ist der Patient bewusstlos? Das ist anzunehmen wenn er sich nicht bewegt und auf lautes Ansprechen und Rütteln nicht reagiert
- Atmet der Patient richtig? Ohr über Mund und Nase halten und auf Brustkorb schauen. Ist Atem zu spüren/zu hören oder Brustkorbhebung zu sehen/zu fühlen?
- Ist ein Puls zu tasten?

Auf zeitraubendes Suchen nach einem tastbaren Puls kann verzichtet werden, besser Pulsoxymeter anlegen und sofort handeln →
- Patient ist bewusstlos und atmet nicht → CPR nach ABC Regel
- Patient ist bewusstlos, atmet normal → Patient in stabile Seitenlage bringen, Atemwege freihalten, Atmung beobachten, Pulskontrolle, Blutdruck messen

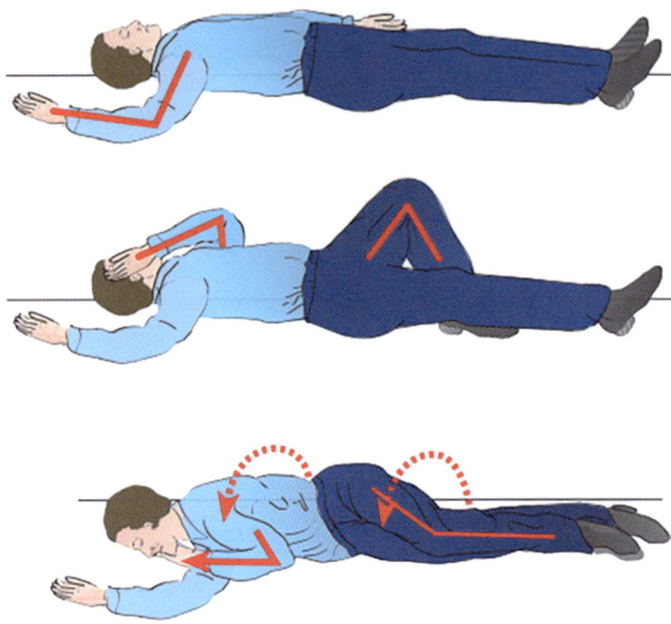

Abb. 7.1 Seitenlagerung. Oberes Knie und beide Arme kommen nach vorn zuliegen. (Ziegenfuß 2021)

— Patient ist nicht bewusstlos und atmet normal, aber bewegt sich nicht → stabile Seitenlage, Pulskontrolle, Blutdruck messen
— Patient wird unruhig, klagt über Juckreiz am Körper → Patient setzen, Pulskontrolle, Blutdruck messen, periphere Verweilkanüle vorbereiten

Die Kollegin wählt den Notruf 112 und bringt
— das Sauerstoffgerät
— den Beatmungsbeutel
— Material für das Legen eines periphervenösen Zugangs

Wenn der Arzt in der Praxis ist, legt er das weitere Vorgehen fest.

▪ Üben für die Notfallsituation

Da lebensbedrohliche Notfälle auch bei Abwesenheit des Arztes auftreten können, sollten jede MFA die Basismaßnahmen beherrschen:
— Überprüfung der Vitalfunktionen: Bewusstsein, Atmung, Puls, Pupillenreaktion
— Lagerung des Patienten: Durchführung der stabilen Seitenlage, Lagerung bei Atemstörung, Lagerung bei Herz-Kreislauf-Störung
— Freimachen und Freihalten der Atemwege: Überstrecken des Kopfes, Esmarch Handgriff ◘ Abb. 7.2, Heimlich Handgriff ◘ Abb. 7.3

Der Esmarch Handgriff hält die Atemwege frei durch Überstrecken des Kopfes, Mund öffnen, Vorziehen des Unterkiefers. Beim Heimlich Manöver werden ruckartige Oberbauchkompressionen zum Aushusten eines Fremdkörpers durchgeführt

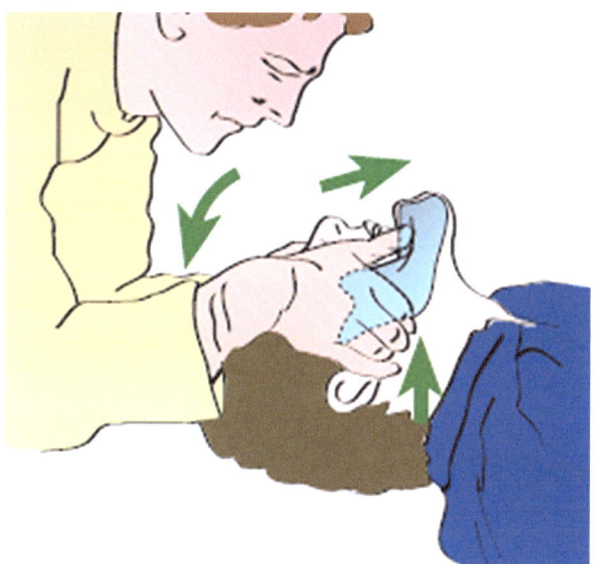

Abb. 7.2 Esmarch Handgriff wird mit beiden Händen durchgeführt. Zeigefinger unter dem Kieferwinkel, Daumen auf dem Unterkiefer. Kopf wird überstreckt, der Mund geöffnet, der Unterkiefer vorgezogen. Er verhindert die Atemwegsverlegung durch die zurückgefallene Zunge. (Ziegenfuß 2021)

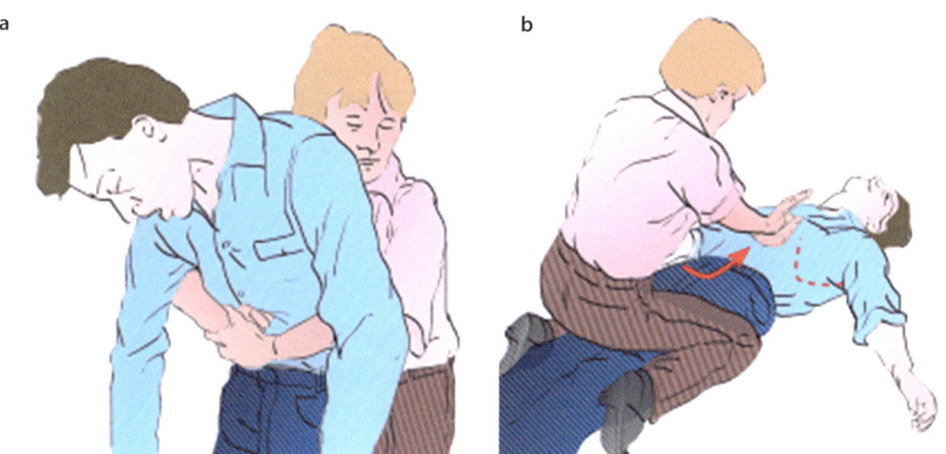

Abb. 7.3 a–b Heimlich Handgriff **a** beim bewusstseinsklaren stehenden Patienten; **b** beim liegenden Patienten. (Ziegenfuß 2021)

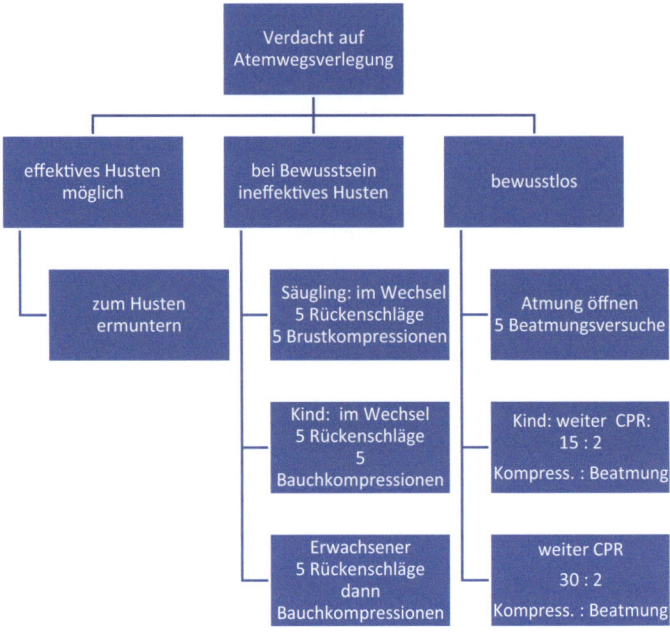

◘ **Abb. 7.4** Vorgehen bei Atemwegsverlegung

— Beatmung mit und ohne Hilfsmittel: Mund-zu-Nase, Mund-zu-Mund, Mund-zu-Maske, Atembeutel über Mund und Nase ◘ Abb. 7.5
— Herzdruckmassage: Herz-Lungen-Wiederbelebung nach Ein-Helfer und Zwei-Helfer-Methode

7.4.2 Beispielhafte Notfälle

Beim geringsten Hinweis auf ein lebensbedrohliches Geschehen sollte der **Notruf 112** gewählt werden.

▪ Akutes Koronarsyndrom

Plötzliche starke Brustschmerzen, blasse kaltschweißige Haut, schneller Puls sind Hinweise auf ein akutes Koronarsyndrom

Die ist eine akute Durchblutungsstörung des Herzmuskels, die den Herzinfarkt mit einschließt. Erstsymptome
— Engegefühl und starke Schmerzen in der Brust, oft Ausstrahlung in die Arme oder in den Hals
— Unruhe, Angst
— oft Atemnot, Übelkeit und Erbrechen
— Schockzeichen: Blässe, kalter Schweiß, schneller, schwacher Puls

Erstmaßnahme:
— Lagerung mit leicht erhöhtem Oberkörper
— Beruhigen, jede Anstrengung des Patienten verhindern
— Sauerstoffgabe über Maske 4 Liter/min

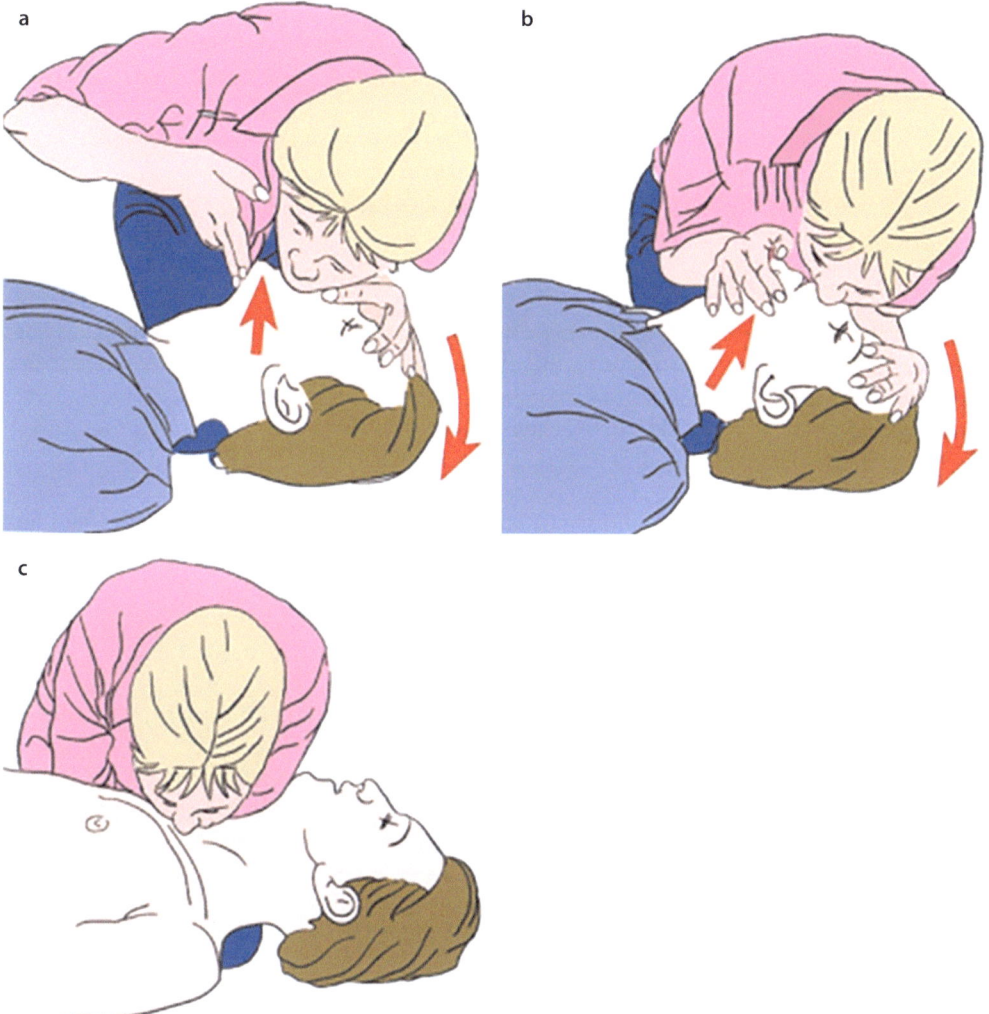

Abb. 7.5 Beatmung ohne Hilfsmittel. **a** Mund-zu-Mund-Beatmung; **b** Mund-zu-Nase-Beatmung; **c** Mund-zu-Tracheostoma-Beatmung. (Ziegenfuß 2021)

- **Anaphylaxie**
► Abschn. 7.3.2

- **Asthmaanfall**

Dies ist eine akute Atemnot durch Verengung der Bronchien.
Erstsymptome:
– Husten mit zunehmder Atemnot
– keuchendes Atemgeräusch und verlängerte Ausatmung
– schweißige kalte Haut

Erstmaßnahme:
- Lagerung mit erhöhtem Oberkörper oder sitzend, dabei Aufstützen der Arme ermöglichen zum Einsatz der Atemhilfsmuskulatur
- Sauerstoffgabe über Nasensonde 4–6 Liter O_2/min
- beruhigender Zuspruch
- Salbutamol Spray 2–3 Hübe
- venöser Zugang

■ **Bolusgeschehen**

Bei einem Bolusgeschehen sind die Atemwege durch einen Fremdkörper teilweise oder vollständig verlegt. Als Erstmaßnahme schlägt man mehrfach zwischen die Schulterblätter. Dann führt man den as Heimlich Handgriff aus

Dies ist das Eindringen eines Fremdkörpers in die Luftwege mit Verlegung des Kehlkopfs oder der Luftröhre, und der Gefahr des Erstickens. Es kann bei überhastetem Schlucken eines festen Brockens oder vorbestehender Schluckstörung auftreten.

Erstsymptome:
- plötzliche Atemnot mit krampfhaften Atemversuchen und Hustenreiz
- Unfähigkeit zu sprechen
- zunehmende Blauverfärbung der Haut (Zyanose)

Erstmaßnahme ◘ Abb. 7.3 und 7.4:
- zu mehrfachem kräftigen Husten auffordern, wenn erfolglos →
- Erwachsener: 5 harte Schläge mit der flachen Hand zwischen die Schulterblätter, 5 Oberbauchkompressionen: kräftige Druckstöße gegen die Magengrube in Richtung Zwerchfell, also nach schräg hinten und oben, dabei umgreift ein Arm das Handgelenk des anderen Arms (Heimlich Handgriff ◘ Abb. 7.3).
- Kind: 5 Rückenschläge zwischen die Schulterblätter mit flacher Hand und 5 Bauchkompressionen
- Säugling: 5 Rückenschläge und 5 Brustkompressionen
- bei Bewusstlosigkeit → CPR nach ABC-Regel ▶ Abschn. 7.4.3

■ **Krampfanfall**

Bei einem Krampfanfall ist der Patient vor Anschlagen an Möbeln oder Aufschlagen auf dem Boden zu schützen

Dies sind Muskelkrämpfe und eventuell Bewusstlosigkeit durch fehlgesteuerte elektrische Aktivität von Nervenzellen im Gehirn.

Erstymptome: Muskelzuckungen oder plötzliche Bewusstlosigkeit mit Hinstürzen und kurzdauerndem Atemstillstand

Erstmaßnahme:
- von Möbeln und Geräten wegschieben, nach Möglichkeit beim Sturz Kopf halten
- Holzspatel oder Tuch zwischen die Zähne des Patienten schieben um Zungenbiss zu verhindern
- Atmung kontrollieren, stabile Seitenlage.

Herz-Kreislauf-Stillstand

Dies ist das akutes Erliegen der Pumpfunktion des Herzens. Die Ursachen sind vielfältig, spielen für die Erstmaßnahmen keine Rolle.

Symptome: Bewusstlosigkeit, keine Atmung, kein Puls
Sofortige Maßnahme: CPR nach ABC-Regel
► Abschn. 7.4.3

Hypoglykämie

Der Blutzucker ist erniedrigt auf 60 mg/ml, dies kann zu Schock und Bewusstlosigkeit führen. Diabetiker kennen die Symptome und haben meistens Traubenzucker bei sich.

Erstsymptome: Unruhe, Zittern, kalter Schweiß, Schwindel, schneller Puls. Erstmaßnahme: Apfelsaft, Würfelzucker (6 Stück) oder Traubenzucker geben, bei Bewusstlosigkeit 40 ml Glucose 40 % intravenös

> Bei Unterzuckerung gibt man dem Patient ein gesüßtes Getränk oder Zucker

Hypertensive Krise

Als Hypertonie gilt ein dauerhafter Blutdruck über 140 mmHg systolisch oder 90 mmHg diastolisch. Von einer hypertensiven Krise wird bei Werten über 180 systolisch oder 110 mmHg diastolisch gesprochen.

Erstsymptome: Kopfschmerz, Schwindel, Übelkeit, Nasenbluten

Erstmaßnahme:
- Lagerung mit erhöhtem Oberkörper, ruhig zusprechen
- wenn der Patient sein gewohntes Blutdruckmittel dabei hat, eine weitere Dosis einnehmen
- Blutdruck kontrollieren nach 30 min, wenn keine Absenkung eingetreten ist →
- Nitroglycerin Spray 1,2 mg sublingual (3 Hübe à 0,4 mg) oder Nifedipin 5 mg Kapsel zerbeißen und herunterschlucken

> Bei einer akuten Blutdruckerhöhung sind Lagerung in sitzender Position und Ruhe die erste Maßnahme

Schlaganfall

Dies ist eine akute Durchblutungsstörung im Gehirn mit neurologischen Ausfällen.

Erstsymptome:
- Übelkeit, Verwirrtheit, eventuell Bewusstlosigkeit
- einseitige Lähmung oder Gefühlsstörung von Arm und/oder Bein
- hängender Mundwinkel als Zeichen der Gesichtslähmung
- eventuell Sprachstörung

Erstmaßnahme:
- bei erhaltenem Bewusstsein: Lagerung mit leicht erhöhtem Oberkörper
- beruhigen, warmhalten mit Decke

> Beim Schlaganfall kommt es meistens zu einer einseitigen Lähmung im Gesicht, an Arm und Bein

- Überwachung von Bewusstsein, Atmung und Puls
- Sauerstoffgabe über Nasensonde oder Maske 4–6 Liter/min
- venöser Zugang wenn möglich und NaCl 0,9 % Infusion
- bei Bewusstlosigkeit: stabile Seitenlage, Überwachung von Atmung und Puls.

7.4.3 Herz-Lungen-Wiederbelebung nach der ABC-Regel

Kardiopulmonale Reanimation wird sofort bei fehlendem Puls und/oder Atemstillstand durchgeführt ◘ Abb. 7.6, 7.7

> Für die Herz-Lungen-Wiederbelebung gilt die ABC-Regel: Atemwege frei machen, Beatmen, Zirkulation durch Herzdruckmassage sichern

ABC Regel der kardiopulmonalen Reanimation:
- Atemwege frei machen
- Beatmen ◘ Abb. 7.5
- Circulation (Zirkulation) sichern durch Herzdruckmassage

■ **A = Atemwege freihalten:**
- ggf. Zahnprothese entfernen, Kopf nach hinten überstrecken, Unterkiefer nach vorn drücken und anheben

■ **B = Beatmung:**
- Beatmungsbeutel mit einer Hand fest über Mund und Nase legen oder
- Mund-zu-Mund- oder Mund-zu-Nase-Beatmung

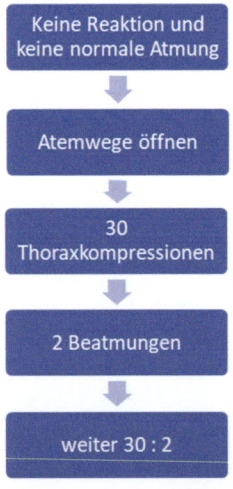

◘ **Abb. 7.6** Vorgehen bei der CPR eines Erwachsenen

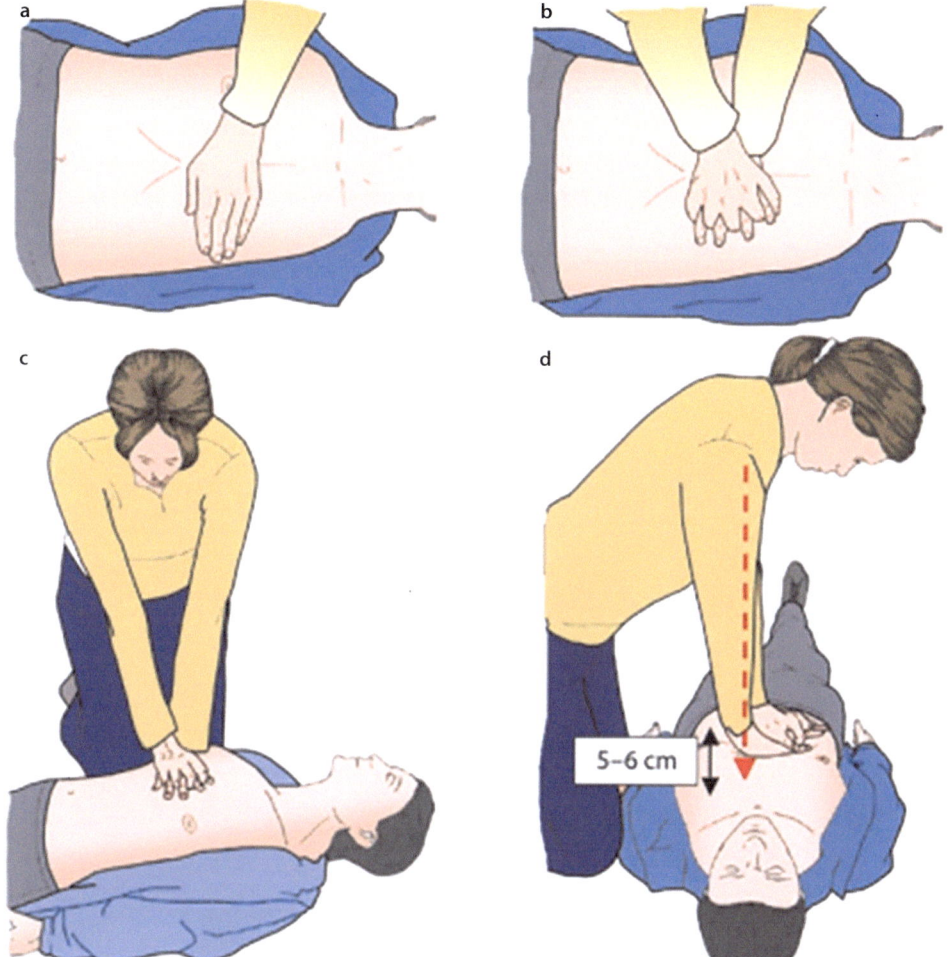

Abb. 7.7 Thoraxkompression beim Erwachsenen. (Ziegenfuß 2021) **a** Druckpunkt am unteren Drittel des Brustbeins zwischen den Brustwarzen **b** Hände übereinander legen, Finger anheben, Ellenbogen durchdrücken **c, d** 100 bis 120 mal 5–6 cm tief drücken

- **C = Zirkulation durch Herzdruckmassage sichern**
- Patienten flach auf harte Unterlage legen
- Oberkörper mittig freimachen
- seitlich neben den Patienten knien, eventueller zweiter Helfer kniet am Kopfende
- Druckpunkt suchen zwischen den Brustwarzen oder im unteren Drittel des Brustbeins
- Handballen übereinanderlegen, Finger anheben, Ellenbogen durchdrücken ◘ Abb. 7.7
- 100 bis 120-mal pro Minute den Brustkorb zusammendrücken 5–6 cm tief
- Rhythmus 30:2, das bedeutet 30 Kompressionen zu 2 Beatmungen

- **CPR beim Kind**
- Abb. 7.8, 7.9
- Beim Säugling: 5 initiale Beatmungen, dann Herzdruckmassage 4 cm tief mit 2 Daumen: Rhythmus 15:2, 100–120/min Abb. 7.7
- Beim Kleinkind bis Pubertätsalter: 5 initiale Beatmungen, dann Herzdruckmassage 5 cm tief mit 1 Hand (jüngere Kinder) oder 2 Händen (ältere Kinder): Rhythmus 15:2, 100–120/min

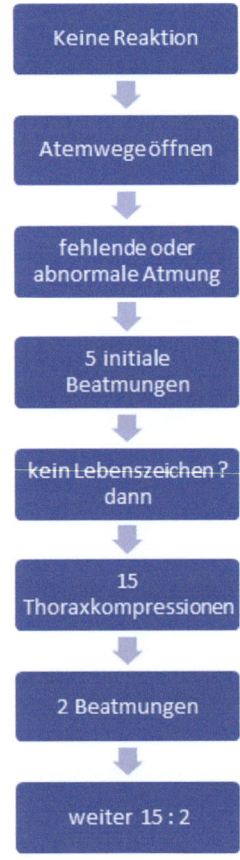

Abb. 7.8 Vorgehen bei der CPR eines Kindes

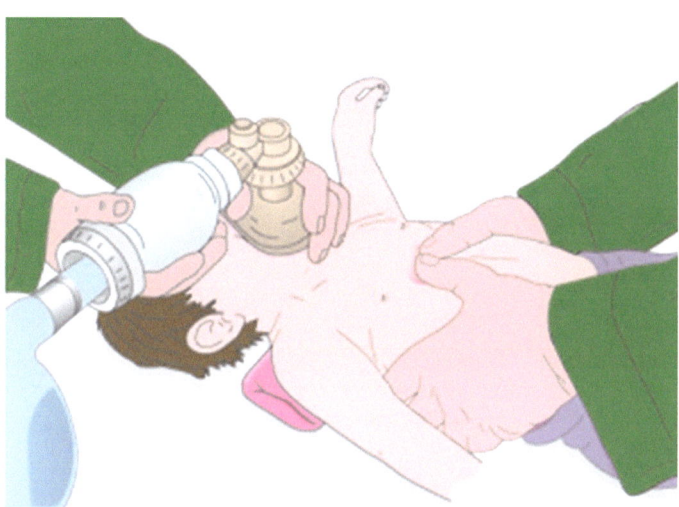

Abb. 7.9 Beatmung mit Maske und Thoraxkompression beim Kleinkind. (Ziegenfuß 2021)

Literatur

Deutscher Rat für Wiederbelebung – German Resuscitation Council (GRC) e.V. (Hrsg) Reanimaton (2021) Algorithmen der Reanimationsleitlinien https://www.grc-org.de/files/ShopProducts/download/GRC_Algorithmen_2021_Einzelseiten_final.pdf. Aufgerufen am 10.07.2024

Lehmke J (2016) Was in den Notfallkoffer gehört. Dtsch Ärztebl 113(18) 870–871. https://www.aerzteblatt.de/search/result/22e91693-3b08-4f23-b28f-412204309205?q=Notfallkoffer. Aufgerufen am 10.07.2024

Lochbaum R et al (2022) Typische Notfälle in der Hals-Nasen-Ohren-Heilkunde – eine monozentrische Evaluation über den jahreszeitlichen Verlauf, Bd 70. Springer, Berlin/Heidelberg, S 601–608

Reiß M (Hrsg) (2021) Facharztwissen HNO-Heilkunde, 2. Aufl. Springer, Berlin/Heidelberg

Ziegenfuß T (2021) Notfallmedizin, 8. Aufl. Springer, Berlin/Heidelberg

Praxisorganisation

Inhaltsverzeichnis

8.1 Kommunikation mit Patienten – 185
8.1.1 Gesprächskultur – 185
8.1.2 An der Anmeldung – 187
8.1.3 Am Telefon – 187
8.1.4 Elektronische Post – 188
8.1.5 Während der Funktionsdiagnostik – 188
8.1.6 Im Arztzimmer – 189
8.1.7 Aufklärung über Operationen und Selbstzahlerleistungen – 189
8.1.8 Exkurs: Teambesprechung – 190

8.2 Terminvereinbarung – 191
8.2.1 Terminvereinbarung am Telefon – 191
8.2.2 Terminvergabe an der Anmeldung – 192
8.2.3 Internetbasierte elektronische Terminvergabe – 193
8.2.4 Terminvermittlung über Terminservicestelle – 193

8.3 Die elektronische Praxis – 195
8.3.1 Telematikinfrastruktur – 196
8.3.2 Dienste und Geräte der Telematikinfrastruktur – 197
8.3.3 Anwendungen der TI – 198

8.4 Abrechnung – 201
8.4.1 Abrechnung nach dem EBM – 202
8.4.2 Abrechnung nach der GOÄ – 205
8.4.3 Abrechnung nach der UV-GOÄ – 206
8.4.4 Abrechnung nach dem JVEG – 206

© Der/die Autor(en), exklusiv lizenziert an Springer-Verlag GmbH, DE, ein Teil von Springer Nature 2025
H. W. Eichel, *Arbeitsplatz HNO-Praxis*, https://doi.org/10.1007/978-3-662-70502-5_8

8.5	**Dokumentation** – 207
8.5.1	Patientenbezogene Dokumentation – 207
8.5.2	Sonstige Dokumente – 208

8.6	**Qualitätsmanagement** – 209
8.6.1	Qualitätsmanagement: was–warum-wozu- wie – 209
8.6.2	Methoden – 210
8.6.3	Anwendung – 211

Literatur – 213

8.1 Kommunikation mit Patienten

8.1.1 Gesprächskultur

Fast alle Tätigkeiten der MFA haben mit Kommunikation zu tun, dem Informationsaustausch mit den Kolleginnen, dem Arzt, den Patienten. Kommunikation basiert auf Sprache, aber auch auf Mimik, Gestik und Körperhaltung. Der Inhalt einer sprachlichen Botschaft wird besser verstanden und angenommen, wenn alle Komponenten übereinstimmen. Eine wichtige Information sollte ohne Grinsen oder Blick zur Seite oder Hände in den Kitteltaschen mitgeteilt werden. Das richtige Wort zum richtigen Zeitpunkt kann viel Gutes bewirken, das falsche Wort oder der falsche Zeitpunkt kann Missverständnisse hervorrufen.

Kommunikation basiert auf Sprache, aber auch auf Mimik, Gestik und Körperhaltung

Grundregeln der Kommunikation mit Patienten:
- Schweigepflicht beachten
- ruhig und freundlich bleiben
- den Gesprächspartner ansehen

■ **Drei wichtige Regeln**

Erstens: Die MFA ist in die Schweigepflicht des Arztes eingebunden. Die Schweigepflicht gilt für alle Gespräche in der Praxis, auch am Telefon. Das bedeutet, nicht beteiligte Patienten dürfen keine Informationen über andere mithören. Nur wenn der Patient den Arzt oder die MFA ausdrücklich von der Schweigepflicht entbindet, dürfen Informationen weitergeben werden. Das gilt für das direkte Auge-in-Auge-Gespräch, das Telefongespräch und die Befundversendung per E-Mail. Gegen diese Regel wird leider bei telefonischen oder direkten Gesprächen an der Anmeldung oft verstoßen.

Die MFA ist in die ärztliche Schweigepflicht eingebunden. Dies gilt auch für Telefongespräche und direkte Gespräche an der Anmeldung

Zweitens: Egal wie hektisch, laut und fordernd Patienten sind, die MFA bleibt freundlich und ruhig. „Nichts verleiht mehr Überlegenheit, als ruhig und unbekümmert zu bleiben". (Thomas Jefferson, Präsident der USA 1801–1809).

Drittens: Die MFA kommuniziert zugewandt: sie schaut die Menschen an, mit denen Sie spricht (◘ Abb. 8.1). Das ist besonders wichtig im Umgang mit schwerhörigen Menschen, die in der HNO-Praxis nicht selten sind. Gegenseitiges Anschauen bewirkt, dass der Patient unbewusst die Lippenbewegungen der Sprecherin zur Verbesserung seines Verstehens nutzt. Die Sprecherin wiederum ist konzentrierter auf ihre Rede und artikuliert deutlicher, was ebenfalls die Kommunktion verbessert.

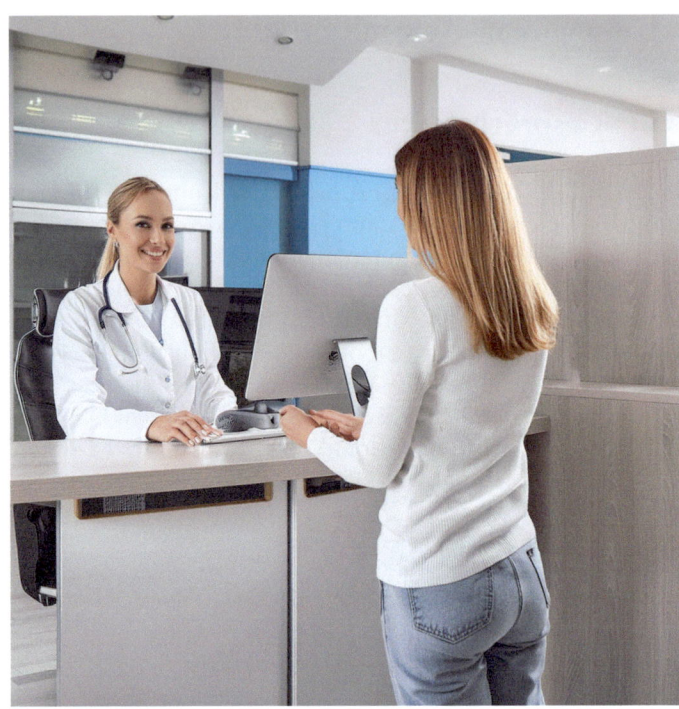

◻ **Abb. 8.1** Blickkontakt beim Gespräch mit Patientin an der Anmeldung

Das Gespräch sollte immer freundlich und ruhig geführt werden. Im Umgang mit schwerhörigen Menschen ist auf direktes Anschauen und deutliche Artikulation zu achten

- **Hör- und sehbehinderte Patienten**

Bei Menschen mit Altersschwerhörigkeit oder Lärmschwerhörigkeit ist das Phänomen des Lautheitsausgleichs ► Abschn. 5.1.4 zu berücksichtigen: Wenn sie sehr laut angesprochen werden, erschrecken sie, da sie lauten Schall genau so laut empfinden wie ein Normalhöriger. Hier helfen Anschauen des Patienten und deutliches Sprechen. Als letzte Maßnahme bei hochgradig Schwerhörigen bleibt eine kurze schriftliche Mitteilung.

Sehbehindete Menschen sollten nur von vorne und eher leise angesprochen werden. So können sie die Sprecherin am besten orten ohne zu erschrecken. Die Sprecherin kann dann bei Bedarf die Lautstärke erhöhen.

- **Einfühlungsvermögen**

Das Patientengespräch erfordert Einfühlungsvermögen. Viele Patienten haben Angst vor der Untersuchung oder vor einer ernsten Diagnose. Die HNO-Untersuchung empfinden die meisten Menschen als unangenehm. Kinder sind trotz Anwesenheit einer Begleitperson zappelig oder ängstlich. Hier kann die MFA vor Beginn der Untersuchung durch ein kurzes, auf den Patienten eingehendes Gespräch viel Gutes tun. Was sie vermeiden sollte: dahin geplapperte, unüberlegte Äußerungen,

Witze, abfällige Bemerkungen. Privatgespräche sind nicht für die Ohren der Patienten bestimmt und sollten nicht an der Anmeldung geführt werden.

8.1.2 An der Anmeldung

Die Anmeldung ist der zentrale Ort der Praxisorganisation. Hier findet ständig verbale Kommunikation statt:
- Begrüßung eines Patienten und Hinweis zur Platzierung: „Bitte nehmen Sie im Wartezimmer Platz" oder „Sie können gleich ins Sprechzimmer durchgehen"
- Terminvergabe und Verabschiedung eines Patienten
- Ausstellen einer Verordnung
- Telefongespräch zur Terminvergabe oder zur Information eines Patienten
- Informationsaustausch der MFA untereinander

Wichtig: In Hörweite der Anmeldung sollte kein Wartebereich sein. Telefonate, die vertrauliche Informationen enthalten, dürfen wir nicht an der Anmeldung führen wenn andere Patienten mithören können. Im Zweifelsfall sollte man einen Rückruf vereinbaren. Die Anmeldung muss so gestaltet sein, dass Patienten auch keinen zufälligen Einblick in die Daten anderer Patienten erhalten.

Bei gleichzeitigem Andrang mehrer Patienten an der Anmeldung und einem laufenden Telefongespräch empfiehlt sich, alle Patienten in das Wartezimmer oder in Funktionsräume zu bitten, das Telefonat abzuwickeln und dann die platzierten Patienten wieder einzeln an die Anmeldung zu holen.

Vorarbeit ohne Patientenkontakt vermeidet Stress. Unterlagen, die dem Patienten mitgegeben oder zur Unterschrift vorgelegt werden müssen, z. B. Befunde oder die Einwilligung in die Datenspeicherung, werden vor der Sprechstunde herausgesucht und schnellgriffig abgelegt. Am Bildschirm wird der erste Patient eingestellt.

> Bei gleichzeitigem Erscheinen mehrer Patienten an der Anmeldung und einem gleichzeitigen Telefonanruf, sollte man die Patienten alle ins Wartezimmer bitten und nach Ende des Telefonats einzeln wieder an die Anmeldung holen

8.1.3 Am Telefon

Das Telefon sollte nicht endlos klingeln, bevor das Gespräch angenommen wird oder der Anrufbeantworter anspringt. Der erste Satz der MFA sollte standardisiert sein: z. B. „Hals-Nasen-Ohrenarztpraxis Doktor Schlau, Sie sprechen mit Frau Freundlich. Guten Tag."

Eine mögliche Ansage für den Anrufbeantworte als „Notbremse" in der Sprechzeit wäre z. B. „Hals-Nasen-Ohrenarztpraxis Doktor Schlau. Im Augenblick können wir

Ihr Gespräch nicht persönlich entgegen nehmen. Bitte versuchen sie es in einigen Minuten noch einmal. Vielen Dank."

Die Ansage außerhalb der Sprechzeit könnte lauten: „Guten Tag, Sie sind verbunden mit der HNO-Arztpraxis Doktor Schlau. Leider rufen Sie außerhalb der Sprechzeiten an. Unsere Sprechzeiten sind … Den hno-ärztlichen Notdienst erfahren Sie bei der Notrufzentrale unter der Nummer 116117. Auf Wiederhören."

Für viele Gespräche ist wichtig, sich vorab über den Patienten zu informieren. Hier hilft ein Blick in die elektronische Karteikarte des Patienten. Das Einstellen der Karteikarte am Bildschirm hat auch den Vorteil, dass am Ende des Gesprächs schnell eine Notiz zur Dokumentation eingegeben werden kann. Das ist z. B. sinnvoll, wenn eine sofortige Vorstellung aus medizinischen Gründen angeboten wurde und der Patient diese ablehnt. Gesprächsnotiz: „Patient klagt über plötzlichen Hörverlust auf dem linken Ohr. Vorstellung am heutigen Tag wurde angeboten. Patient lehnt dies ab. Vereinbart eine Termin am …".

Auch für das Gespräch am Telefon gilt: immer ruhig und freundlich bleiben. Bei einem Zeitproblem kann die MFA einen Rückruf am Ende der Sprechzeit anbieten.

> Für alle Telefongespräche gilt: immer ruhig und freundlich bleiben und bei Zeitdruck einen Rückruf anbieten

8.1.4 Elektronische Post

Die elektronische Übermittlung von Arztbriefen an Arztkollegen ist nur über sichere Datennetze erlaubt, z. B. über die Telematikinfrastruktur mittel KIM (▶ Abschn. 8.3.2).

Die Sendung von persönlichen Informationen oder Befunden an Patienten per E-Mail ist nur mit ausdrücklichem Einverständnis des Patienten möglich. Das Einverständnis sollte die MFA dokumentieren: Unterschrift geben lassen oder Zustimmung vorab durch E-Mail einholen. Wenn die Zustimmung vorliegt, kann alles Gewünschte gesendet werden.

> Vor der Übermittlung von Befunden an einen Patienten per E-Mail sollte man sich vorher die Zustimmung des Patienten geben lassen

8.1.5 Während der Funktionsdiagnostik

Vor jeder Funktionsuntersuchung, vor allem wenn diese bei dem Patienten erstmalig stattfindet, muss der Untersuchungsablauf erklärt werden, besonders geduldig bei Kindern. Negative Begleiterscheinungen, wie z. B. das Piksen bem Pricktest oder eine leichte Übelkeit bei der Gleichgewichtsprüfung müssen schonend erwähnt werden. Selbstverständlich dürfen positive Aspekte genannt werden: „Diese Untersuchung ist für die Abklärung ihrer Beschwerden sehr wichtig."

Die relativ lange Anwesenheit der MFA bei vielen Funktionsuntersuchungen wird von Patienten gerne zu allgemeinen Gesprächen oder zur Informationserlangung benutzt. Wichtig:
- wie bei jedem Gespräch: immer ruhig und freundlich bleiben
- keine Befundbeurteilung durch die MFA. „Das Ergebnis bespricht gleich der Herr Doktor mit Ihnen".
- kein „Kaffeekränzchen Geplauder" und keine „Psychotherapie" wenn Patienten ihre Lebensweisheiten oder ihren Lebensverdruss loswerden wollen. Die MFA strahlt Anteilnahme aus, lenkt aber freundlich auf das Wesentliche: „wir müssen jetzt mit der Untersuchung weitermachen" oder „ich muss Sie jetzt mal kurz alleine lassen".

Vor jeder Funktionsuntersuchung sollte man den Ablauf dem Patienten genau erklären, bei Kindern besonders geduldig

8.1.6 Im Arztzimmer

Das Gespräch im Arztzimmer führt grundsätzlich der Arzt. Die MFA antwortet selbstverständlich, wenn der Patient sie direkt anspricht und sie erklärt ihm freundlich, wenn sie ihn herein oder hinaus begleitet: „Bitte nehmen Sie auf dem Untersuchungsstuhl Platz" oder „Bitte kommen Sie mit zum Hörtest". Ihre Tätigkeiten im Arztzimmer, z. B. Instrumente nachfüllen, Dokumentieren, Assistenz am Stuhl führt die MFA möglichst geräuschlos durch.

Das Gespräch mit dem Patienten im Arztzimmer führt der Arzt

8.1.7 Aufklärung über Operationen und Selbstzahlerleistungen

Das Aufklärungsgespräch über Eingriffe, Operationen und medizinische Aspekte von individuellen Gesundheitsleistungen (IGeL) ist dem Arzt vorbehalten. Die MFA kann sinnvolle Vorarbeiten leisten: Sie kann die organisatorischen Abläufe erläutern und Unterlagen aushändigen. Diese Gespräche dürfen nicht an der Anmeldung geführt werden, sondern in einem Raum ohne weitere Patienten in Hörweite.
Vor einer ambulante Operation ist zu klären:
- wo findet die Operation statt, z. B. in einem ambulanten OP-Zentrum?
- wann finden das Anästhesiegespräch, die Operation, die erste Nachsorge statt?
- Telefonnummer aushändigen für den OP-Tag und die Nacht danach
- Information über die Notwendigkeit einer Begleitperson und das Verhalten nach der Operation schriftlich mitgeben

Gespräche über Ablauf bei einer Individuellen Gesundheitsleistung wie Einwilligung, Kosten, Rechnung, Bezahlmodus sollten nicht in Hörweite anderer Patienten geführt werden

- Aufklärungsbogen zur Vorinformation über Operation und Narkose aushändigen
- Operationstermin und Nachsorgetermin ins Terminbuch eintragen

Vor einer Selbstzahlerleistung z. B. IGeL ist zu denken an
- Informationsbogen über IGeL aushändigen
- Information über Kosten für den Patienten
- Vefahren der Rechnungserstellung (Gebührenordnung für Ärzte, Bezahlmodus),
- ggf. Einwilligung für Datenübermittlung an externe Verrechnungsstelle unterschreiben lassen
- ggf. Aufklärungsbogen bei operativen Leistungen z. B ästhetische Operation, aushändigen

8.1.8 Exkurs: Teambesprechung

Dieser Abschnitt betrifft nicht die Kommunikation mit Patienten, gehört aber zum Thema „Gesprächskultur". Zur Vorbereitung einer strukturierten Teambesprechung ist sinnvoll, dass Arzt und MFA gewünschte Themen vorab in eine Tabelle eintragen, die bei der Besprechung auch als Protokoll verwendet werden kann, z. B. ◘ Tab. 8.1.

Für Teambesprechungen sollte vorher eine Themenliste erstellt werden, die auch Grundlage des Gesprächsprotokolls sein kann

Die Besprechung findet außerhalb der Sprechzeit, aber innerhalb der Arbeitszeit der MFA statt, die Teilnahme muss für alle möglich sein. Das Gespräch sollte in entspannter Atmosphäre an einem Tisch stattfinden, Getränke und Süßigkeiten verbessern die Stimmung. Jede MFA darf sich zu Wort melden, auch Auszubildende. Das Listenprotokoll kann mit einem Notebook oder Tablet geführt werden.

◘ **Tab. 8.1** Themenliste für die Teambesprechung

Thema	Besprochen am	Ergebnis
Urlaubsplanung 2025	1.12.2024	Alle Urlaubswünsche koordiniert
Verkürzung der Wartezeit	1.12.2024	Vorschläge zur Umsetzung angenommen
Fortbildungswünsche	1.12.2024	Übereinkommen, dass jede MFA an einer Fortbildung pro Jahr teilnehmen kann.

8.2 Terminvereinbarung

Die Terminvergabe erfolgt
- telefonisch
- im direkten Patientenkontakt
- über ein internetbasiertes Vergabesystem
- über die Terminservicestelle

Vor jeder Terminvereinbarung muss klar sein, mit welchem Zeitaufwand für Arzt und MFA zu rechnen ist, und ob eine besondere Infrastruktur vorgehalten werde muss, z. B. bei einer ambulanten Operation. Um den Zeitaufwand für die Terminvereinbarung möglichst kurz zu halten, sind Vorarbeiten sinnvoll: Der Terminplaner des Praxisverwaltungssystems muss am Bildschirm eingestellt sein und es muss sofort auf Patientennamen zugegriffen werden können. Die KBV stellt Praxen eine kostenlose Terminverwaltungssoftware zur Verfügung. Damit können Termine übersichtlich am Bildschirm gesteuert werden. Weitere Information ▶ https://praxis.116117-termine.de (Kassenärztliche Bundesvereinigung 2024a)

8.2.1 Terminvereinbarung am Telefon

Für die Terminvereinbarung am Telefon gilt alles, was über Kommunikation bereits gesagt wurde (▶ Abschn. 8.1.1).

Bei der Terminvergabe am Telefon sind zwei Fragen zu klären: die Dringlichkeit aus medizinischen Gründen und die voraussichtliche Dauer der Inanspruchnahme von Arzt und MFA.

> Bei der Terminvereinbarung sind zwei Fragen zu klären: Dringlichkeit aus medizinischen Gründen und voraussichtliche Dauer der Inanspruchnahme von Arzt und MFA

■ Dringlichkeit

Termine werden nach dem Leidensdruck des Patienten und möglicher Verschlimmerung in vier Zeitfenster eingeteilt: sofort, am gleichen Tag, am nächsten Tag oder in den nächsten 35 Tagen bzw. im nächsten Quartal.

Ein sofortiges Erscheinen in der Praxis ist anzubieten bei akuten Blutungen und bei Halsproblemen mit Luftnot. Dafür sind oft Zeitverschiebungen für die nächsten Patienten nötig. Wenn die bereits anwesenden Patienten im Wartezimmer oder an der Anmeldung darüber informiert werden, haben sie eigentlich immer Verständnis. Erfahrungsgemäß sind diese Notfälle sehr selten.

Am gleichen Tag sollten Patienten einen Termin erhalten, die sich selbst für einen Notfall halten oder starke Schmerzen haben, allerdings mit dem Hinweis, dass sie mit Wartezeit rechnen müssen. Auch ein Patient mit akuter Ertaubung (sehr selten!) sollte für den gleichen Tag angenommen werden.

Am gleichen oder nächsten Tag sollten Eilfälle ▶ Abschn. 7.1.1, wie plötzliche Hörverschlechterung ohne Ertaubung, einen Termin bekommen, ebenfalls mit dem Hinweis auf Wartezeit.

Alle übrigen Terminwünsche sind Routine, die in den nächsten Wochen einbestellt werden können.

Drei Fragen helfen bei der Einschätzung der Dringlichkeit:
- „Wie lange haben Sie die Beschwerden schon?"
- „Haben Sie Schmerzen?"
- „Wie stark sind Ihre Beschwerden im Augenblick?"

Hat die MFA Zweifel, unbedingt Rücksprache mit dem Arzt halten. Er kann dann entscheiden, wann er den Patienten sehen muss.

Es hat sich bewährt, eine offene Sprechstunde für dringliche Fälle anzubieten, z. B. täglich 30 min vor der Routinesprechstunde. Damit sind viele Akut- und Eilfälle untergebracht, ohne den Terrminplan zu stören. Diese offene Sprechstunde kann auch der Terminservicestelle angeboten werden ▶ Abschn. 8.2.4

- **Voraussichtliche Dauer**

Kürzel oder Farbunterlegungen im Terminplaner am Bildschirm erleichtern die Terminvergabe erheblich. Die voraussichtliche Dauer eines Patientenkontakt wird so schnell erfasst. Unterschiedliche Zeitfenster sind sinnvoll z. B. für
- Erstvorstellung: Arzt 10 min
- Wiedervorstellung: Arzt 5 min
- SCIT Spritze: Arzt 2 min, dann MFA 30 min Überwachung in Abständen
- Funktionsdiagnostik: MFA 15 min
- Ambulante OP: Arzt und MFA 30 min

8.2.2 Terminvergabe an der Anmeldung

Das oben Gesagte zur Einschätzung von Dringlichkeit und Dauer der Inanspruchnahme gilt auch für die Terminvergabe an der Anmeldung. Ein Unterschied besteht hinsichtlich der Einschätzung der Dringlichkeit: Wenn ein Patient an der Anmeldung steht, ist es zwar psychologisch schwieriger ihn abzuweisen, aber leichter, seinen medizinischen Zustand ein-

8.2 · Terminvereinbarung

zuschätzen. Die erwähnten echten Notfälle „Blutung" und „Engegefühl im Hals mit Luftnot" sind gut in ihrer Relevanz einzuschätzen, wenn der Betroffene vor einem sitzt.

Einfacher als bei telefonischer Terminvereinbarung ist es, den Patienten mit dem Hinweis auf Wartezeit als dringend anzunehmen und während des Wartens seinen Zustand zu überwachen.

> Bei der Terminvergabe an der Anmeldung ist die medizinische Dringlichkeit leichter einzuschätzen

8.2.3 Internetbasierte elektronische Terminvergabe

Die technische Funktionsweise der Online-Terminvereinbarung kann je nach System variieren, aber grundsätzlich läuft es so ab:

- Der Patient besucht die Website der Arztpraxis und klickt das Fenster „Termin online buchen" oder ähnlich lautend an.
- Dort wählt er den gewünschten Arzt, die Art des Termins und das Datum bzw. die Uhrzeit aus.
- Anschließend gibt er seine persönlichen Daten wie Name, Telefonnummer und E-Mail-Adresse ein.
- Nachdem die Daten übermittelt wurden, prüft das System die Verfügbarkeit des gewählten Termins.
- Wenn der Termin verfügbar ist, wird er automatisch reserviert und eine Bestätigungs-E-Mail oder SMS an den Nutzer gesendet.
- Der Termin wird im System der Arztpraxis eingetragen und der Nutzer erhält automatisch eine Erinnerung vor dem Termin per E-Mail

8.2.4 Terminvermittlung über Terminservicestelle

Grundsätzliches zur TSS

Gesetzlich Krankenversicherte sollen in dringenden Fällen schneller einen Termin bei einem Facharzt oder Psychotherapeuten erhalten. Praxen, die freie Termine bereitstellen, bekommen die Behandlung extrabudgetär bezahlt und einen Zuschlag. Hausärzte sowie Kinder- und Jugendärzte erhalten 15 €, wenn sie für einen Patienten zeitnah einen Termin beim Facharzt oder Psychotherapeuten vermitteln. Das hat der Gesetzgeber so vorgegeben. Die Terminservicestellen (TSS) dürfen laut Gesetz nur Termine für Untersuchungen und Behandlungen in dringenden Fällen, als TSS-Terminfall innerhalb von 35 Tagen oder als Akutfall spätestens am Folgetag vermitteln. Die Terminservicestellen vermitteln keine Wunschtermine bei einem bestimmten Arzt. Die TSS sind nicht für die Terminvermittlung bei lebensbedrohlichen Notfällen zuständig, sondern verweisen hierfür an die Telefonnummer 112.

Die Terminservicestelle vermittelt Akuttermine spätestens am nächsten Tag oder dringende Termine innerhalb von 35 Tagen

HNO-Ärzte erhalten *alle* Untersuchungen und Behandlungen in dem Quartal bei einem Versicherten extrabudgetär und damit in voller Höhe vergütet, wenn der Termin durch die Terminservicestelle vermittelt wird, ob online, über eine App oder telefonisch. Zusätzlich wird ein zeitgestaffelter, extrabudgetärer Zuschlag zur Versicherten-, Grund- bzw. Konsiliarpauschale gezahlt:
- Termin spätestens am Folgetag: 200 %
- Termin spätestens am 4. Tag: 100 %
- Termin spätestens am 14. Tag: 80 %
- Termin spätestens am 35. Tag: 40 %

> Patienten können die TSS erreichen
> - telefonisch 116117
> - online ▶ https://www.116117-termine.de/
> - mit der 1116117-App

Patientinnen und Patienten, die sich selbst an die Terminservicestelle für einen Termin beim HNO-Arzt wenden, benötigen eine Überweisung mit einem Dringlichkeitscode. Der Hausarzt, der für einen Patienten einen Termin beim HNO-Arzt vereinbart, stellt für die Behandlung eine Überweisung aus. Ein Dringlichkeitscode ist nicht erforderlich.

■ **TSS und HNO-Praxis**

Die HNO-Praxis meldet freie Termine online über die Kassenärztliche Vereinigung an die TSS

Die HNO-Praxis ist in erster Linie als Anbieter von freien Terminen für die TSS gefordert. So empfiehlt beispielsweise die Kassenärztliche Vereinigung Baden-Württemberg den HNO-Praxen zwei Akuttermine und einen dringenden Termin pro Arzt und Monat anzubieten. Die HNO-Praxis meldet freie Termine online bei ihrer KV über das Mitgliederportal, z. B. für Baden-Württemberg unter ▶ www.kvbawue.de/mitgliederportal/. Bei anderen KVen können andere Terminmeldungen und Zugangswege festgelegt sein. Die Termine über die TSS sind somit planbar und finanziell interessant. Weitere Information ▶ https://www.kbv.de/html/terminvermittlung.php (Kassenärztliche Bundesvereinigung 2023)

8.3 Die elektronische Praxis

Bausteine der elektronischen Praxis
- eAU: elektronische Arbeitsunfähigkeitsbescheinigung
- eGK: elektronische Gesundheitskarte (im Besitz des Patienten)
- eHBA: elektronischer Heilberufsausweis
- E-Health: elektronische Gesundheit (Oberbegriff für alle digitalen Anwendungen)
- eMP: elektronischer Medikationsplan
- ePA: elektronische Patientenakte
- eRp: elektronisches Rezept
- KIM: Kommunikation im Medizinwesen (Kommunikationsdienst)
- NFDM: Notfalldatenmanagement
- PVS: Praxisverwaltungssysten
- QES: qualifizierte elektronische Signatur
- SMC-B: Secure Modul Card B (Praxisausweis)
- TI: Telematikinfrastruktur
- VSDM: Versichertenstammdatenmanagement
- VPN: Virtuelles privates Netzwerk (Zugangsdienst zur TI)

■ Digitalisierung der Praxen

Praxen sind bereits in einem hohen Maß digitalisiert, die anfallenden Daten werden elektronisch gespeichert, verarbeitet und soweit nötig übermittelt. Das Praxisverwaltungssystem unterstützt und erleichtert die Arbeit von Arzt und MFA. Mit der Einführung der Telematikinfrastruktur als zentralem Netz im Gesundheitswesen kommen weitere Anwendungen hinzu. Unter E-Health wird die Nutzung moderner Informationstechnologie in der Medizin verstanden.

■ Praxisverwaltungssystem

Das Praxisverwaltungssystem ermöglicht die vollständige Dokumentation aller patientenbezogenen Daten und gehört zur Grundausrüstung in jeder Praxis. Auch unabhängig von der Telematikinfrastruktur sind viele Aufgaben im PVS lösbar:
- Dokumentation aller patientenrelevanten Daten in der elektronischen Karteikarte
- Terminplanung
- Buchhaltung
- Online-Abrechnung mit allen öffentlichen Kostenträgern
- Rechnungserstellung für private Kostenträger und Mahnwesen

— Dokumentation der nicht patientenbezogenen Praxisabläufe z. B. Qualitätsmanagement, Medizinproduktebuch, Hygieneplan
— Adressenverzeichnisse, z. B. Kliniken und Praxisvertreter, Organisationen und Ansprechpartner im Gesundheitswesen, Materiallieferanten

■ **Telemedizin**

Unter Telemedizin wird das Überwinden zeitlicher und/oder räumlicher Distanzen durch elektronische Kommunikationsmedien für medizinische Anwendung verstanden. Telemedizinische Anwendungen sind z. B. die Videosprechstunde und das Telekonsil, die Beratung mehrerer Ärzte über einen Patienten. Weitere Information: ▶ https://www.kbv.de/html/telemedizin.php

---

Patientenakte

Elektronische Patientenakte in der Praxis: Dokumentation alle patientenrelevanten Daten im Praxisverwaltungssystem in Verantwortung des Arztes. In diesem Buch wird sie als „elektronische Karteikarte" bezeichnet um Verwechslung zu vermeiden mit →

Elektronische Patientenakte in der Telematikinfrastruktur: digitale Akte in Verantwortung des Versicherten, in die Ärzte Daten einpflegen, sofern der Versicherte nicht widerspricht. Die Daten sind in zentralen Servern außerhalb der Praxis gespeichert

---

8.3.1 Telematikinfrastruktur

Telematikinfrastruktur

Telematik ist ein Kurzwort aus Telekommunikation und Informatik, es bedeutet die Verbindung von Datenübertragung und Datenverarbeitung.
Telematikinfrastruktur (TI) ist eine digitale Plattform für Anwendungen der Telematik im Gesundheitswesen

---

Die Telematikinfrastruktur ist die Datenautobahn des Gesundheitswesens Sie soll eine schnelle und sichere Kommunikation zwischen Ärzten, Krankenhäusern und Krankenversicherungen im Gesundheitssystem ermöglichen. Sie wird betrieben von der Gematik GmbH, bei der das Bundesgesundheitsministerium und alle relevanten Spitzenorganisationen des Gesundheitswesens beteiligt sind. Medizinische Informationen, die für die Behandlung von Patienten benötigt werden, sind so schneller und einfacher verfügbar.

Praxen mit persönlichem Arzt-Patient-Kontakt sind zur Anbindung an die TI verpflichtet. Die Telematikinfrastruktur ist notwendig für das Versichertenstammdatenmanagement, das Notfalldatenmanagement, die elektronische Patientenakte, das elektronische Rezept, die elektronische AU-Bescheinigung, den elektronischen Medikationsplan und den Kommunkationsdienst KIM. Zum Zugang benötigen die Praxis bzw. der Arzt die Secure Module Card-B und den elektronischen Heilberufausweis. Weitere Information ▶ https://www.kbv.de/html/telematikinfrastruktur.php

> Die Telematikinfrastruktur ist notwendig für das Stammdatenmanagement, das Notfalldatenmanagement, die elektronische Patientenakte, das eRezept, die eAU, den e-Medikationsplan und den Kommunikationsdienst KIM. Zum Zugang benötigen die Praxis bzw. der Arzt die Secure Module Card-B und den elektronischen Heilberufsausweis

8.3.2 Dienste und Geräte der Telematikinfrastruktur

- **Anpassung des PVS**

Das Praxisverwaltungssystem muss angepasst werden, um eine Verbindung zur TI zu ermöglichen und die Versichertendaten der elektronischen Gesundheitskarte importieren zu können.

- **Konnektor**

Dieser stellt die Verbindung zur TI her. Der Konnektor kann in der Paxis installiert sein oder in einem Rechenzentrum genutzt werden.

- **VPN Zugangsdienst**

Dies ist ein virtuelles, nicht öffentliches Netzwerk zur TI, vergleichbar einem Internetprovider.

- **E-Health-Kartenterminal**

Das stationäre E-Health-Kartenterminal erfüllt verschiedene Funktionen. Über das Gerät erfolgt die Anmeldung der Praxis an die TI mit der Secure Module Card Typ B, wenn diese in das Kartenterminal eingesteckt wird. Der elektronische Heilberufsausweis kann ebenfalls über das Terminal eingelesen werden, speziell für die qualifizierte elektronische Signatur und den Zugriff auf die elektronische Patientenakte. Das Terminal ist zudem für das Einlesen der elektronischen Gesundheitskarte des Patienten an der Anmeldung vorgesehen. In einem zweiten Terminal Im Sprechzimmer kann der Arzt auf den Notfalldatensatz und den elektronische Medikationsplan zugreifen.

- **Mobiles Kartenterminal mobKT**

Dies ist nötig für Leistungen außerhalb der Praxis, z. B. beim Hausbesuch. Das Gerät arbeitet offline, die Daten müssen in das PVS übergeleitet werden.

- **Praxisausweis SMC-B**

Die Secure Module Card Typ B ist eine Chipkarte, die die Praxis für die Teilnahme an der TI authentifiziert, um eine Verbindung zur TI aufbauen zu können. Die Karte wird bei der Installation der TI-Technik in das Kartenterminal gesteckt und über eine PIN (Persönliche Identifikationsnummer) freigeschaltet.

- **Elektronischer Heilberufsausweis**

Der eHBA der Generation 2.0 ist für viele Anwendungen der TI Pflicht. Nur mit ihm kann sich der Arzt eindeutig gegenüber der TI als Heilberufler ausweisen. Nur so erhält er Zugriff auf medizinische Daten, die in der elektronischen Patientenakte oder elektronischen Gesundheitskarte des Patienten gespeichert sind und kann selbst Datensätze darauf ablegen. Mit dem eHBA ist die qualifizierte elektronische Signatur möglich, die rechtssichere elektronische Unterschrift für den eArztbrief, die eAU, das eRezept. Die Anwendung funktioniert mit einer PIN.

- **Kommunikation im Medizinwesen (KIM)**

KIM funktioniert wie ein E-Mail-Programm, nur wird dabei jede Nachricht und jedes Dokument verschlüsselt und erst beim Empfänger wieder entschlüsselt. KIM wird in das Praxisverwaltungssystem integriert und ermöglicht eine einfache, sichere Kommunikation.

8.3.3 Anwendungen der TI

Voraussetzungen für die Anwendung der TI
- E-Health Kartenterminal
- Anpassung des PVS an die TI
- Anbindung an die TI mit Konnektor und VPN
- KIM Dienst
- SMC-B Karte
- eHBA 2.0

- **Notfalldatenmanagement (NFDM)**

Beim NFDM geht es darum, dass Ärzte in einem medizinischen Notfall wichtige notfallrelevante Informationen direkt von der elektronischen Gesundheitskarte abrufen können. Das können zum Beispiel Informationen zu Diagnosen oder Medikamenten sein.

- **Versichertenstammdatenmanagement (VSDM)**
Mit dem VSDM werden die Versichertenstammdaten der gesetzlich Krankenversicherten, die auf der elektronischen Gesundheitskarte (eGK) gespeichert sind, aktuell gehalten. Zum VSDM sind alle Praxen gesetzlich verpflichtet.

- **Elektronische Arbeitsunfähigkeitsbescheinigung (eAU)**
Der elektronische Versand der eAU an die Krankenkassen ist für alle Praxen Plicht. Die Praxis sendet sie aus dem PVS an die Krankenkassen. Dort werden die Daten digital von den Arbeitgebern abgerufen. Die eAU gibt es (noch) nicht für Privatversicherte.

- **Elektronisches Rezept (eRezept)**
Verschreibungspflichtige Arzneimittel für gesetzlich Versicherte sollen nur noch elektronisch verordnet werden. Das Rezept wird im PVS erstellt und mit dem eHBA signiert. Es wird an den eRezept-Server gesendet, wo es von der Apotheke abgerufen werden kann. Der Patient erlaubt dies der Apotheke, indem er die eGK einlesen lässt oder eine entsprechende App nutzt.
   Das eRezept für Privatversicherte ist möglich, aber keine Pflicht. Weitere Information: ▶ https://www.kbv.de/media/sp/eRezept_Infoblatt_Auf-einen-Blick.pdf

- **Elektronischer Arztbrief (eArztbrief)**
Ärzte können elektronische Arztbriefe direkt aus dem Praxisverwaltungssystem heraus versenden und empfangen. Möglich ist das mittels KIM-Dienst über die TI.

- **Elektronischer Medikationsplan (eMP)**
Der elektronische Medikationsplan wird direkt auf der eGK gespeichert. Hausärzte, Fachärzte und Apotheker pflegen die Medikationsdaten gemeinsam, sie sind zur Aktualisierung verpflichtet. So sind die abrufenden Ärzte immer auf dem neuesten Stand.

- **Elektronische Patientenakte (ePA)**
Die elektronische Patientenakte soll das zentrale Element der digitalen Gesundheitsversorgung werden. Gesetzliche Krankenkassen müssen ab 15. Januar 2025 ihren Versicherten die ePA anbieten, private Krankenversicherungen können dies freiwillig tun. Die ePA ist nach ihrer Gesetzesdefinition eine versichertengeführte Akte in der Telematikinfrastruktur. Laut § 341 SGB V soll sie „Informationen, insbesondere zu Befunden, Diagnosen, durchgeführten und geplanten Therapiemaßnahmen sowie zu Behandlungsberichten" enthalten. Sie soll außerdem der gezielten Unterstützung von Anamnese, Be-

funderhebung und Behandlung dienen. Was letztlich in die ePA kommt, entscheidet der Versicherte.

Ärzte sind verpflichtet, diese Daten einzupflegen:
- Daten des elektronischen Medikationsplans
- Daten zur Prüfung der Arzneimitteltherapiesicherheit
- Daten zu Laborbefunden
- Befunddaten aus bildgebender Diagnostik
- Befundberichte über ärztliche Maßnahmen, z. B. Eingriffe und Operationen
- elektronische Arztbriefe
- Ergebnisse genetischer Untersuchungen oder Analysen, allerdings nur nach ausdrücklicher schriftlicher oder elektronischer Einwilligung des Patienten

> Die elektronische Patientenakte in der Telematik Infrastruktur ersetzt nicht die herkömmliche Patientendokumentation im Praxisverwaltungssystem. Ärzte sind verpflichtet, alle medizinisch relevanten Informationen für die Behandlung eines Patienten zeitnah in der „Karteikarte" festzuhalten – elektronisch oder auf Papier.

- **ePA-App**

Alle gesetzlichen Krankenkassen und viele Privatversicherungen bieten Ihren Versicherten eine kostenlose App zum Zugang zur elektronischen Patientenakte an. Damit können Versicherte jederzeit den Umfang ihrer Daten in der ePA einsehen und auch löschen

- **Online Check-in bei privat Versicherten**

Der Online Check-in ist ein sicheres, kartenloses Verfahren, mit dem sich Versicherte der privaten Krankenkassen schnell und einfach in Arztpraxen anmelden können: Krankenversichertennummer und andere Standarddaten werden digital an die Praxis übertragen, manuelle Fehler bei der Eingabe so vermieden. Die Versicherten stoßen den Check-in über die ePA-App an. Dazu scannen sie einen von der Arztpraxis bereitgestellten QR-Code und übermitteln ihre Daten an die Praxis. Damit ist die Ausstellung eines eRezepts möglich. Voraussetzung für die Nutzung ist die Installation der ePA-App der Versicherung auf dem Smartphone sowie die Einrichtung einer elektronischen Patientenakte.

8.4 Abrechnung

Wichtige Abkürzungen
- ASV: Ambulante Spezialfachärztliche Versorgung
- EBM: Einheitlicher Bewertungsmaßstab
- GOÄ: Gebührenordnung für Ärzte
- GOP: Gebührenordnungspunkt im EBM („Ziffer")
- ICD-10-GM: Internationale statistische Klassifikation der Krankheiten und verwandter Gesundheitsprobleme, 10. Revision, German Modification
- JVEG: Justizversorgungs- und entschädigungsgesetz
- KBV: Kassenärztliche Bundesvereinigung
- KV: Kassenärztliche Vereinigung (es gibt 17 KVen)
- OPS: Operationen- und Prozedurenschlüssel
- SGB V: Sozialgesetzbuch Fünftes Buch (betrifft Krankenversicherung)
- UV-GOÄ Unfallversicherungsgebührenordnung für Ärzte

Die Abrechnung der erbrachten Leistungen erfolgt nach verschiedenen Gebührenordnungen und Verfahren. In der HNO-Praxis werden die erbrachten Leistungen der kassenärztlichen Vereinigung, den gesetzlichen Unfallversicherungsträgern, den Patienten selbst, den Justizbehörden und anderen Kostenträgern z. B. privaten Versicherungen, in Rechnung gestellt (Abb. 8.2).

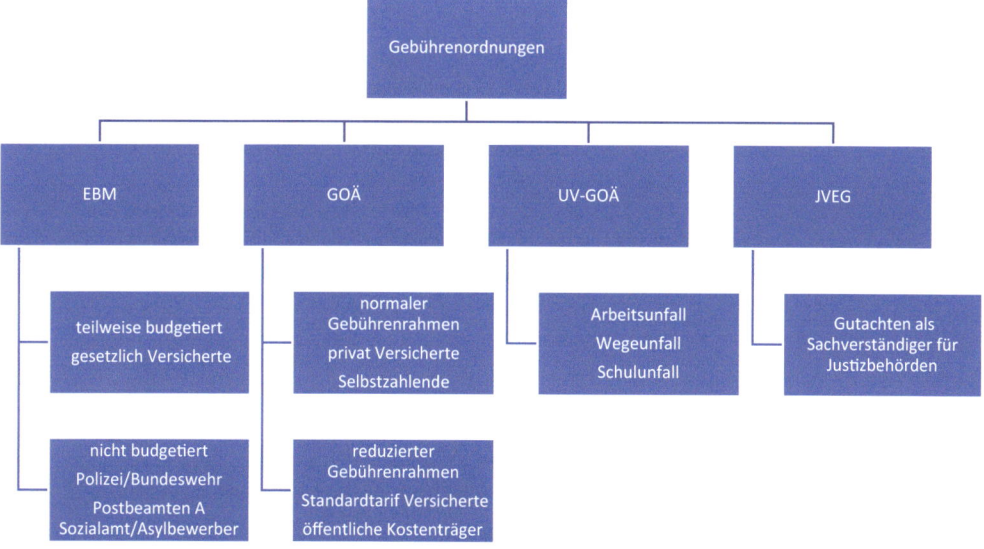

Abb. 8.2 Anwendung der verschiedenen Gebührenordnungen

8.4.1 Abrechnung nach dem EBM

Der einheitliche Bewertungsmaßstab (EBM) ist die Grundlage der Abrechnung mit der kassenärztlichen Vereinigung für alle gesetzlich versicherten Patienten und weitere öffentliche Kostenträger:
- Polizei
- Postbeamte A
- Bundeswehr
- Sozialamt und Asylbewerber

Nach dem EBM werden die Leistungen der gesetzlich Versicherten und weiterer öffentlicher Kostenträger über die KV abgerechnet

Die Abrechnung muss nach Ablauf jeden Quartals innerhalb einer vorgegeben Frist online bei der KV eingereicht werden. Dabei sind Regelwerke und Verzeichnisse zu berücksichtigen, die im PVS hinterlegt sind und mit dem Quartals-Update aktualisiert werden.

■ **Einheitlicher Bewertungsmaßstab**

Der bundesweit gültige EBM listet alle für die HNO-Praxis abrechenbaren Leistungen, Gebühren und Auslagen auf (Kassenärztliche Bundesvereinigung 2024b).

Alle ärztlichen Leistungen im EBM sind in Punkten ausgedrückt. Sachkosten und Zuschläge sind in Euro angegeben. Regional unterschiedlich wird jedes Jahr zwischen den Kassenärztlichen Vereinigungen und den gesetzlichen Krankenkassen der geltende Punktwert in Euro festgelegt. Im Anhang 2 des EBM finden sich die Zahlencodes des Operationen- und Prozedurenschlüssel für alle abrechenbaren Operationen (BfArM 2023). Im Regelwerk des EBM und in regionalen Verträgen zwischen den Kassenärztlichen Vereinigungen und Krankenkassen ist festgelegt, welche Gebührenordnungspositionen die HNO-Praxis abrechnen darf. Viele Leistungen unterliegen einer Mengenbegrenzung („Budget") und werden ab einer bestimmten Häufigkeit nicht oder nur mit einem abgestaffelten Punktwert vergütet.

Für die HNO-Praxis ist von Bedeutung, welche Leistungen unter die Bestimmungen zur Mengenbegrenzung fallen oder welche extrabudgetär vergütet werden

Die Regeln zur Mengenbegrenzung für gesetzlich Versicherte gelten nicht für Patienten der oben genannten sonstigen Kostenträger mit EBM Anwendung.

Für die HNO-Praxis ist somit von Bedeutung ob eine Leistung innerhalb des Budgets oder extrabudgetär vergütet wird. Für viele Leistungen ist dies im EBM festgelegt, so werden z. B. Leistungen in Zusammenhang mit ambulanten oder belegärztlichen Operationen extrabudgetär vergütet. Ergänzungen zum EBM über weitere abrechenbare, extrabudgetäre Vergütungen finden sich hier, ohne Anspruch auf Vollständigkeit:
- Verträge zwischen der Kassenärztlichen Bundesvereinigung und den gesetzlichen Krankenkassen für bundesweite Regelungen.

8.4 · Abrechnung

- Verträge zwischen einzelnen KVen und Krankenkassen über zusätzliche regionale Regelungen und Belegarztverträge
- Honorar-Verteilungs-Maßstab der jeweiligen KV
- Vertrag und Katalog nach § 115b Absatz 1 SGB V über „Ambulantes Operieren, sonstige stationsersetzende Eingriffe und stationsersetzende Behandlungen im Krankenhaus"
- Richtlinie des Gemeinsamen Bundesausschusses über die „ambulante spezialfachärztliche Versorgung nach § 116b SGB V"

Bei der Eingabe von GOP ist zu berücksichtgen, dass bestimmte Leistungen nur mit bestimmten Diagnose-Kodierungen und Zusatzziffern abgerechnet werden können, um die extrabudgetäre Vergütung zu erhalten.

▪ Diagnosen Verschlüsselung

Der ICD-10-GM ist die amtliche Klassifikation zur Verschlüsselung von Diagnosen in der ambulanten und stationären Versorgung in Deutschland. Bei jedem Patienten in der Abrechnung muss mindestens eine nach ICD-10-Code verschlüsselte Diagnose angeführt werden, um die jeweilige Leistung zu begründen. Zur Vereinfachung können bei jedem Patienten im PVS Schlüssel von Dauerdiagnosen hinterlegt sein, die automatisch in die Abrechnung übernommen werden. Außerdem muss der Grad der Diagnosesicherheit durch Angabe der Kürzel „G" (gesichert) „V" (Verdacht auf) oder „Z" (Zustand nach) angegeben werden.

Die Abrechnung nach dem EBM wird vom PVS auf formale Fehler geprüft und danach über ein sicheres Netz z. B. das Mitgliederportal der KV elektronisch übermittelt. Abhängig von der jeweiligen KV müssen bestimmte papiergebundene Abrechnungsunterlagen noch mit der Post an die KV gesandt werden.

> Bei der Abrechnung nach dem EBM müssen alle Diagnosen nach der ICD-10-GM Klassifikation verschlüsselt werden. Viele extrabudgetär vergütete Leistungen sind an bestimmte Diagnosen gebunden

▪ Ambulante spezialfachärztliche Versorgung

Wenn die Praxis an der ASV nach § 116b SGB teilnimmt, sind weitere Regelungen zu berücksichtigen. Die ASV ist ein eigener Versorgungsbereich, für den die Praxis zugelassen sein muss. Die Leistungen werden getrennt abgerechnet und müssen mit der ASV-Teamnummer gekennzeichnet sein. Weitere Information ▶ https://www.kbv.de/html/8160.php

▪ Leistungs- und Abrechnungsstatistik

In ◨ Tab. 8.2 sind die 30 häufigsten GOP des EBM, die von HNO-Praxen abgerechnet wurden, nach der Abrechnungsstatistik der KV Baden-Württemberg für die 4 Quartale 2023

◘ Tab. 8.2 Leistungsspektrum der HNO-Praxen in Baden-Württemberg 2023. (Mit freundlicher Genehmigung der KV Baden-Württemberg) (Persönliche Mitteilung 2024)

Rang	GOP EBM	Text im EBM
1	09210, 09211, 09212	Grundpauschale
2	09311	Lupenlaryngoskopie
3	09320	Tonaudiometrie
4	09323	Reflexbestimmung an den Mittelohrmuskeln
5	30100	spezifische allergologische Anamnese
6	09360, 09361, 09362	kleinchirurgischer Eingriff I, II, III im HNO-Bereich
7	33010	Sonografie der Nasennebenhöhlen
8	30130	Hyposensibilisierungsbehandlung
9	09372	Hörgeräteversorgung bei Jugendlichen und Erwachsenen
10	09343	Allergologische Diagnostik II
11	09373, 09374, 09375	Hörgerätenachsorge
12	09343	Diagnostik des Tinnitus
13	30900	kardiorespiratorische Polygrafie
14	09325	Prüfung der Labyrinthe mit nystagmografischer Aufzeichnung
15	09324	Abklärung einer vestibulo-cochleären Erkrankung mittels Messung otoakustischer Emissionen
16	33011, 33012	Sonografie Gesichtsweichteile und/oder Halsweichteile/Speicheldrüsen; Sonografie Schilddrüse
17	01410, 01413	Besuch
18	09326	Abklärung einer retro-cochleären Erkrankung (BERA)
19	09321	Sprachaudiometrische Bestimmung des Hörvermögens
20	09322	Kinderaudometrie an einer sonstigen Kinderaudiometrieanlage
21	35100	Differenzialdiagnostische Klärung psychosomatischer Krankheitszustände
23	01414	Visite auf der Belegstation
24	31232, 31233, 31234, 31235, 31236	Eingriffe der HNO-Chirurgie
25	30901	kardiorespiratorische Polysomnografie („Schlaflabor")
26	31656, 31657, 31658, 31659, 31660, 31661, 31662, 31663	postoperative Behandlung nach HNO-Chirurgie
27	09314, 09318	stroboskopische Untersuchung der Stimmlippen; Videostroboskopie
28	09345	Onkologie Pauschale
29	30120	Rhinomanometrischer Provokationstest
30	09313	Laryngoskopie beim Kind bis zum vollendeten 5. Lebensjahr

aufgelistet. Verwaltungsleistungen, Organisationspauschalen, Kostenerstattungen und Laborleistungen sind nicht aufgeführt. Die GOP der Grundpauschalen und anderer sachlich verbundener Leistungen wurden zusamnengefasst. Die Rangliste gibt einen Eindruck vor der Häufigkeit der Leistungen

8.4.2 Abrechnung nach der GOÄ

Die Gebührenordnung für Ärzte ist die Grundlage der Rechnungserstellung für privat versicherte und selbstzahlende Patienten (z. B. IgeL). Auch Bescheinigungen, Berichte und Gutachten für private Versicherungen, die nicht Teil des EBM sind, werden nach der GOÄ in Rechnung gestellt. Die Vergütungen in der GOÄ sind
– Gebühren für Leistungen
– Wegegeld und Reiseentschädigung
– Ersatz von Auslagen (Sachkosten)

Die Gebühren für die Leistungen werden nach einem Gebührensatz berechnet. Standardsatz ist der 2,3-fache Satz, der begründet auf 3,5-fach gesteigert werden kann. Physikalische, Labor- und Radiologieeistungen, Leistungen für öffentliche Kostenträger und für im Standardtarif Versicherte werden nach abweichenden Gebührenrahmen vergütet. Einzelheiten
▶ https://www.gesetze-im-internet.de/go__1982/BJNR015220982.html (GOÄ 19.07.2023)

Notwendige Angaben auf der Privatrechnung sind:
– Name und Adresse des Patienten
– Geburtsdatum
– Bei Minderjährigen Name und Adresse des/der Zahlungspflichtigen
– Datum der Erbringung der Leistung
– Diagnose in Textform oder ICD-Code
– Leistungsziffern mit Erläuterungen und Steigerungssatz
– Begründung bei Erhöhung des Steigerungssatzes über 2,3-fach
– Entschädigungen (Wegegeld, Reisekosten)
– Sachkosten (Auslagen)
– Rechnungssumme
– Zahlungsziel (Datum)

> Nach der Gebührenordnung für Ärzte werden die Leistungen für privat versicherte und selbstzahlende Patienten berechnet

In manchen Praxen werden die Rechnungserstellung und das Mahnwesen an externe Abrechnungsstellen übergeben. Hierfür muss der Patient vor Behandlungsbeginn schriftlich sein Einverständnis geben, sonst dürfen die notwendigen Daten nicht an die Abrechnungsstelle übermittelt werden.

8.4.3 Abrechnung nach der UV-GOÄ

Arbeits-, Wege-, und Schulunfälle werden nach der UV-GOÄ abgerechnet. Auch die „Anzeige bei Verdacht auf Lärmschwerhörigkeit" und der „HNO-Arzt-Bericht" bei der Erstvorstellung nach einem Arbeitsunfall werden nach der UV-GOÄ abgerechnet

Arbeits-, Wege-, Schul- und Kindergartenunfälle werden über die gesetzliche Unfallversicherung nach der UV-GOÄ abgerechnet. Träger der gesetzlichen Unfallversicherung sind die Berufsgenossenschaften und die Unfallkassen der öffentlichen Hand. Die zuständige Berufsgenossenschaft muss beim Patienten oder beim Arbeitgeber erfragt werden. Auch die „Ärztliche Anzeige bei Verdacht auf eine Berufskrankheit" wird nach der UV-GOÄ honoriert.

- **UV-GOÄ**

Die UV-GOÄ kennt keine Steigerungssätze, sondern enthält feste Euro-Beträge für alle Leistungen. Unterschieden wird nur zwischen allgemeiner und besonderer Heilbehandlung, wobei die vom HNO-Arzt erbrachten Leistungen im Regelfall der allgemeinen Heilbehandlung zuzurechnen sind. Alle Vordrucke in Zusammenhang mit der gesetzlichen Unfallversicherung sind über das PVS aufzurufen. Bei der ersten Vorstellung des Patienten nach einem Unfallereignis ist der Vordruck F 1040 „Hals-Nasen-Ohrenarztbericht" an der Bildschirm-Maske im Dialog mit dem Patient auszufüllen. Darin sind Angabe nötig zu

- Unfallversicherungsträger des Unfallbetriebs
- gesetzliche Krankenkasse des Patienten
- Datum und Zeitpunkt des Einteffens in der Praxis
- berufliche Tätigkeit, Unfallbetrieb, Arbeitszeit
- Unfalltag, Unfallzeit, Unfallort
- Verhalten des Patienten nach dem Unfall
- sonstiger Erstbehandelnder
- Angaben des Patienten zum Unfallhergang und zur Tätigkeit, bei der Unfall eingetreten ist

Der Bericht muss an den Unfallversicherungsträger und an die Krankenkasse des Patient übermittelt werden.

8.4.4 Abrechnung nach dem JVEG

Berichte und Gutachten für Versorgungsämter und Gerichte werden nach dem Justizvergütungs- und entschädigungsgesetz (JVEG) mit festgelegten Gebühren vergütet. Diese Leistungen sind in der HNO-Praxis wegen der Häufigkeit von Hörschäden nicht selten.

8.5 Dokumentation

8.5.1 Patientenbezogene Dokumentation

- **Patientenakte**

Die Karteikarte, die jahrzehntelang die Patientendokumentation prägte ist zugunsten des elektronischen Karteiblatts verschwunden. Voraussetzung für eine papierlose Patientendokumentation im Praxisverwaltungssystem ist die tägliche Datensicherung mit diebstahl- und feuersicherer Verwahrung des Sicherungsmediums, z. B. einer externen Festplatte.

Angaben zur Vorgeschichte, erhobene Befunde, veranlasste Untersuchungen, Diagnosen in Textform und ICD-Kodierung, Verordnungen, Eingriffe und Operationen, abgerechnete Leistungen sind hier einzugeben. Auch bildhafte Befunde wie Audiogramme und Ultraschallbilder oder akustische Befunde wie z. B. Stimmproben vor und nach einer Kehlkopfoperation, sind im PVS speicherbar. Von außen auf elektronischem Weg zugehende Befunde stellen ebenfalls kein Dokumentationproblem dar. Befunde die noch in Papierform oder auf DVD zugehen müssen eingescannt bzw. eingespielt werden. Nur papiergebundene Dokumente mit Aufbewahrungspflicht müssen zusätzlich in Ordnern archiviert werden.

> Voraussetzung für die papierlose Patientendokumentation im PVS ist die tägliche Sicherung und die diebstahl- und feuersichere Verwahrung des Sicherungsmediums

- **Aufklärung**

Jeder ärztliche Eingriff ist juristisch eine Körperverletzung und kann nur durch eine wirksame Aufklärung und Einwilligung legitimiert werden. Die Aufklärung selbst erfolgt mündlich in einem Gespräch zwischen Arzt und Patient. Eventuelle Sprachbarrieren bei nicht Deutsch sprechenden Patienten müssen durch Hinzuziehen einer sprachkundigen Person überwunden werden. Bei Minderjährigen oder nicht einwilligungsfähigen Patienten müssen die Eltern bzw. der gesetzliche Vormund hinzugezogen werden.

Inhalt der eigentlichen Aufklärung ist ein patientenzentriertes Gespräch über den medizinischen Befund, die Behandlung selbst, die verbundenen Risiken und die Konsequenzen der Nichtbehandlung Die Aufklärung wird durch standardisierte Aufklärungsbögen unterstützt, die der Information und Dokumentation dienen. Die unterschriebenen Aufklärungsbögen müssen auch bei Ablehnung der Operation im Original aufbewahrt werden.

> Das Aufklärungsgesprach erfolgt zwischen Arzt und Patient. Die Aufklärungsbögen müssen im Original aufbewahrt werden

8.5.2 Sonstige Dokumente

Die Praxis EDV lässt sich für alle Dokumentationsaufgaben auch außerhalb der patientenbezogenen Dokumentation nutzen. Für die Datensicherung und Archivierung aller Dokumente gelten die gleichen Grundsätze wie für patientenbezogene Daten. Dokumente in Papierform mit Aufbewahrungspflicht müssen chronologisch und sachlich in Ordnern abgeheftet werden. Zu Dokumentationspflichten bei der Anwendung von Röntgenstrahlen wird verwiesen auf die Literatur (Grunert 2019).

> Nicht patientenbezogene Dokumente
> — Praxishandbuch
> — Gerätehandbuch
> — Medizinproduktebuch nach MPBetreibV
> — Bestandverzeichnis nach MPBetreibV
> — Kassenbuch für bare Ein- und Auszahlungen
> — Adressenverzeichnis
>   – Ärztliche Vertreter
>   – Ansprechpartner in Krankenhäusern
>   – Ansprechpartner bei KV und Krankenkassen
>   – Lieferanten

■ **Das Praxishandbuch**
enthält alle wichtigen Schriftstücke zur Praxisorganisation. Jede Mitarbeiterin kann sich so über Praxisabläufe, Arbeitsplatzbeschreibungen, Zuständigkeiten, Hygieneplan mit Arbeitsanweisungen und Protokolle der Teambesprechungen informieren.

■ **Das Gerätebuch**
Hier sind alle Geräte der Praxis aufgeführt. Die Gerätenummer, der Hersteller, das Lieferdatum, das Datum der Ersteinweisung und alle Wartungsdaten werden hier verzeichnet. Für Geräte die unter die Medizinprodukte-Betreiberverordnung (MPBetreibV) fallen sind weitere Dokumente vorgeschrieben, die in das Gerätebuch integriert werden können.

■ **Medizinproduktebuch und Bestandsverzeichnis**

Alle Geräte, für die messtechnische oder sicherheitstechnische Kontrollen vorgeschrieben sind, müssen in ein Medizinprodukte eingetragen sein, letztere zusätzlich in ein Bestandsverzeichnis

Unter die MPBetreibV fallen alle medizinischen Geräte, für die entweder messtechnische oder sicherheitstechnische Kontrollen vorgeschrieben sind. Alle diese Geräte müssen in ein Medizinproduktebuch eingetragen werden. In der HNO-Praxis sind messtechnischen Kontrollen vorgeschrieben für Ton- und Sprachaudiometer sowie Blutdruckmessgeräte. Für aktive, nichtimplantierbare Medizinprodukte wie elektrische

Koagulationsgeräte und Defibrillatoren sind sicherheitstechnische Kontrollen und der zusätzliche Eintrag in ein Bestandsverzeichnis vorgeschrieben. Protokolle über mess- und sicherheitstechnische Kontrollen müssen ebenfalls aufbewahrt werden. Einzelheiten: ▶ https://www.gesetze-im-internet.de/mpbetreibv/

8.6 Qualitätsmanagement

8.6.1 Qualitätsmanagement: was–warum-wozu- wie

■ **Was ist QM ?**

Qualitätsmanagement ist die systematische und kontinuierliche Durchführung von Maßnahmen mit denen eine nachhaltige Qualitätserhaltung und -verbesserung im Rahmen der Patientenversorgung erreicht werden soll. Organisationsstrukturen, Arbeitsvorgänge und Behandlungsabläufe werden festgelegt und zusammen mit den Ergebnissen regelmäßig intern überprüft. Wenn erforderlich werden Strukturen und Prozesse angepasst und verbessert.

> QM betrifft
> — Patientenorientierung einschließlich Patientensicherheit
> — Mitarbeiterorientierung einschließlich Mitarbeitersicherheit
> — Prozessorientierung (Optimierung der Abläufe)
> — Kommunikation und Kooperation
> — Informationssicherheit und Datenschutz
> — Verantwortung und Führung

■ **Warum QM ?**

Die Verpflichtung für Arztpraxen ein QM einzuführen und durchzuführen ergibt sich aus § 135a Absatz 1 und Absatz 2 SGB V. Danach sind die Leistungserbringer zur Sicherung und Weiterentwicklung der Qualität der von ihnen erbrachten Leistungen verpflichtet Dazu gehört auch, ein einrichtungsinternes Qualitätsmanagement einzuführen und weiterzuentwickeln. Der Gemeinsame Bundesausschuss legt in einer für alle Vertragsärzte verbindlichen Richtlinie grundsätzliche Anforderungen an ein einrichtungsinternes QM fest.

> Qualitätsmanagement ist die systematische und fortlaufende Durchführung von Maßnahmen, mit denen eine Qualitätserhaltung und - verbesserung im Rahmen der Patientenversorgung erreicht werden soll. Wichtige Anwendungen betreffen das Notfallmanagement, das Hygienemanagement und das Fehlermanagement

- **Welche Ziele hat QM?**

QM hat zum Ziel, die Qualität und Sicherheit der Patientenversorgung in Arztpraxen zu verbessern. Ziele und Umsetzung des einrichtungsinternen Qualitätsmanagements müssen jeweils auf die einrichtungsspezifischen und aktuellen Gegebenheiten bezogen sein. Sie sind an die Bedürfnisse der jeweiligen Patientinnen und Patienten, der Einrichtung und ihrer Mitarbeiterinnen anzupassen.

Beispiel für Qualitätsziele:
- Die Wartezeit bei termingerecht erscheinenden Patienten beträgt maximal 15 min.
- Eine tägliche Sprechzeit ohne Voranmeldung für dringende Fälle wird zeitlich festgelegt und den Patienten mitgeteilt.
- Zur Verbesserung der betrieblichen Kommunikation findet einmal pro Woche eine Teambesprechung statt.
- Für jede MFA wird eine Arbeitsplatzbeschreibung mit allen Tätigkeiten erstellt.

- **Wie läuft QM?**

QM erfordert die Einbindung aller an den Abläufen beteiligten Personen und ist ein fortlaufender Prozess. Praxisinterne Ziele sollen durch ein schrittweises Vorgehen mit systematischer Planung, Umsetzung, Überprüfung und gegebenenfalls Verbesserung erreicht werden. Um die eigene Zielerreichung beurteilen zu können, sollen Strukturen, Abläufe und Ergebnisse der Organisation und Verfahren gemessen und bewertet werden. Die KBV stellt Arbeitshilfen für die Praxis zur Verfügung (Kassenärztliche Bundesvereinigung 2022).

8.6.2 Methoden

Methoden des Qualitätsmanagements helfen bei der Umsetzung der Qualitätsziele.

- **Messen und Bewerten von Qualitätszielen**

Wesentliche Zielvorgaben zur Verbesserung der Patientenversorgung oder der Einrichtungsorganisation werden definiert, deren Erreichungsgrad erfasst, ausgewertet und gegebenenfalls Konsequenzen abgeleitet.

- **Erhebung des Ist-Zustandes und Selbstbewertung**

Regelmäßige Erhebung des Ist-Zustandes und Selbstbewertung der Ergebnisse der Umsetzung sind durchzuführen und zu dokumentieren

- **Regelung von Verantwortlichkeiten und Zuständigkeiten**

Die Organisationsstruktur, Verantwortlichkeiten, Zuständigkeiten und Entscheidungskompetenzen werden schriftlich festgelegt, z. B. werden entsprechend qualifizierte Mitarbeiterinnen als QM-Beauftragte, Hygienebeauftragte, Medizinproduktebeauftragte benannt.

- **Prozessbeschreibungen**

Die wesentlichen Abläufe der Patientenversorgung und der Praxisorganisation werden erfasst, geregelt und dokumentiert. Die Prozess- bzw. Ablaufbeschreibungen stehen den Mitarbeiterinnen zur Verfügung. Die gezielte Kommunikation und abgestimmte Zusammenarbeit aller Beteiligten wird gefördert.

- **Checklisten**

In Checklisten und Arbeitsanweisungen werden Einzelaspekte aller sicherheitsrelevanten Prozesse wie z. B. die Medizinprodukteaufbereitung systematisch dargestellt.

- **Teambesprechungen**

Es werden regelmäßig strukturierte Besprechungen zu aktuellen Themen und Problemen mit allen Mitarbeiterinnen durchgeführt.

- **Fortbildungsmaßnahmen**

Alle Mitarbeiterinnen sollen an Fortbildungen mit unmittelbarem Bezug zur eigenen Tätigkeit teilnehmen.

- **Patienten- und Mitarbeiterbefragungen**

Die Einrichtung führt regelmäßig anonyme Befragungen der Patienten und Mitarbeiterinnen durch und wertet diese aus. Ein patientenorientiertes Beschwerdemanagements ist für Arztpraxen nicht vorgeschrieben.

8.6.3 Anwendung

QM ist nicht Selbstzweck, sondern soll für Patienten, Mitarbeiterinnen und Arzt einen Gewinn an Sicherheit und Zufriedenheit in der Praxis bringen. Dafür soll QM auf diese Tätigkeiten angewandt werden:

> Anwendungen des QM nach der Richtlinie:
> — Notfallmanagement → für Notfälle gerüstet sein
> — Hygienemanagement → Infektionen vermeiden
> — Fehlermanagement → aus Fehlern lernen
> — Arzneimitteltherapiesicherheit → jedem Patienten das richtige Medikament
> — Schmerzmanagement → schnelle und sichere Hilfe
> — Maßnahmen zur Vermeidung von Stürzen → geh- und sehbehinderte Patienten unterstützen
> — Prävention von und Intervention bei Gewalt → Umgang mit aggressiven Praxisbesuchern

Notfallmanagement

Es wird eine dem Patienten- und Leistungsspektrum entsprechende Notfallausstattung einschließlich Notfallmedikamenten vorgehalten und regelmäßig überprüft. Es findet ein regelmäßiges Notfalltraining statt. ▶ Kap. 7

Hygienemanagement

Dies dient der Vorbeugung und Vermeidung von Infektionen und Krankheiten bei Mitarbeiterinnen und Patienten ▶ Kap. 9

Risiko- und Fehlermanagement

Durch den geschärften Blick auf mögliche Risiken im Arbeits- und Behandlungsablauf sollen Fehler und unerwünschte Ereignisse, wie z. B. die Schädigung von Patienten vermieden werden. Falls diese doch eintreten, müssen sie sachlich und emotionslos analysiert werden. Mitarbeiterinnen sollen zur freiwilligen Meldung an die Praxisleitung ermuntert werden.

Arzneimitteltherapiesicherheit

Bei der Verordnung und Verabreichung von Arzneimitteln, z. B. beim Vorbereiten von Injektionen und Infusionen, wird durch geeignete Maßnahmen sichergestellt, dass die Risiken für die Patienten im Medikationsprozess minimiert sind.

Schmerzmanagement

Patienten mit Schmerzen werden als dringliche Fälle bei der Terminvergabe eingestuft. Die verordnete Schmerzmedikation wird durch Patientenbefragung hinsichtlich Wirksamkeit und Nebenwirkungen überprüft.

Maßnahmen zur Vermeidung von Stürzen

Vermeiden von Stolperfallen, das Tragen von Berufsschuhen, Vorsicht bei nassen Fußböden und bei der Verwendung von Leitern vermeidet Stürze der Mitarbeiterinnen. Geh- und sehbehinderte Patienten werden in der Praxis geführt. Besonderes Augenmerk wird auf Patienten nach Gleichgewichtsprüfungen gerichtet. Hier ist vorbeugende Unterstützung durch die MFA nötig.

- **Prävention von und Intervention bei Gewalt**

Dies betrifft den Umgang der Mitarbeiterinnen untereinander und gegenüber aggressiven Patienten. Das Verhalten bei drohender verbaler und körperlicher Gewalt von Patienten gegen Mitarbeiterinnen wird geübt.

Literatur

BfArM Operationen- und Prozedurenschlüssel Internationale Klassifikation der Prozeduren in der Medizin (OPS) Systematisches VerzeichnisStand: 20. Oktober 2023, mit Aktualisierung vom 20. November 2023 Herausgegeben. https://www.icd-code.de/ops/code/OPS.html. Aufgerufen am 10.07.2024

Gemeinsamer Bundesausschuss (Hrsg) (2024) (Qualitätsmanagement-Richtlinie/QM-RL) Bundesanzeiger. https://www.g-ba.de/downloads/62-492-3427/QM-RL_2024-01-18_iK-2024-04-20.pdf. Aufgerufen am 10.07.2024

GOÄ 19.07.2023. https://www.gesetze-im-internet.de/go__1982/BJNR015220982.html. Aufgerufen am 10.07.2024

Grunert JH (2019) Strahlenschutz für Röntgendiagnostik und Computertomografie. Springer, Berlin/Heidelberg

ICD-10-GM (2024) BfArM. https://klassifikationen.bfarm.de/icd-10-gm/kode-suche/htmlgm2024/index.htm. Aufgerufen am 10.07.2024

Kassenärztliche Bundesvereinigung (Hrsg) (2022) Qualitätsmanagement in der Praxis. Berlin. https://www.kbv.de/media/sp/PraxisWissen_Qualitaetsmanagement.pdf. Aufgerufen am am 10.07.2024

Kassenärztliche Bundesvereinigung (Hrsg) (2023) 116117 Terminservice für Arztpraxen. https://praxis.116117-termine.de/hilfe. Aufgerufen am 10.07.2024

Kassenärztliche Bundesvereinigung (Hrsg) (2024a) KBV PraxisInfoSpezial/Die elektronische Patientenakte ab 2025: Basisinformationen. Berlin

Kassenärztliche Bundesvereinigung (Hrsg) (2024b) KBV PraxisInfo: Elektronischer Arztbrief – Anwendungen in der TI/Februar 2024

Kassenärztliche Bundesvereinigung Einheitlicher Bewertungsmaßstab (EBM) Stand: 2. Quartal 2024 Arztgruppen-EBM HNO-Arzt. Berlin. https://www.kbv.de/media/sp/EBM_HNO_20240701_V1.pdf. Aufgerufen am 10.07.2024

UV-GOÄ 1.7.2024. https://www.kbv.de/media/sp/UV-GOAE_01.07.2024.pdf. Aufgerufen am 10.07.2024

Hygiene und Arbeitsschutz

Inhaltsverzeichnis

9.1 Allgemeine Infektionsprävention – 217
9.1.1 Was ist Hygiene? – 217
9.1.2 Erreger von Infektionen – 217
9.1.3 Hygiene in der Praxis – 220

9.2 Händehygiene – 221
9.2.1 Händewaschen und Händepflege – 222
9.2.2 Hygienische Händedesinfektion – 223
9.2.3 Chirurgische Händedesinfektion – 225

9.3 Bekleidung und persönliche Schutzausrüstung – 226
9.3.1 Arbeitskleidung – Bereichskleidung – Schutzkleidung – 227
9.3.2 Schutzausrüstung – 227
9.3.3 Aufbereitung der Arbeits- und Schutzkleidung – 228

9.4 Hygiene bei der Patientenbehandlung – 229
9.4.1 Bei allen Patienten – 229
9.4.2 Patienten mit übertragbaren Krankheiten und multiresistenten Erregern – 231

9.5 Aufbereitung von HNO-Instrumenten – 232
9.5.1 Medizinprodukt – 232
9.5.2 Unkritisch-semikritisch-kritisch – 234
9.5.3 Aufbereitung – 234

9.6 Hygiene beim Umgang mit Medikamenten – 236
9.6.1 Lagerung – 236
9.6.2 Zubereitung – 237

© Der/die Autor(en), exklusiv lizenziert an Springer-Verlag GmbH, DE, ein Teil von Springer Nature 2025
H. W. Eichel, *Arbeitsplatz HNO-Praxis*, https://doi.org/10.1007/978-3-662-70502-5_9

9.7 Hygiene bei Räumen und Geräten – 237
9.7.1 Reingung und Desinfektion von Flächen – 238
9.7.2 Untersuchungs- und Behandlungseinheit – 239
9.7.3 Abfallentsorgung – 240

9.8 Hygieneplan – 240
9.8.1 Was ist ein Hygieneplan ? – 240
9.8.2 Hygieneplan für die HNO-Praxis – 242

9.9 Arbeitsschutz – 243
9.9.1 Impfungen – 244
9.9.2 Unfallvermeidung – 244
9.9.3 Vorgehen nach Stich- oder Schnittverletzung – 245

Literatur – 246

9.1 Allgemeine Infektionsprävention

Wichtige Institutionen:
- BfArM: Bundesinstitut für Arzneimittel und Medizinprodukte
- IfSG: Infektionsschutzgesetz
- KRINKO: Kommission für Krankenhaushygiene und Infektionsprävention am RKI
- RKI: Robert-Koch-Insitut
- STIKO: Ständige Impfkommission am RKI

9.1.1 Was ist Hygiene?

Hygiene im Allgemeinen ist die Lehre von der Verhütung von Krankheiten und der Erhaltung und Förderung der Gesundheit. Hygiene im engeren Sinn bezeichnet alle Maßnahmen zur Vorbeugung gegen übertragbare Krankheiten. Dazu gehört das Erkennen und Vernichten möglicher Erreger in der Umgebung des Menschen, bevor sie ihre krankmachenden Eigenschaften entfalten können.

Das Robert-Koch-Institut ist die zentrale Einrichtung in Deutschland zur Krankheitsüberwachung und Krankheitsprävention und damit zur Erkennung, Verhütung und Bekämpfung von Infektionskrankheiten. Empfehlungen zur Hygiene in Krankenhäusern und Praxen gibt die Kommission für Krankenhaushygiene und Infektionsprävention des RKI heraus. Weitere Information ▶ https://www.rki.de/DE/Content/Kommissionen/KRINKO/krinko_node.html

> Hygiene ist die Lehre von der Erhaltung der Gesundheit, speziell befasst sie sich mit allen Maßnahmen zur Vorbeugung von übertragbaren Krankheiten

9.1.2 Erreger von Infektionen

■ **Infektion**

Eine Infektion („Ansteckung") ist das Eindringen von biologischen Krankheitserregern in einen Wirtsorganismus, ihre Vermehrung und die Reaktion des Wirts. Infektiös bedeutet: ansteckungsfähig, ansteckend, übertragbar. Treten Symptome in Zusammenhang mit einer Infektion auf, wie z. B. Husten oder Fieber, liegt eine Infektionskrankheit vor. Inkubationszeit ist die Zeit zwischen Infektion und ersten Symptomen. Als Kolonisation wird die Besiedelung der Haut mit Mikroorganismen bezeichnet. Sie führt normalerweise nicht zur Erkrankung, außer bei Wunden. Als Infektionsprävention (Vorbeugung) gelten Maßnahmen, die das Risiko einer Übertragung von Krankheitserregern minimieren.

Eine Infektion ist das Eindringen von biologischen Krankheitserregern in einen Wirtsorganismus, ihre Vermehrung und die Reaktion des Wirts. Eine nosokomiale Infektion ist eine Infektion in Zusammenhang mit einem Aufenthalt in einem Krankhenhaus oder einer Praxis

▪ Nosokomiale Infektion

Dies ist eine Infektion in zeitlichem Zusammenhang mit einem Aufenthalt in einer stationären oder ambulanten Einrichtung des Gesundheitswesens. Von einer nosokomialen Infektion wird wegen der Inkubatonszeit frühestens 48 Stunden nach Krankenhausaufnahme oder ambulantem Kontakt gesprochen. Zur Vermeidung nosokomialer Infektionen sind umfangreiche krankenhaus- und praxishygienische Maßnahmen entwickelt worden.

Die meisten nosokomialen Infektionen werden über die Hände übertragen. Maßnahmen der Händehygiene sind daher die Grundlage der Infektionsprävention in der Praxis (▶ Abschn. 9.2). Außer durch direkten Kontakt zwischen Mensch und Mensch ist auch die Übertragung durch Erreger in der Atemluft, in Sekreten und Blut sowie auf Gegenständen möglich.

▪ Erreger

Ursache einer Infektionskrankheit sind vermehrungsfähige Erreger.

Auslöser von Infektionskrankheiten
— Bakterien
— Bakteriensporen (umweltresistente Dauerformen)
— Viren
— Pilze
— Parasiten (Einzeller, Würmer)
— Prionen (infektiöse Einweißpartikel)

Bis auf Würmer und manche Pilze handelt es sich um Mikroorganismen. Der Begriff „Keim" wird gleichbedeutend mit vermehrungsfähigem Mikroorganismus, speziell Bakterie gebraucht. Nicht alle Mikroorganismen verursachen bei Menschen Krankheiten.

Erreger und Infektion

Pathogenität ist die Fähigkeit eines Erregers, eine Krankheit zu verursachen

Virulenz ist die Infektionskraft eines Erregers, sie wird an Hand bestimmter Eigenschaften des Erregers festgelegt

Resistenz ist die Widerstandsfähigkeit von Bakterien gegen Antibiotika

Nach der Pathogenität werden Erreger unterschieden in
- apathogene: nicht krankheitsverursachende
- fakultativ pathogene: unter bestimmten Voraussetzungen krankheitsverursachende
- obligat pathogene: grundsätzlich krankheitsverursachende.

Das Ausmaß einer Infektionskrankheit wird durch die Virulenz des Erregers und die Funktionsfähigkeit des Abwehrsystems eines Menschen bestimmt. Der Verlauf kann somit subklinisch (ohne erkennbare Symptome) bis letal (tödlich) sein. Zu einer opportunistischen Infektion („Gelegenheitsinfektion") kommt es durch fakultativ pathogene Keime unter Ausnutzung der Abwehrschwäche des Wirtsorganismus.

Bakterien können resistent gegen ein Antibiotikum sein oder als multiresistente Bakterien gegen viele.

Asepsis – Antisepsis – Dekontamination

Asepsis bezeichnet alle Maßnahmen zur Beseitigung von Krankheitserregern, Antisepsis die Maßnahmen zur Keimverminderung. Für Maßnahmen der Keimreduktion an menschlichem Gewebe ist der Begriff Antiseptik üblich. Aseptisch bedeutet keimfrei, ohne nachweisbare Erreger.

Kontamination ist die Verunreinigung von Gegenständen, Lebewesen, Wasser, Luft und Boden mit Mikroorganismen. Der Grad der Kontamination wird durch die Keimzahl, also die Anzahl der Erreger pro Volumen- oder Masseneinheit, ausgedrückt. Methoden zur Dekontamination, also zur Beseitigung der Verunreinigung sind Reinigung, Desinfektion und Sterilisation

Sterilisation – Desinfektion

Sterilisation bezeichnet Maßnahmen zur völligen Beseitigung von Keimen. Steril heißt frei von vermehrungsfähigen Organismen.

Desinfektion bezeichnet Maßnahmen zur Verminderung der Keimzahl. Desinfiziert heißt, ein Material oder biologisches Gewebe ist in einen Zustand gebracht, dass sich niemand damit oder daran infizieren kann. Die Wirksamkeit eines chemischen Desinfektionsmittels wird durch Zusätze beschrieben:
- bakterizid: tötet Bakterien
- viruzid: tötet Viren
- fungizid: tötet Pilze
- levurozid: tötet Hefepilze
- sporozid: tötet Bakteriensporen

Sterilisation sind Maßnahmen zur Herstellung von Keimfreiheit eines Materials. Desinfektion sind Maßnahmen zur Verminderung der Keimzahl eines Materials oder eines biologischen Gewebes, sodass sich niemand damit infizieren kann

- **Meldepflicht**

Infektionskrankheiten müssen dem zuständigen Gesundheitsamt gemeldet werden. Die Meldepflichten sind in § 6 bis 12 IfSG geregelt. Das IfSG unterscheidet eine Meldepflicht des behandelnden Arztes bei bestimmten Krankheiten und eine Meldepflicht des Labors bei bestimmten Krankheitserregern. Bei der Meldepflicht des Arztes wird zwischen namentlicher und nicht namentlicher Meldung unterschieden. Für einige Krankheiten ist bereits der Verdacht meldepflichtig, z. B. Mumps, COVID-19.

> Viele Infektionskrankheiten müssen dem Gesundheitsamt gemeldet werden, bei manchen Krankheiten bereits bei Verdacht

---
Problematische Erreger

MRSA: „Methicillinresistenter Stapyholokokkus aureus" ist eine pathogene Bakterienart, die auf das Leitantibiotikum Methicillin im Labor resistent ist.

SARS-CoV-2: „Severe Acute Respiratory Syndrome Coronavirus Type 2" ist der Auslöser von **COVID-19** „Coronavirus Disease", der erstmals 2019 nachgewiesenen Infektionskrankheit durch das Coronavirus

---

9.1.3 Hygiene in der Praxis

Das Kompetenzzentrum Hygiene und Medizinprodukte der Kassenärztlichen Vereinigungen und der Kassenärztlichen Bundesvereinigung hat für Arztpraxen einen „Hygieneleitfaden" und eine „Mustervorlage Hygieneplan" herausgegeben. Speziell zu hygienische Aspekten in der Hals-Nasen-Ohren-Praxis hat die Arbeitsgemeinschaft Praxishygiene der Deutschen Gesellschaft für Krankenhaushygiene einen Leitfaden veröffentlicht.

Maßnahmen der Basishygiene sollen vorbeugend bei der Patientenversorgung eine Übertragung von Krankheitserregern und damit nosokomialer Infektionen vermeiden. Bei Verdacht auf oder bei Nachweis von übertragbaren Erkrankungen oder Erregern werden die Basishygienemaßnahmen um weitere Schutzmaßnahmen ergänzt.

Wichtige Hygienemaßnahmen für die HNO-Praxis
- Vermeiden von Händeschütteln
- Händewaschen
- Hygienische Händedesinfektion
- Chirurgische Händedesinfektion
- Schutzkleidung und Schutzausrüstung
- Hautdesinfektion der Patienten vor Injektionen und Punktionen

- Reinigung, Desinfektion und Sterilisation von Instrumenten und Endoskopen
- Reinigung und Desinfektion von Böden, Geräten, Arbeitsflächen
- Reinigung und Desinfektion der Toilettenräume

Hände sind die wichtigste Übertragungsquelle von Infektionserregern. Händeschütteln sollte deshalb vermieden werden. Zu Händewaschen und Händedesinfektion gibt es klare Regeln über das wann, wie und womit (▶ Abschn. 9.2.1). Je nach Anlass muss Schutzkleidung und persönliche Schutzausrüstung getragen werden, am häufigsten unsterile Einmalhandschuhe.

Vor invasiven Eingriffen muss die Haut des Patienten ausreichend desinfiziert werden.

Ein Schwerpunkt der Arbeit der MFA ist die Aufbereitung der Instrumente und Endoskope. Nach Bauart und Anwendung sind diese hinsichtlich der erforderlichen Reinigung, Desinfektion und Sterilisation in Risikoklassen eingeteilt (▶ Abschn. 9.6).

Die erweiterten Schutzmaßnahmen bei nachgewiesenen Erregern betreffen vor allem Schutzkleidung und Schutzausrüstung, zusätzliche Desinfektion von Räumen und Geräten und höhere Anforderung an die Instrumentenaufbereitung. Außerdem kann das schnelle „Durchschleusen" von betroffenen Patienten mit Vermeiden des Kontakts mit anderen Patienten Erregerübertragung vermeiden.

Weitere Schutzmaßnahmen für die MFA ▶ Abschn. 9.9

> Maßnahmen der Basishygiene sollen vorbeugend eine Übertragung von Krankheitserregern bei der Patientenversorgung vermeiden

9.2 Händehygiene

Die Händehygiene ist eine der wichtigsten persönlichen Verhaltensweisen zur Verhütung von Infektionen. Die Schutzmaßnahmen sollen Praxisteam und Patienten vor Kontamination und Infektion schützen, aber die Haut schonen.

Händehygiene:
- Händeschütteln vemeiden
- Hautschutz und Hautpflege
- Hände waschen
- hygienische Händedesinfektion
- unsterile oder sterile Handschuhe
- chirurgische Händedesinfektion

> Zur Händehygiene gehören Händewaschen, hygienische und chirurgische Händedesinfektion, das Tragen von Schutzhandschuhen, Schutz und Pflege der Haut und das Unterlassen von Händeschütteln

9.2.1 Händewaschen und Händepflege

- **Voraussetzungen**

Vor Händewaschen und -desinfektion muss alles vermieden werden, was das Einwirken der Reinigungs- und Desinfektionsmittel behindert. Für eine effektive Händedesinfektion gilt:
- an Händen und Unterarmen keine Schmuckstücke tragen, keine Uhr, keine Ringe, kein Armband
- künstliche Fingernägel und Nagellack gelten als Schmuck
- Fingernägel müssen wegen der Gefahr der Handschuhperforation kurz und rund geschnitten und farblos sein

- **Händewaschen**

Häufiges Waschen entzieht der Haut schützende Fette und lässt die Hornschicht aufquellen. Händewaschen deshalb nur:
- vor Arbeitsbeginn und nach Arbeitsende
- nach sichtbarer Verschmutzung der Hände
- nach Toilettenbenutzung

Die Hände werden mit Wasser und Flüssigseife mindestens 20 Sekunden gewaschen und mit einem Einmalpapiertuch abgetrocknet. Zum Händewaschen vor chirurgischer Händedesinfektion ▶ Abschn. 9.2.3

- **Pflege und Hautschutz der Hände**

Durch die ständige Verwendung von Desinfektionsmitteln wird die Haut der Hände rissig. Erreger dringen in die Wunden leicht ein und verursachen Infektionen. Vorbeugend wirken Hautschutz und Hautpflege.

Zum Hautschutz wird vor Arbeitsbeginn eine Schutzcreme aufgetragen, zur Hautpflege nach Arbeitsende eine Pflegecreme. Hautschutz- und Hautpflegemittel werden aus Tuben oder Spendern entnommen, nicht aus Dosen.

- **Handschuhe**

Unsterile Handschuhe schützen MFA und Arzt vor Kontamination und werden vor möglichem Kontakt mit Blut oder Sekreten und bei Fingerkontakt mit wirkstoffhaltiger Salbe getragen.

Sterile Handschuhe schützen wechselseitig Mitarbeiterin und Patient vor Keimübertragung und werden bei operativen Eingriffen getragen.

Chemikalienfeste unsterile Handschuhe werden vor Händekontakt mit Flächendesinfektions- und Reinigungsmitteln getragen.

9.2.2 Hygienische Händedesinfektion

Ziel ist die Abtötung von Keimen, die durch Kontakt mit Patienten oder kontaminierten Gegenständen auf die Haut gelangt sind. Um die Infektionskette zu unterbrechen, sollen die erworbenen, fakultativ pathogenen Keime vor dem nächsten Hautkontakt abgetötet werden. Die hygienische Händedesinfektion wird unabhängig davon, ob Handschuhe getragen werden, bei fünf von der Weltgesundheitsorganisation (WHO) unterschiedenen Indikationsgruppen durchgeführt ◘ Abb. 9.1

- unmittelbar *vor* direktem Patientenkontakt, z. B. vor Puls- und Blutdruckmessungen, Funktionsuntersuchungen
- unmittelbar *vor* aseptischen Tätigkeiten, z. B. Injektionen, Punktionen, Infusionen
- unmittelbar *nach* Kontakt mit potenziell infektiösem Material, z. B. nach Kontakt mit Schleimhaut, nicht intakter Haut, Körperflüssigkeiten, nach Entfernung von Verbänden
- *nach* direktem Patientenkontakt, z. B. nach Puls- und Blutdruckmessungen, Funktionsuntersuchungen
- *nach* Kontakt mit Flächen und Gegenstände, die durch den Patienten kontaminiert sein können

Ziel der hygienischen Händedesinfektion ist die Abtötung von Keimen, die durch den Kontakt mit Patienten oder kontaminierten Gegenständen auf die Haut gelangt sind

■ Richtige Anwendung von Desinfektionsmittel

Händedesinfektionsmittel werden immer Spendern entnommen, bei denen kein Kontakt mit den kontaminierten Händen nötig ist. Bei Hausbesuchen sind Sprayflaschen möglich. Die Desinfektionslösung ist über sämtliche Bereiche der trockenen Hände durch Reiben zu verteilen ◘ Abb. 9.2

- 2 Hübe Desinfektionsmittel aus Spender
- Einreiben mindestens 30 Sekunden
- Handflächen beider Hände gegeneinander reiben
- Handfläche auf dem Handrücken der jeweils anderen Hand mit gespreizten Fingern einreiben
- Handflächen gegeneinander mit gespreizten Fingern bewegen
- Fingeroberfläche in der Handfläche der jeweils anderen Hand reiben
- Daumen in der Faust der jeweils anderen Hand drehen
- Fingerkuppen in der Handfläche der jeweils anderen Hand drehen

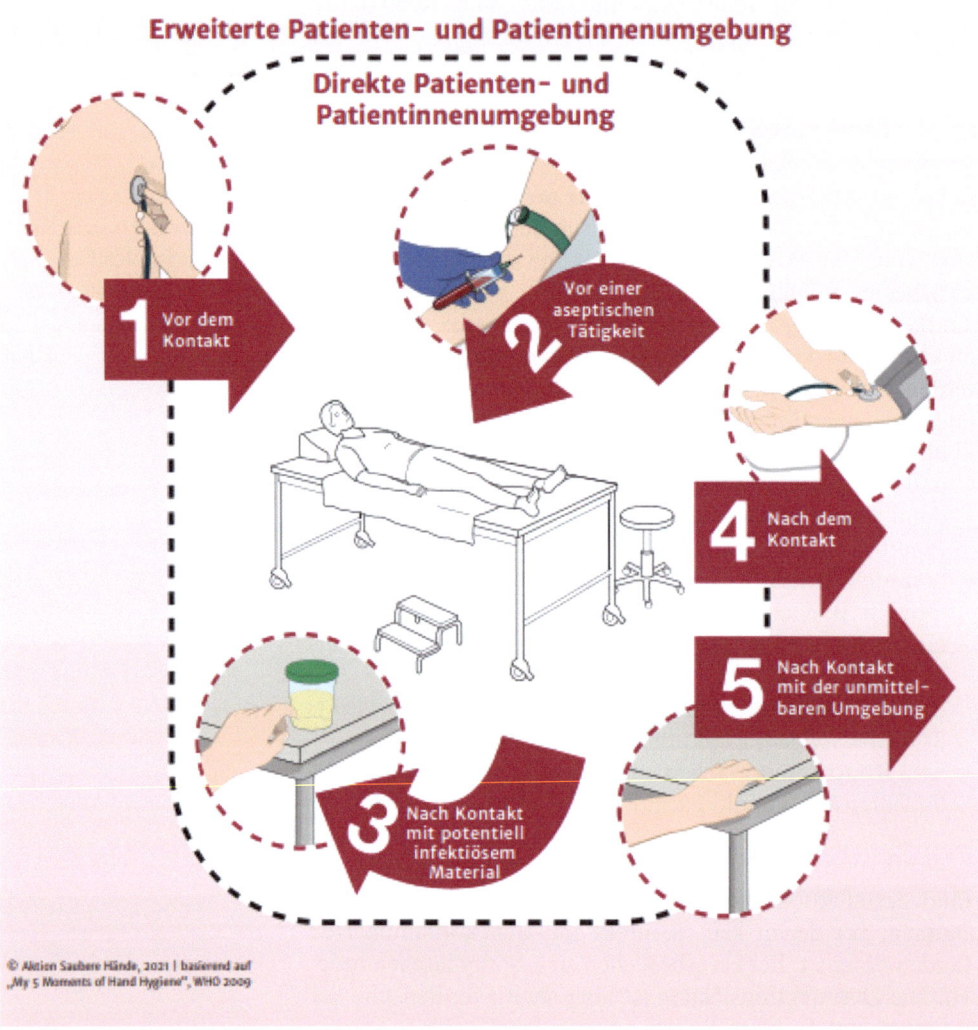

Abb. 9.1 Indikationen der Händedesinfektion. (Mit freundlicher Genehmigung der Aktion-Saubere-Hände) (Aktion-Saubere-Hände 2024)

9.2 · Händehygiene

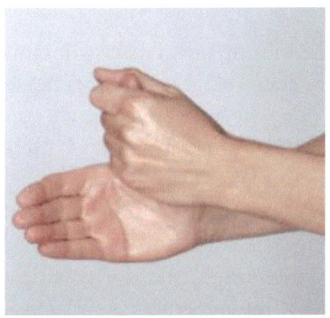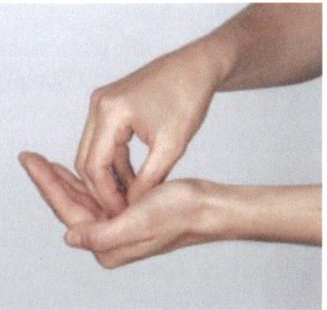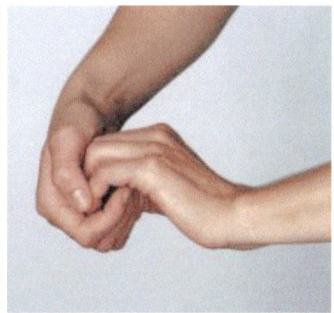

Desinfektionsmittel auf die trockenen Hände!
- Die Hände müssen nass sein
- Daumen, Fingerkuppen und Nagelfalz nicht vergessen
- 30 Sekunden Einwirkzeit

Bitte beachten:
- Waschen mit Seife und Wasser nur bei sichtbarer Verschmutzung
- Kurze, unlackierte Fingernägel
- Keine Ringe
- Keine Uhren

Abb. 9.2 Einreibemethode der hygienischen Händedesinfektion. (Mit freundl. Genehmigung der Aktion-Saubere-Hände) (Aktion-Saubere-Hände 2024)

9.2.3 Chirurgische Händedesinfektion

Vor Operationen, operativen Eingriffen und größeren Wundversorgungen ist eine chirurgische Händedesinfektion notwendig für alle, die direkten Kontakt zum OP-Feld und zu sterilen Medizinprodukten haben. Ziel ist, die Hände des Operationsteams so keimarm wie möglich zu machen, um im Falle einer Beschädigung des chirurgischen Handschuhs das Risiko einer Infektion so gering wie möglich zu halten.

Ziel der chirurgischen Händedesinfektion ist es, die Hände des Operationsteams so keimarm wie möglich zu machen, um im Fall einer Beschädigung des Handschuhs das Risiko für eine Kontamination des Patienten zu vermeiden

▪ **Vor der Reinigung und Desinfektion**
Im Umkleideraum werden OP-Kleidung und OP-Schuhe angezogen, sowie Mund-Nasenschutz und Kopfhaube angelegt.

- **Hände waschen**

Vor dem ersten Eingriff werden die Hände und Unterarme mit Flüssigseife 30–60 Sekunden gewaschen. Nägel und Nagelfalze werden mit einer desinfizierten oder sterilisierten Bürste gereinigt. Das früher übliche Bürsten der Haut bis zu den Unterarmen wird nicht mehr empfohlen. Beim Waschen sind die Fingerspitzen nach oben gerichtet und die Ellenbogen liegen tief. Nach Abtrocknung mit einem Einmalhandtuch sollte zur vollständigen Trocknung wenn möglich ein Abstand von 10 min vor der chirurgischen Händedesinfektion eingehalten werden.

- **Hände und Unterarme desinfizieren**

Das alkoholische Desinfektionsmittel wird aus einem Spendersystem entnommen und 90 Sekunden in Hände und Unterarme eingerieben. Dabei muss mehrfach Desinfektionsmittel nachgeholt werden. Am Schluss werden nur noch die Hände eingerieben. Um Hautschäden vorzubeugen und die Integrität des sterilen Handschuhs nicht zu gefährden, müssen die Hände vor dem Anlegen der sterilen Handschuhe lufttrocken sein.

- **Sterile OP-Kleidung anlegen**

Sind die Hände trocken, werden der sterile OP-Kittel und sterile Handschuhe angereicht und angezogen. Bei Operationen mit erhöhtem Infektionsrisiko für Patienten oder Personal, z. B. HIV (Humanes Immundefizienzvirus), Hepatitis B und C können zwei Paar übereinander getragen werden. Im weiteren Operationsprogramm kann bei optisch intakten Handschuhen auf ein wiederholtes Waschen der Hände verzichtet werden.

9.3 Bekleidung und persönliche Schutzausrüstung

Schutzkleidung und Schutzausrüstung
- Arbeitskleidung und Arbeitsschuhe
- Bereichskleidung und OP-Schuhe
- Schutzkleidung
- unsterile Handschuhe
- sterile Handschuhe
- Mund-Nasenschutz
- Augen-Gesichtsschutz
- Kopfhaube

9.3.1 Arbeitskleidung – Bereichskleidung – Schutzkleidung

Bei Dienstantritt wird die Privatkleidung ab- und die **Arbeitskleidung** (Berufskleidung) einschließlich der Arbeitsschuhe angelegt. Die Privatkleidung wird getrennt von der Arbeitskleidung aufbewahrt. Berufskleidung muss geschlossen getragen werden, ein offener Kittel bietet wenig Schutz vor beispielsweise Blutspritzern. Verschmutzte Berufskleidung sollte sofort durch saubere ersetzt werden. Im OP-Bereich werden **Bereichskleidung** und OP-Schuhe getragen. Die Bereichskleidung unterscheidet sich farblich von der Arbeitskleidung. In Räumen, in denen gegessen wird, soll keine Berufs- oder Bereichskleidung getragen werden. **Schutzkleidung** soll die Kontamination der Arbeitskleidung und der Haut durch Krankheitserreger, Chemikalien oder Sekrete vermeiden. Schutzkleidung wird über der Arbeits- oder Bereichskleidung getragen, z. B. bei der Medizinprodukteaufbereitung oder im OP-Raum.

> Arbeitskleidung und Privatkleidung sollten getrennt voneinander aufbewahrt werden

Persönliche Schutzkleidung und Schutzausrüstung
- geschlossener Kittel, wasserdichte Schürze
- OP-Schuhe
- Einmalhandschuhe
- Mund-Nasen-Schutz
- Atemschutzmaske
- Kopfhaube
- Augenschutz, Augen-Gesichtsschutz

9.3.2 Schutzausrüstung

Die persönliche Schutzausrüstung schützt Arzt und MFA vor Kontakt mit Erregern des Patienten. Handschuhe, Mund-Nasen-Schutz und Haube schützen auch die Patienten. In der HNO-Praxis können durch Blut, Wundsekret und Speichel Bakterien und Viren übertragen werden. Das Tragen unsteriler medizinischer Einmalhandschuhe minimiert die Kontamination der Hände mit Erregern. Bei Kontakt mit Patienten mit Hepatitis B, Hepatitis C und HIV sollten im Zweifelsfall Schutzhandschuhe getragen werden. Bei Operationen von Patienten mit nachgewiesener Infektion an den genannten Erregern sind zwei Paar steriler OP-Handschuhe übereinander und flüssigkeitsdichte OP-Kleidung zu tragen.

Steht der Schutz vor hautschädlichen Substanzen im Vordergrund, werden chemikalienbeständige Schutzhandschuhe verwendet.

Der Mund-Nasen-Schutz schützt die Trägerin vor dem Eindringen von Erregern über Mund und Nase, den Patienten und das Operationsfeld vor Kontamination durch Sekrettröpfchen und Aerosole des Trägers.

> Ein **Aerosol** ist eine Verteilung von mikroskopisch kleinen, flüssigen oder festen Teilchen in einem Gas, z. B. in der Atemluft. Sie werden auch „Tröpfchenkerne" genannt. Die Teilchen können mit Viren beladen sein und übertragen diese bei der Austamung. Im Unterschied dazu sind **Tröpfchen** größere Flüssigkeitsteile, die speziell beim Nießen oder Husten ebenfalls Viren übertragen können.

Mund-Nasenschutz ist nötig:
- bei Gefahr des Verspritzens von Körperflüssigkeiten oder Chemikalien
- bei erhöhter Gefahr durch vermehrte Abgabe von Erregern durch Patienten z. B. bei über die Luft übertragbare Erkrankungen oder multiresistenten Erreger)
- als Schutz für immungeschwächte Patienten
- als Schutz des Patienten oder der sterilen Instrumente bei Eingriffen

Augen- und Gesichtsschutz muss getragen werden bei Tätigkeiten mit der Gefahr des Verspritzens von Körperflüssigkeiten und Chemikalien.

Kopfhauben verhindern, dass Haare ein OP-Feld verschmutzen und kontaminieren.

Atemschutzmasken (FFP: Filtering Face Pieces) haben im Vergleich zum Mund-Nasen-Schutz eine erhöhte Schutzwirkung durch spezielle Filterung und eine bessere Passform. Sie dienen dem Eigen- und Patientenschutz. FFP2 wird getragen bei Tätigkeiten mit erhöhter Gefahr des Einatmens infektiöser Partikel wie Tröpfchen und Aerosole, FFP3 bei Tätigkeiten an Patienten mit Ebola-Virus oder Tuberkulose.

Schutzkleidung soll die Kontamination der Arbeits- und Bereichskleidung vermeiden. Schutzausrüstung schützt Praxispersonal und Patient vor gegenseitiger Kontamination

9.3.3 Aufbereitung der Arbeits- und Schutzkleidung

Auch beim Aufbereiten der Arbeits-, Bereichs- und Schutzkleidung sind Hygieneaspekte zu berücksichtigen:
- beim Ablegen Kontamination der Umgebung vermeiden
- anschließend hygienische Händedesinfektion
- Trennung nach jeweiligem Reinigungsverfahren in verschieden farbige Säcke

– Abgabe an Wäscherei
– kontaminationsfreie und trockene Lagerung der sauberen Wäsche

9.4 Hygiene bei der Patientenbehandlung

9.4.1 Bei allen Patienten

Patienten tragen ein erhöhtes Infektionsrisiko wegen herabgesetzter Immunabwehr und wegen Haut oder Schleimhaut verletzender Eingriffe. Schutzkleidung und Schutzausrüstung vermindern die Übertragung von infektiösen Erregern von Arzt und MFA auf den Patienten und umgekehrt. ◘ Abb. 9.3 zeigt typische Tätigkeiten am Patienten, die eine Händedesinfektion erfordern.

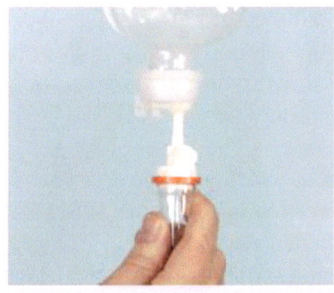
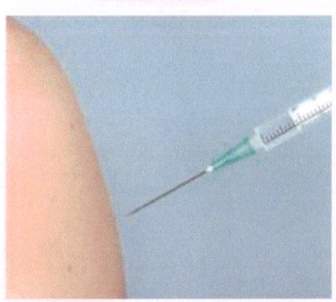
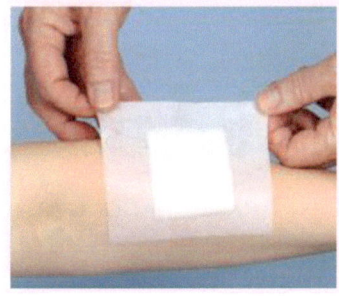

VOR dem Legen jeder Art von Kathetern durch die durchführende und assistierende Person

VOR Konnektion/Diskonnektion jeder Art von Kathetern, Drainage- und Infusionssystemen

VOR der Zubereitung von parenteral, intramuskulär oder subcutan zu verabreichenden Medikamenten und Infusionslösungen

VOR der Durchführung von Injektionen

VOR dem Absaugen (z. B. HNO-Bereich)

VOR jedem Kontakt mit nicht intakter Haut und Schleimhaut

VOR jedem Kontakt mit Wunden

ZWISCHEN dem Entfernen des alten Verbandes und dem Anlegen des neuen, sterilen Verbandes

Die Händedesinfektion erfolgt unabhängig davon, ob Handschuhe getragen werden.

◘ **Abb. 9.3** Händedesinfektion vor aseptischen Tätigkeiten. (Mit freundlicher Genehmigung der Aktion-Saubere-Hände) (Aktion-Saubere-Hände 2024)

Antiseptik bei Punktionen

Die Hautdesinfektion vor Injektionen und Punktionen sollen das Infektionsrisiko, das beim Durchbrechen der Barrierefunktion der Haut entsteht, minimieren. Die Einwirkzeit beträgt mindestens 30 Sekunden

Die Haut- und Schleimhautdesinfektion soll das Infektionsrisiko, das bei Durchbrechen der natürlichen Barrierefunktion von Haut und Schleimhaut entsteht, minimieren (◘ Abb. 9.3). Durch Desinfektion werden im Bereich der Einstichstelle auf der Haut oder Schleimhaut befindliche Mikroorganismen ausreichend reduziert. Vor Punktionen in Mundhöhle und Rachen ist eine Schleimhautantiseptik nicht erforderlich. Die Desinfektion der Haut erfolgt unmittelbar vor dem Eingriff mittels Aufsprühen oder durch Wischen mit einem mit Desinfektionsmittel getränkten keimarmen oder sterilen Tupfer. Die Einwirkzeit beträgt mindestens 30 Sekunden. Diese Stelle darf vor der Injektion nicht mehr unsteril berührt werden. Bei Punktionen unter Ultraschallkontrolle darf der Schallkopf nicht mit der Punktionsnadel in Berührung kommen oder muss steril überzogen sein.

Die Anforderungen an Hygienemaßnahmen bei Injektonen und Punktionen sind in einer KRINKO-Empfehlung festgelegt

Die KRINKO-Empfehlung „Anforderungen an die Hygiene bei Punktionen und Injektionen" legt vier Risikogruppen fest, an der sich die Hygienemaßnahmen orientieren. Die in der HNO-Praxis anfallenden Injektionen und Venenpunktionen fallen unter die Gruppe 1, Punktionen von Halsorganen oder Abszessen durch die Haut fallen unter Gruppe 2 (◘ Tab. 9.1).

Wechsel einer Trachealkanüle
— Vor Abheilen der Tracheotomie-Wunde sind sterile Schutzhandschuhe nötig, nach Abheilen nur unsterile.
— Mund-Nasen-Schutz und Schutzkittel sind nur anzulegen, wenn der Trachealkanülenträger mit multiresistenten Keimen besiedelt ist.
— Vor dem Wechsel wird die Luftröhre des Patienten durch die Kanüle mit einem sterilen Einmalsaugschlauch abgesaugt.
— Das Tracheostoma wird eventuell mit einer antiseptischen Lösung bestrichen.

◘ Tab. 9.1 Risikogruppen und Schutzmaßnahmen bei Punktion und Injektion (Kommission für Krankenhaushygiene 2011)

Risikogruppe/Beispiele	Art der Punktion	Schutzmaßnahme	Tupferart/Verband
1 Injektion s. c., i. v., i. m. Blutentnahme	geringes Risiko einer punktionsassoziierten Infektion	ggf. unsterile Handschuhe	keimarmer Tupfer/ keimarmer Wundverband
2 Punktion eines Halsorgans oder Abszesses durch die Haut	geringe Infektionsgefahr, aber schwerwiegende Infektionsfolgen beim Eintritt einer Infektion	sterile Handschuhe, ggf. Mund-Nasen-schutz, ggf. sterile Abdeckung	steriler Tupfer/ keimarmer Wundverband

- **Biopsie**

Bei einer Hautbiopsie durch Ausschneiden eines kleinen Hautstücks ist zu achten auf:
— sterile Tupfer, steriles Abdecklochtuch, sterile Instrumente
— steriles Aufziehen des Lokalanästhetikums
— hygienische Händedesinfektion, sterile Handschuhe bei Arzt und Assistenz
— Hautantiseptik

Bei einer Schleimhautbiopsie aus Nasen- oder Mundhöhle oder Rachen ist kein Abdecktuch und keine Antiseptik nötig.

- **Wundversorgung**

Die Versorgung einer kleinen frischen Wunde findet unter den gleichen aseptischen Bedingungen statt wie eine Hautbiopsie. Sinnvoll ist die Fotodokumentation jeder Wunde vor und nach der Erstversorgung und bei jedem Verbandswechsel. Die primär durch Naht oder Klammerpflaster verschlossene, nicht sezernierende Wunde wird am Ende des Eingriffs mit einer geeigneten sterilen Wundauflage für 24–48 Stunden abgedeckt. Die weiteren Verbandwechsel und das Entfernen des Nahtmaterials erfolgen ebenfalls mit sterilen Handschuhen und Instrumenten.

- **Hausbesuch**

Auch bei einem Haus- oder Heimbesuch sollten die Grundsätze der Hygiene beachtet werden. Die Ausstattung orientiert sich an der zu erwartenden Tätigkeit. Selbst für eine Gehörgangsreinigung sind Händedesinfektionsmittel, unsterile Schutzhandschuhe und ein verschließbares Gefäß für benutzte Instrumente nötig.

9.4.2 Patienten mit übertragbaren Krankheiten und multiresistenten Erregern

Zum Schutz von MFA und Arzt und um eine Übertragung bzw. Weiterverbreitung von Krankheitserregern zu verhindern, sind beim Auftreten bestimmter Erreger z. B. COVID-19, MRSA oder nachgewiesener Infektionen die Maßnahmen der Basishygiene durch spezielle Regelungen zu ergänzen, z. B. um erweiterte Schutzmaßnahmen und indikationsbezogene, zusätzliche Reinigung und Desinfektion von Geräten und Flächen.

Um den Kontakt zu weiteren Patienten und Einrichtungsgegenständen möglichst gering zuhalten ist die Einbestellung außerhalb von Stoßzeiten und die Umgehung des Wartezimmers sinnvoll. Die persönliche Schutzausrüstung muss angelegt werden: Handschuhe, Schutzkittel, Mund-Nasen-Schutz oder FFP2- Maske, Schutzbrille. Auch die Patienten müssen bei über die Atemluft übertragbaren Erregern eine Mund-Nasen-Schutzmaske tragen.

Bei Patienten mit bestehenden übertragbaren Krankheiten oder nachgewiesenen multiresistenten Erregern sind über die Basishygiene hinausgehende Maßnahmen nötig: Kontaktzeit mit Patienten kurz halten, persönliche Schutzausrüstung tragen, alle Flächen und Gegenstände, mit denen der Patient in Kontakt kam, werden umgehend desinfiziert, erhöhte Anforderung an Instrumentenaufbereitung

Medizinprodukte sind Produkte mit medizinischer Zweckbestimmung zur Anwendung beim Menschen, die primär mechanisch oder elektrisch wirken

Instrumente und Endoskope müssen vor der Anwendung aufbereitet werden. Dazu gehören Reinigung, Desinfektion und bei kritischen Produkten Verpackung und Sterilisation

Alle Flächen und Gegenstände, die mit dem Patienten in Kontakt kamen, werden nach Ende der Behandlung mit einem erregerwirksamen Desinfektionsmittel desinfiziert. Verwendete Medizinprdukte werden als kritisch B eingestuft und sterilisiert.

9.5 Aufbereitung von HNO-Instrumenten

9.5.1 Medizinprodukt

Medizinprodukte sind Produkte mit medizinischer Zweckbestimmung für die Anwendung beim Menschen und wirken primär mechanisch und elektrisch, nicht chemisch wie z. B. Arzneimittel. Instrumente und Endoskope, die bei hnoärztlichen Untersuchungen, Behandlungen, Eingriffen oder Operationen verwendet werden, sind Medizinprodukte.

Bevor ein wiederverwendbares Medizinprodukt im Praxisalltag eingesetzt werden kann, muss es bezüglich von ihm ausgehender möglicher Risiken bewertet und in eine Risikoklasse eingestuft werden. Das bedeutet, dass bereits vor dem ersten Einsatz die Anforderungen an die Aufbereitung jedes einzelnen Medizinprodukts festgelegt werden. **Aufbereitung** sind alle Maßnahmen an dem Produkt vor dem Einsatz am Menschen um eine Infektion ausgehend vom Medizinprodukt zu vermeiden.

Alle Instrumente, außer steril verpackten Einmalinstrumenten, sind in Risikoklassen ◘ Tab. 9.2 einzuteilen. Die Einstufung von wiederverwendbaren Medizinprodukten in Risikoklassen erfolgt nach
- der Herstellerinformation
- der vorangegangenen und nachfolgenden Anwendung
- Konstruktionsmerkmalen, Materialeigenschaften, Funktionseigenschaften
- den Kriterien der KRINKO und BfArM-Empfehlung „Anforderungen an die Hygiene bei der Aufbereitung von Medizinprodukten"
- dem Flussdiagramm der Deutschen Gesellschaft für Sterilgutversorgung (DGSV) zur Einstufung von Medizinprodukten.

Dabei wird entschieden, welche Instrumente lediglich desinfiziert und offen oder steril und verpackt zum Einsatz kommen.
- Unkritische Instrumente werden gereinigt, desinfiziert und offen gelagert
- Semikritische Instrumente werden gereinigt, desinfiziert und offen gelagert, bei steriler Anwendung auch verpackt und sterilisiert
- Kritische Instrumente werden gereinigt, desinfiziert, verpackt und sterilisiert und erst direkt vor der Anwendung entpackt.

Tab. 9.2 Risikoklassifzierung von Medizinprodukten (MP) in der HNO-Heilkunde. (In Anlehnung an und mit freundlicher Genehmigung von Prof. Lutz Jatzwauk)

Risikoklasse	Instrumente (Beispiele)	Reinigung und Desinfektion	Sterilisation
Unkritisch MP kommt nur mit intakter Haut in Berührung	Blutdruckmanschette Ultraschallsonde	durch Wischdesinfektion	Nein
Semikritisch A MP kommt nur mit Haut oder Schleimhaut in Berührung	Massive Instrumente ohne Hohlräume; starre Optiken ohne Arbeitskanal	Chemische Tauchdesinfektion, anschließend manuelle Reinigung	Thermische Behandlung im Dampfsterilisator (unverpackt)
		Oder maschinelle Reinigung und Desinfektion im RDG	Nein
Semikritisch B MP kommt nur mit Haut oder Schleimhaut in Berührung	Instrumente mit Kanälen oder Hohlräumen (z. B. Nasenspekulum, Sauger, Zängchen; flexible Optiken)	Chemische Tauchdesinfektion (viruzide Desinfektionsmittel wenn Sterilisation nicht möglich), anschließend manuelle Reinigung	Thermische Behandlung im Dampfsterilisator (unverpackt)
		Oder maschinelle Reinigung und Desinfektion im RDG	Nein
Kritisch A MP die Haut oder Schleimhaut durchstechen oder durchschneiden, Wunden berühren, in Kontakt mit Blut kommen	Massive OP-Instrumente ohne Hohlräume Starre Endoskope ohne Arbeitskanal	Chemische Tauchdesinfektion, anschließend manuelle Reinigung	Ja (in Sterilverpackung)
		Oder maschinelle Reinigung und Desinfektion im RDG	
Kritisch B MP die Haut oder Schleimhaut durchstechen oder durchschneiden, Wunden berühren, in Kontakt mit Blut kommen	Instrumente mit Kanälen oder, Hohlräumen: (z. B. Nasenspekulum, Sauger, Zängchen) Endoskope mit Arbeitskanal	Chemische Tauchdesinfektion, anschließend manuelle Reinigung	Ja (in Sterilverpackung)
		Oder maschinelle Reinigung und Desinfektion im RDG	

MP: Medizinprodukt(e); RDG: Reinigungs- und Desinfektionsgerät

9.5.2 Unkritisch-semikritisch-kritisch

■ Unkritische Instrumente

Unkritische Instrumente kommen nur mit intakter, reizloser Haut in Berührung

Dies sind Instrumente, die nur mit intakter, reizloser Haut in Berührung kommen. Reinigung und Desinfektion erfolgt durch Wischdesinfektion mit einem dafür zugelassenen Desinfektionsmittel.

■ Semikritische Instrumente

Semikritische Instrumente kommen mit Haut und Schleimhaut in Kontakt, durchdringen diese aber nicht

Diese Instrumente, die Haut und Schleimhaut bestimmungsgemäß nicht durchdringen und nicht mit Wunden in Berührung kommen, müssen bei der Anwendung nicht steril sein. Alle am Patienten eingesetzten Instrumente werden gereinigt und desinfiziert. Die maschinelle Reinigung und Desinfektion im Reinigungs- und Desinfektionsgerät (RDG, Thermodesinfektor) ist der chemischen Desinfektion im Tauchbad und anschließender manueller Reinigung vorzuziehen, die aber in Kombination mit einer abschließenden, unverpackten Behandlung im Dampfsterilisator nicht untersagt ist.

Ist eine Dampfsterilisation bei thermolabilen (hitzeempfindlichen) Instrumenten nicht möglich, sind zur Tauchdesinfektion viruzide Desinfektionsmittel zu verwenden. Das alleinige Abwischen von flexiblen und starren Endoskopen mit Desinfektionstüchern ist nicht ausreichend. Sondern: Verunreinigungen müssen durch Abspülen mit Wasser oder Reinigungslösung entfernt werden. Anschließend ist eine Tauchdesinfektion in viruzider Instrumentendesinfektionslösung notwendig.

■ Kritische Instrumente

Kritische Instrumente durchdringen Haut und Schleimhaut und kommen mit Blut in Kontakt

Dies sind Instrumente, die bei der Anwendung am Patient steril sein müssen, da sie Haut und Schleimhaut durchdringen und mit Blut in Kontakt kommen. Die Instrumente müssen vor der Sterilisation gereinigt, getrocknet und verpackt werden. Sterilverpackte Instrumente werden trocken und staubgeschützt gelagert und erst unmittelbar vor dem Einsatz aus der Sterilverpackung entnommen,

9.5.3 Aufbereitung

Die einzelnen Aufbereitungsschritte Reinigung, Desinfektion, Verpackung und Sterilisation für jedes Instrument sind in Standardarbeitsanweisungen. schriftlich festzulegen. Sterilisationsvorgänge werden dokumentiert.

Reinigung und Desinfektion

Instrumente müssen nach der Benutzung in eine Desinfektionslösung gelegt werden. Scheren sollten dabei geöffnet sein, Hohlräume z. B. von Saugern müssen durchgespült werden. Die Desinfektionslösung sollte exakt nach den Vorgaben der Herstellerfirmen angesetzt werden. Auch die angegebenen Einwirkzeiten müssen genau eingehalten werden. Nach dem Desinfektionsbad werden die Instrumente mechanisch mit einer Bürste gereinigt. Zeit- und kostengünstiger ist die Verwendung eines Reinigungs- und Desinfektionsgerät, das eine maschinelle Reinigung und thermische Desinfektion bietet. Damit entfällt für die Kategorie semikritisch die Sterilisation.

Nur gründlich gesäuberte und trockene Instrumente werden sterilisiert. Man kann Instrumente mit Dampf, Heißluft, Strahlen und Chemikalien sterilisieren.

Verpackung

Medizinprodukte der Kategorie „kritisch" müssen vor der Sterilisation verpackt werden, damit sie bis zur Verwendung steril bleiben. Für die Dampfsterilisation geeignete Sterilverpackungen sind:
- Klarsichtsterilisierverpackung (Folie verschweißt)
- Container mit Filtern oder Ventilen
- Sterilisierpapier (standardisierte Falttechnik)

Dampfsterilisation

Bei der Dampfsterilisation wird feuchte Hitze mit erhöhtem Druck erzeugt. Man benötigt einen Autoklaven, einen gasdicht verschließbaren Druckbehälter. Der Vorgang besteht aus der
- Entlüftungsphase: Die Luft im Gerät wird durch Wasserdampf ersetzt.
- Ausgleichsphase: An jedem Punkt des Sterilguts wird die Sterilisationstemperatur errreicht.
- Sterilisationsphase: Je nach Sterilisationsgut wird bei 121 °C und 2,1 bar Druck für 20 min oder bei 134 °C und 3 bar Druck für 5 min sterilisiert.
- Trocknungsphase: Der Dampf in der Kammer wird abgesaugt und ein Vakuum erzeugt, das den Druckausgleich und die Trocknung bewirkt.
- Kühlungsphase: Die Temperatur sinkt um das Sterilgut zu entnehmen.

Moderne Autoklaven führen das eingestellte Programm vollautomatisch aus. Autoklavieren ist ein zuverlässiges, schnelles und kostengünstigstes Sterilisationsverfahren.

Bei der Dampfsterilisation wird feuchte Hitze mit hohem Druck erzeugt, die alle Keime abtötet

> **1 bar** ist der Luftdruck auf der Erdoberfläche oder der Druck einer 10 m hohen Wassersäule. 1 bar = 105 Pascal

- **Heißluftsterilisation**

In Heißluftsterilisatoren werden Instrumente 30 Min bei 180 °C oder 10 min bei 200 °C durch trockene Hitze sterilisiert. Heißluftsterilisation ist für Hohlrauminstrumente, z. B. Sauger nicht geeignet.

- **Chemische Sterilisation**

Bei thermolabilen Instrumenten aus Kunststoff kann mit Ethylenoxid, Formaldehyd und Wasserstoffperoxid sterilisiert werden. Vorsicht: diese Substanzen sind stark ätzend, können Vergiftungen hervorrufen und Krebs auslösen.

- **Lagerung**

Sterilisationsdatum oder Verwendbarkeitsfrist des Sterilgutes müssen auf der Sterilverpackung ersichtlich sein. Ein Farbindikatorfeld auf der Verpackung oder ein aufgeklebter Indikatorstreifen zeigen durch Farbumschlag an, dass die Verpackung und der Inhalt sterilisiert wurden. Sterile Instrumente müssen trocken gelagert und vor Sonnenlicht und Staub geschützt werden. Auch bei Sterilgut gibt es ein begrenztes Datum der Sterilität. Bei der Entnahme aus sterilen Sammelbehältern muss die MFA darauf achten, dass sterile Instrumente nicht durch Berührung mit unsterilen Händen oder Materialien unsteril werden.

9.6 Hygiene beim Umgang mit Medikamenten

9.6.1 Lagerung

Alle Medikamente und Testallergene werden so gelagert, dass die Zusammensetzung oder die Wirkung nicht beeinträchtigt werden. Die Medikamentenlagerung erfolgt unter Berücksichtigung der Herstellerangaben:
- trocken, staub- und lichtgeschützt und nicht über 25 °C
- bei kühlkettenpflichtigen Arzneimitteln im Arzneimittelkühlschrank bei + 2 °C bis + 8 °C
- mit Verpackung mit Verfallsdatum und Chargennummer
- mit Packungsbeilage

Abhängig von der Verabreichungsform ist auf Folgendes zu achten:
- Tropf- und Pipettenflaschen nach dem Öffnen mit Anbruchdatum versehen und Haltbarkeit beachten
- Salben mit Anbruchdatum versehen, eventuell mit Einmalspatel entnehmen, eventuell ersten Salbenabschnitt verwerfen
- Mehrdosenflaschen mit Anbruchdatum und Verwendungsdauer versehen

9.6.2 Zubereitung

Zubereitung von Injektionslösungen und Mischinfusionen

Die Hände und die Arbeitsfläche werden vorab desinfiziert. Die Zubereitung erfolgt außerhalb des patientennahen Bereichs und erst unmittelbar vor der geplanten Applikation. Bei Mehrdosenbehältnissen wird für jede Punktion eine frische Kanüle (alternativ: Mehrfachentnahmekanüle) und eine frische Spritze verwendet. Das Mehrdosenbehältnis wird mit dem Anbruchdatum versehen. Vor dem Einführen der Kanüle wird das Gummiseptum mit Hautdesinfektionsmittel desinfiziert.

Durchführung von Infusionen

Für die Verabreichung einer Infusion in der Praxis wird eine periphere venöse Verweilkanüle gelegt. Der Patient liegt oder sitzt halbliegend und wird während und nach der Infusion beobachtet. Bei der Verabreichung von Infusionen werden durch Einhaltung folgender Hygienemaßnahmen Infektionen über den Gefäßkatheter vermieden:
- Die Vorbereitung der Infusionslösung erfolgt unter aseptischen Bedingungen.
- Der Gefäßkatheter wird nach einer Haut- und Händedesinfektion gelegt (Risikogruppe 1).
- Vor jeder Konnektion bzw. Diskonnektion (Verbindung bzw. Trennung) des Schlauchsystems erfolgt eine Händedesinfektion
- Diskonnektionen sind auf ein Minimum zu beschränken.
- Bei Diskonnektion werden neue sterile Verschluss-Stopfen an der Venenverweilkanüle verwendet.

9.7 Hygiene bei Räumen und Geräten

Flächendesinfektion versetzt Räume, Einrichtung und Geräte in einen Zustand, dass keine Infektionsgefahr von ihnen ausgeht. Die KRINKO-Empfehlung „Anforderungen an die Hy-

giene bei der Reinigung und Desinfektion von Flächen" definiert verschiedene Risikostufen für Räume:
- ohne erhöhtes Risiko: Flur, Wartezimmer, Empfang
- mit möglichem Risiko: Räume für Untersuchung- und Behandlung oder Funktionsdiagnostik
- mit erhöhtem Risiko: OP-Trakt

Außerdem werden unterschieden:
- häufig berührte bzw. patientennahe Flächen
- Fußböden
- selten berührte bzw. patientenferne Flächen

Nach dieser Einstufung sind unterschiedliche Maßnahmen der Reinigung und Desinfektion nötig.

9.7.1 Reingung und Desinfektion von Flächen

Verschmutzte Flächen müssen vor der Wischdesinfektion vorgereinigt werden. Sprühdesinfektion sollte die Ausnahme bleiben

Bei Reinigungsarbeiten sollten Schutzhandschuhe getragen werden. **Wischdesinfektion** dient der Keimreduktion auf Oberflächen und ist eine Form der Flächendesinfektion, bei der das Desinfektionsmittel mittels Einwegtüchern durch Wischen verteilt wird. Verschmutzte Flächen müssen vor der Wischdesinfektion vorgereinigt werden. Eine Sprühdesinfektion sollte wegen der Belastung der Atemwege auf nicht durch Wischdesinfektion zugängliche Flächen beschränkt bleiben.

- **Geräte und Arbeitsflächen**

Medizinische Geräte und Materialien, die Kontakt zum Patienten oder dem Patientenumfeld haben bzw. in die Behandlung eingeschlossen sind, werden einer regelmäßigen Desinfektion unterzogen. Nach Verschmutzung ist eine zusätzliche, nicht desinfizierende Reinigung nötig. Nach der Anwendung werden das Blutdruckmessgerät, das Stethoskop, der Ultraschallkopf, die Luft- und Knochenleitungshörer des Audiometers und die Kontaktflächen zur Bedienung an Tastaturen und Tablets wischdesinfiziert. Mindestens täglich werden die Oberflächen aller medizinischen Geräte und der HNO-Untersuchung- und Behandlungseinheit wischdesinfiziert.

Eine haushaltsübliche Flächenreinigung erfolgt in Bereichen, in denen kein Infektionsrisiko besteht, z. B. Flur, Büro, Sozialraum und an Flächen, ohne häufigen Hand- oder Hautkontakt.

Eine Wischdesinfektion *vor* Benutzung erfolgt an Arbeitsflächen, auf denen aseptische Tätigkeiten erfolgen und auf denen desinfizierte Medizinprodukte abgelegt werden.

Eine Wischdesinfektion *nach* Benutzung erfolgt an Arbeitsflächen, auf welchen die Aufbereitung von Medizinprodukte durchgeführt wurde, an patientennahen Flächen, z. B. Patientenliegen und an allen Flächen, bei denen eine Kontamination, z. B. Blutspritzer sichtbar ist.

- **Fußböden**

Fußböden in Praxen werden gründlich gereinigt. Eine desinfizierende Reinigung ist nur bei Kontamination durch Blut, Erbrochenes, Urin nötig oder nach operativen Eingriffen.

- **Sanitäreinrichtungen**

Händewaschplätze und Toiletten werden täglich sowie bei Bedarf gereinigt. Eine Desinfektion der Toiletten erfolgt, wenn eine Übertragungsgefahr mit Durchfallerregern gegeben ist. Toiletten sollten auch während der Sprechstunde regelmäßig auf ihren hygienischen Zustand überprüft werden. Für Patienten und Personal werden getrennte Toiletten vorgehalten.

9.7.2 Untersuchungs- und Behandlungseinheit

Hygienemaßnahmen im Behandlungsraum fallen in unterschiedlichen Zeitabständen an.

- **Nach jedem Patient**

Routinemäßig wirft der Arzt benutzte Instrumente selbst in den Abwurf. Falls benutzt, auch Ohrspüldüse, Ohrspülschale, Spraydüse und Sauger nach Durchspülen! Die MFA wischdesinfiziert die Arbeitsfläche an der Einheit und alle Flächen mit denen der Patient im Arztimmer in Hautkontakt kommt, z. B. Kopf- und Armstützen des Untersuchungsstuhls und den benutzten Ultraschallkopf. Endoskope werden als semikritische Medizinprodukte in Desinfektionslösung eingelegt. Der Saugschlauch wird ohne Sauger mit Reinigungslösung durchgespült.

- **Arbeitstäglich**

Grundsätzlich sollen alle Oberflächen und mobilen Einrichtungsteile an der Einheit desinfiziert werden, z. B. Saugschläuche, Zerstäuberflaschen, Handgriffe, Köcher der Endoskope und alle berührten Teile des Binokularmikroskops. Für die Reinigung und Desinfektion der Linsen im Okular und Objektiv dürfen nur vom Hersteller empohlene Substanzen verwendet werden.

- **Wöchentlich**

Alle Flächen der Einheit einschließlich Schubladen werden wischdesinfiziert.

- **Vierteljährlich**

Nach Herstellerangaben sind z. B. Luftfilter und Spülwasserfilter an der Einheit zu wechseln.

9.7.3 Abfallentsorgung

Kanülen, Skalpelle, Glasampullen werden in stich- und bruchsicheren, verschlossenen Behältnissen zum Hausmüll gegeben. Abfälle, an deren Sammlung und Entsorgung aus infektionspräventiver Sicht keine besonderen Anforderungen gestellt werden, können in reißfesten, feuchtigkeitsbeständigen und dichten Behältnissen, z. B. festen Abfallsäcken zum Hausmüll gegeben werden. Organabfälle, Behältnisse mit Blut, Abfälle die mit meldepflichtigen Erregern behaftet sind, müssen der Desinfektion oder Verbrennung zugeführt werden.

> Kanülen, Skalpelle und Glasampullen müssen in stich- und bruchsicheren, verschlossenen Behältern entsorgt werden

9.8 Hygieneplan

9.8.1 Was ist ein Hygieneplan?

Der Hygienplan ist ein vom Gesetzgeber vorgeschriebenes Instrument zur Vermeidung von nosokomialen Infektionen und der Weiterverbreitung von Krankheitserregern bei Personal und Patienten. Arztpraxen, in denen ambulant operiert wird oder invasive Eingriffe vorgenommen werden, sind nach § 23 Absatz 5 IfSG und den Hygieneverordnungen der Bundesländer zur Aufstellung und Durchführung eines Hygieneplans verpflichtet. Als invasiver Eingriff gelten bereits Injektion oder Punktion.

Ein vollständiger und aktueller Hygieneplan dient dem Patienten- und Mitarbeiterinnenschutz gleichermaßen. Das Kompetenzzentrum Hygiene und Medizinprodukte der Kassenärztlichen Vereinigungen und der Kassenärztlichen Bundesvereinigung hat für Arztpraxen eine „Mustervorlage Hygieneplan" herausgegeben. Auch der Leitfaden „Hygienische Aspekte in der Hals-Nasen-Ohren-Praxis" der AG Praxishygiene der Deutschen Gesellschaft für Krankenhaushygiene stellt alle wichtigen Fakten übersichtlich dar.

> Arztpraxen, in denen ambulante Operationen oder invasive Eingriffe vorgenommen werden, sind zur Aufstellung eines Hygieneplans verpflichtet

9.8 · Hygieneplan

> **Invasiver Eingriff**
>
> **Invasiv** bedeutet „in den Körper eindringend" und kann sich auf diagnostische und therapeutische Maßnahmen beziehen. Bereits das Einführen eines Endoskops in die Nase stellt eine invasive Handlung dar.
>
> Unter **invasiven Eingriffen** werden gewebeverletzende, kleinere chirurgische Tätigkeiten verstanden, z. B. eine Inzision, Punktion oder Biopsie.

Im praxisinternen Hygieneplan werden Regelungen zu allen hygienerelevanten Aspekten in der Praxis getroffen (◘ Abb. 9.4). Patienten sollen vor nosokomialen Infektionen geschützt werden, die Beschäftigten vor Infektionen durch den Kontakt mit Patienten. Die Weiterverbreitung von Krankheitserregern, insbesondere solcher mit Resistenzen, soll vermieden werden.

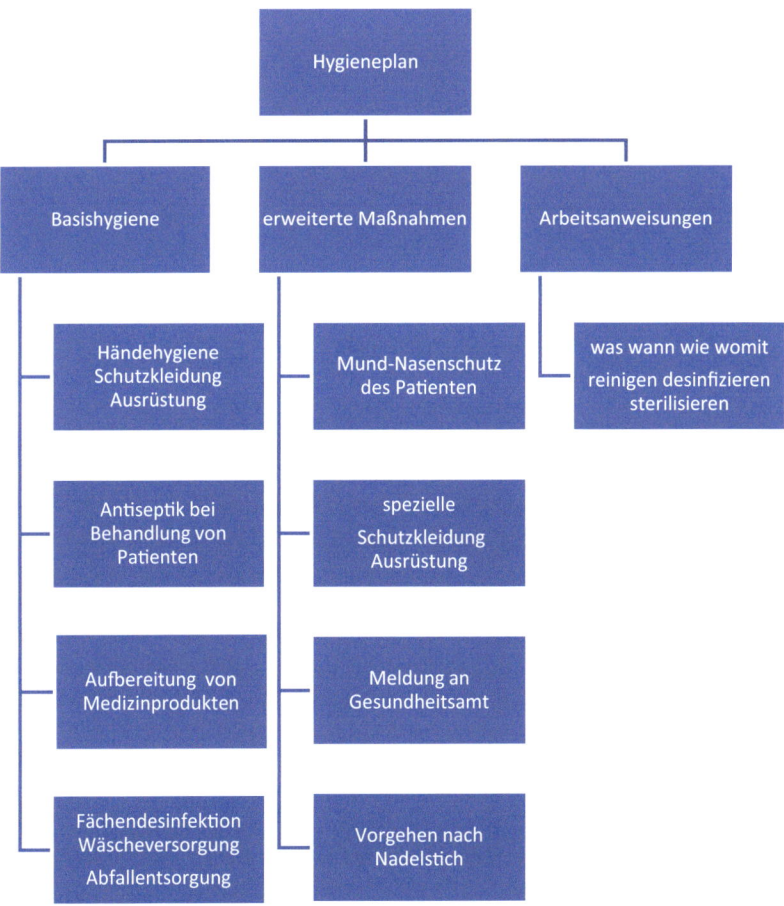

◘ Abb. 9.4   Übersicht: Inhalt des Hygieneplans

9.8.2 Hygieneplan für die HNO-Praxis

Im Hygieneplan sind die praxisspezifischen Maßnahmen der Basishygiene und der erweiterten Hygiene aufgeführt. Er enthält präzise Arbeitsanweisungen für die praktische Umsetzung

In Anlehnung an die oben genannten Mustervorlagen sind hier wichtige Punkte des Hygieneplans einer HNO-Praxis angeführt, ohne Anspruch auf Vollständigkeit. Der Hygieneplan unterscheidet Maßnahmen der Basishygiene und erweiterte Maßnahmen bei speziellen Indikationen. Die Basishygiene betrifft die notwendigen Routinemaßnahmen zur Vermeidung von Erregerübertragung. Indikationen für erweiterte Maßnahmen sind nachgewiesene Erreger oder mögliche gefährlichen Erreger bei Patienten, z. B. Covid-19 oder MRSA. Zu den erweiterten Maßnahmen gehören spezielle Schutzkleidung und Schutzausrüstung und eine kritischere Einstufung von Medizinprodukten. Der Hygieneplan enthält präzise Arbeitsanweisungen für die praktische Umsetzung nach dem Schema: was-wann-wie-womit und für die Erfüllung der Meldepflicht.

- **Routinemaßnahmen der Hygiene**

Diese betreffen
- Händehygiene
- Bekleidung und persönliche Schutzausrüstung
- Aufbereitung der Arbeits- und Schutzkleidung
- weitere Personalschutzmaßnahmen ▶ Abschn. 9.9
- Hygiene bei der Behandlung von Patienten
- Hygiene beim Umgang mit Medikamenten
- Aufbereitung von semikritischen und kritischen Medizinprodukten
- Reinigung und Desinfektion von Flächen, Böden, Geräten
- Umgang mit Abfall

- **Erweiterte Hygienenmaßnahmen**

Diese orientieren sich an den nachgewiesenen Erregern und den behördlichen Vorschriften und betreffen insbesondere die Hygiene bei der Patientenbehandlung, die Schutzausrüstung, die Medizinproduktaufbereitung und die Raumhygiene.

- **Anforderung an Räume und Ausstattung**

Der Hygieneplan listet alle vorhandenen Räume geordnet nach der jeweiligen Funktion mit Fußböden, Wänden, Mobiliar, Geräten, Arbeitsflächen und Handwaschplätzen hinsichtlich Reinigung und Desinfektion auf.

- **Meldung infektiöser Erkrankungen**

Die Meldung infektiöser Krankheiten muss spätestens 24 h nach Kenntniserlangung auf einem amtlichen Vordruck an das Gesundheitsamt gemeldet werden

Die Übermittlung der meldepflichtigen Erkrankungen erfolgt unverzüglich, spätestens innerhalb von 24 Stunden, mittels Meldebogen an das zuständige Gesundheitsamt. Der Meldebogen kann über die Homepage des zuständigen Landesgesundheitsamtes heruntergeladen werden.

Tab. 9.3 Arbeitsanweisung für das hygienische Händewaschen

Was	Wann	Wie	Womit
Händewaschen	vor Arbeitsbeginn, nach Arbeitsende, bei Verschmutzung, nach Toilettenbesuch	Waschmittel auf feuchte Hände geben, 20 Sekunden einreiben, abspülen, abtrocknen	Waschpräparat N.N. im Spender Papierhandtuch

- **Anhang zum Hygieneplan**

Der Anhang enthält Arbeitsanweisungen für die praktische Umsetzung des Hygieneplans. Hier sind nach dem Schema „was wann wie womit" alle Maßnahmen zur Reinigung, Desinfektion und Sterilisation aufgelistet.

Tab. 9.3 zeigt als Beispiel eine Arbeitsanweisung für das Händewaschen.

9.9 Arbeitsschutz

Wichtige Abkürzungen
- BGW: Berufsgenossenschaft Gesundheit und Wohlfahrtspflege
- DGUV: Deutschen Gesetzlichen Unfallversicherung
- HBV: Hepatitis B Virus
- HCV: Hepatitis C Virus
- HIV: Humanes Immundefiziens Virus
- PEP: Postexpositionsprophylaxe
- UVV: Unfallverhütungsvorschrift

Zum Arbeitsschutz zählen Maßnahmen und Vorgehensweisen zur Verhütung von Unfällen bei der Arbeit und zum Schutz vor arbeitsbedingten Gefahren für die Gesundheit und Sicherheit der Beschäftigten. Hygienemaßnahmen sind wirksamer Arbeitsschutz. Der Arbeitsschutz ist durch eine Vielzahl von Rechtsvorschriften geregelt. Die wichtigsten sind die Unfallverhütungsvorschriften, die von der Deutschen Gesetzlichen Unfallversicherung, der Spitzenorganisation der Berufsgenossenschaften, herausgegeben werden:
- DGUV Vorschrift 1 Grundsätze der Prävention
- DGUV Vorschrift 2 Betriebsärzte und Fachkräfte für Arbeitssicherheit

Alle Mitarbeiterinnen einer Arztpraxis sind bei der Berufgenossenschaft Gesundheit und Wohlfahrtspflege gesetzlich unfallversichert.

> Arbeitsschutz umfasst Maßnahmen zur Verhütung von Unfällen bei der Arbeit und zum Schutz vor arbeitsbedingten Gefahren für die Gesundheit

9.9.1 Impfungen

Empfehlungen zum Impfschutz für die MFA enthält die KRINKO-Empfehlung „Impfungen von Personal in medizinischen Einrichtungen in Deutschland". Danach besteht für Arzt und MFA in Arztpraxen ein mittleres Risiko für die Übertragung einer Infektion von Patient auf Personal und umgekehrt.

Das Epidemiologische Bulletin 4/2024 vom 25. Januar 2024 enthält die Empfehlungen der Ständigen Impfkommission beim Robert Koch-Institut für das Jahr 2024. Unter Einschluss der für alle Erwachsenen empfohlenen Standardimpfungen gelten für MFA die Empfehlungen:

- COVID-19
- Diphtherie/Tetanus
- Hepatitis A und B
- Influenza (Grippe) und Pertussis (Keuchhusten)
- Masern/Mumps/Röteln
- Poliomyelitis
- Varizellen

Sofern die Impfung nicht von der gesetzlichen Krankenkasse übernommen wird, trägt der Arbeitgeber die Kosten.

9.9.2 Unfallvermeidung

Stichverletzungsprophylaxe

Nadelstichverletzungen sind durch Verwendung von Nadeln mit passivem Sicherheitssystem weitgehend vermeidbar

Durch eine Nadelstichverletzung oder Schnittverletzung können HBV, HCV, HIV übertragen werden. Eine Impfung ist nur für HBV verfügbar.

Diese Maßnahmen minimieren das Risiko einer Stichverletzung:
- keine Hektik
- keine Ablenkung
- gute Beleuchtung
- Patient sitzt oder liegt in entspannter Körperhaltung, Kinder immer liegend
- unsterile Einmalhandschuhe tragen
- den Arm von Kindern oder unruhigen Personen von Begleitperson halten lassen
- Verwendung von Punktionsnadeln mit einem passiven Sicherheitssystem, das die Nadel beim Herausziehen vollständig und irreversibel abdeckt
- Entsorgung in stich- und bruchsicherem, verschließbarem Behälter

- **Sturzgefahr minimieren**
  - Berufsschuhe tragen, die festen Halt geben
  - Vorsicht bei nassen Böden
  - Vorsicht bei Arbeiten auf der Leiter
  - keine Kabel herumliegen lassen

- **Verletzung durch Chemikalien vermeiden**
  - Handschuhe und Schutzkleidung tragen, eventuell Mund-Nasen- und Augenschutz
  - konzentriertes Arbeiten

9.9.3 Vorgehen nach Stich- oder Schnittverletzung

Dies ist übersichtlich in dem Leitfaden „Risiko Nadelstich" der DGUV beschrieben:

- **Sofortmaßnahmen bei Verletzung mit kontamierten Instrumenten**
  - Wunde bluten lassen
  - Blutung fördern, ggf. den Stichkanal mit Kanüle vorsichtig öffnen
  - intensive Desinfektion

- **Bei Kontamination durch Blutspritzer oder benutze Instrumente**
  - Haut: intensive Desinfektion
  - Mundschleimhaut: Spülung mit Antiseptikum, ersatzweise Wasser
  - Auge: Spülung mit Wasser

- **Infektionsrisikio für HBV, HCV, HIV ermitteln**
  - Infektionswahrscheinlichkeit bei der Indexperson ermitteln z. B. durch Sichtung des Impfpasses
  - Blutentahme bei der Indexperson, wenn die Einwilligung für HBV, HCV, HIV Bestimmung vorliegt

Wie groß ist das Übertragungsrisiko für Hepatitis und HIV nach einer Nadelstichverletzung mit Kontamination durch eine erkrankte Indexperson?
  - bei HBV in 300 von 1000 Fällen
  - bei HCV in 30 von 1000 Fällen
  - bei HIV in 3 von 1000 Fällen

> Erstmaßnahmen bei einer Nadelstichverletzung sind das Ausbluten und Desinfizieren der Wunde und das Ermitteln des Infektionsrisikos für HBV, HCV und HIV

> **Indexperson** ist die Person, von der das Blut auf der Nadel oder dem Skalpell stammt. **Postexpositionsprophylaxe** ist ein Medikament oder eine Impfung, die das Auftreten einer Infektion nach Kontakt mit dem Erreger verhindern kann.

- **Risikobewertung und weitere Maßnahmen**
- Immunitätslage der Verletzten beurteilen: liegt HBV Impschutz vor? Eventuell Blutkontrolle (Serumröhrchen) auf HBV, HCV, HIV
- HIV-PEP mit einer medikamentösen Kombinationstherapie innerhalb von zwei Stunden
- HBV-Immunisierung innerhalb von 48 Stunden mit Hepatitis B Immunglobulin bei unklarem Immunstatus oder über 10 Jahre zurückliegender Impfung
- HCV: keine PEP durch Medikament oder Impfung möglich
- Vorstellung beim D-Arzt
- Meldung als Arbeitsunfall an die BGW

Literatur

AG Praxishygiene der Deutschen Gesellschaft für Krankenhaushygiene (Hrsg) (2016) Hygienische Aspekte in der Hals-Nasen-Ohren-Praxis. Berlin. https://www.krankenhaushygiene.de/pdfdata/2016_dgkh_leitfaden_hno.pdf. Aufgerufen am 31.07.2024

Aktion-Saubere-Hände (2024) Charite Berlin. Institut für Hygiene und Umweltmedizin, Aufgerufen am 10.07.2024, https://ash.charite.de/files/public/fileadmin/ash/user_upload/pdf/Uebersichten_Materialien/Praesentation_Materialien_fuer_Ambulante_Medizin.pdf

Deutsche Gesellschaft für Sterilgutversorgung (Hrsg) (2013) Flussdiagramm der DGSV zur Einstufung von Medizinprodukten 2013 Wustermark. https://www.rki.de/DE/Content/Infekt/Krankenhaushygiene/Kommission/Downloads/DGSV_pdf.pdf?__blob=publicationFile. Aufgerufen am 31.07.2024

Deutsche Gesetzliche Unfallversicherung (Hrsg) (2012) Vorschrift 2 Betriebsärzte und Fachkräfte für Arbeitssicherheit 2012. Berlin. https://www.dguv.de/medien/inhalt/praevention/vorschriften_regeln/dguv-vorschrift_2/muster_vorschr_2.pdf. Aufgerufen am 10.07.2024

Deutsche Gesetzliche Unfallversicherung (Hrsg) (2013) Vorschrift 1 Grundsätze der Prävention. Berlin. https://publikationen.dguv.de/widgets/pdf/download/article/2909. Aufgerufen am 31.07.2024

Deutsche Gesetzliche Unfallversicherung (Hrsg) (2022) Risiko Nadelstich. Berlin. https://publikationen.dguv.de/widgets/pdf/download/article/3050. Aufgerufen am 31.07.2024

Empfehlungen der Ständigen Impfkommission beim Robert Koch-Institut (Hrsg) (2024) Epidemiologisches Bulletin 4/2024. Berlin. https://www.rki.de/DE/Content/Infekt/EpidBull/Archiv/2024/Ausgaben/04_24.pdf?__blob=publicationFile. Aufgerufen am 31.07.2024

Literatur

Frank U et al (2018) Hygiene, Mikrobiologie. Thieme, Stuttgart

Jatzwauk L (2021) Hygiene in der HNO-Heilkunde. In: Reiß M (Hrsg) Facharztwissen HNO-Heilkunde, 2. Aufl. Springer, Berlin/Heidelberg

Kommission für Krankenhaushygiene und Infektionspräverntion beim RKI (2011) Anforderungen an die Hygiene bei Punktionen und Injektionen. Bundesgesundheitsblatt 54;1135–1144

Kompetenzzentrum (CoC) Hygiene und Medizinprodukte der Kassenärztlichen Vereinigungen und der Kassenärztlichen Bundesvereinigung (Hrsg) (2023) Hygiene in der Arztpraxis, 3. Aufl. Reutlingen. https://www.hygienemedizinprodukte.de/fileadmin/user_upload/dokumente/Hygieneleitfaden/CoC_Hygieneleitfaden_2023_online.pdf. Aufgerufen am 31.07.2024

Kompetenzzentrum (CoC) Hygiene und Medizinprodukte der Kassenärztlichen Vereinigungen und der Kassenärztlichen Bundesvereinigung (Hrsg) (2024) Mustervorlage – Hygieneplan für die Arztpraxis, 2. Aufl. Reutlingen. https://www.hygienemedizinprodukte.de/fileadmin/user_upload/dokumente/Mustervorlage_Hygieneplan/CoC_Mustervorlage_Hygieneplan_Arztpraxis_pdf_2024.pdf. Aufgerufen am 32.07.2024

RKI und BfArm (Hrsg) (2012) Anforderungen an die Hygiene bei der Aufbereitung von Medizinprodukten. Bundesgesundheitsbl Bundesgesundheitsbl 55:1244–1310. Springer, Berlin/Heidelberg. https://www.rki.de/DE/Content/Infekt/Krankenhaushygiene/Kommission/Downloads/Medprod_Rili_2012.pdf?__blob=publicationFile. Aufgerufen am 31.07.2024

Schliefen G (2018) Hygiene. In: Liehn M et al (Hrsg) OTA-Ausbildung. Springer, Berlin/Heidelberg

Serviceteil

Stichwortverzeichnis – 251

© Der/die Herausgeber bzw. der/die Autor(en), exklusiv lizenziert an Springer-Verlag GmbH, DE, ein Teil von Springer Nature 2025
H. W. Eichel, *Arbeitsplatz HNO-Praxis*, https://doi.org/10.1007/978-3-662-70502-5

Stichwortverzeichnis

A

AABR 135, 136
ABC-Regel 170, 176–178
Abfallentsorgung 240
Abrechnung 149, 195, 201–203, 205, 206
Adenotomie 44, 68, 70–72, 156, 167
Aerosol 164, 170, 228
Akustisch evozierte Potentiale 135
Akutes Koronarsyndrom 174
Akutfall 162, 163, 166, 167, 194
Allergie 36, 62, 63, 93, 103, 140, 141, 143
Altersschwerhörigkeit 37, 39, 48, 126, 186
Ambulante Operationen 149
Ambulante spezialfachärztliche Versorgung 201, 203
Anamnese 63, 72, 82, 118, 141, 199, 204
Anaphylaxie 39, 64, 169, 175
Anmeldung 166, 185–187, 189, 191–193, 197
Anrufbeantworter 187
Antiseptik 219, 230, 231
Arbeitsschutz 243
Arbeitsunfähigkeitsbescheinigung 195, 199
Artikulation 20
Arztbrief 199
Ärztliche Untersuchung 119
Aspiration 84, 105, 159
Asthmaanfall 175
ASV 201
Atemwege 5, 16, 22, 28, 35, 38, 58, 62, 70, 72, 84, 105, 159, 170–172, 176, 178, 238
Auditive Verarbeitungs- und Wahrnehmungsstörung 53
Aufbereitung 118, 121, 221, 228, 232, 234, 239, 242
Aufklärung 121, 189, 207
Außenohr 3
Äußeres Ohr 3

B

Belegärztliche Operationen 150
BERA 52, 124, 135, 136, 139, 204
Bestandverzeichnis 208
Bewusstlosgkeit 171, 176
Bildgebung 62, 82, 91, 94, 100, 103, 106, 110, 111, 121
Blutdruckmessung 121, 137
Bluttest 74, 141, 143
Bogengänge 9, 138
Bolusgeschehen 176
Bronchien 16, 28, 83, 112, 113, 167, 175

C

CERA 136
Cerumen 4, 38, 40, 165, 166
Chirurgische Händedesinfektion 220, 225
Cholesteatom 43, 45, 46, 152, 153
Chronische Otitis media 39, 46
Cochlea 7, 11, 14, 47, 54, 55, 153
Computertomografie 94, 103
Corti-Organ 7, 8
COVID-19 60, 220, 231, 244
CPAP 71, 72, 145, 146
CPR 170, 171, 176–178, 180

D

Dampfsterilisation 234–236
Desinfektion 117, 118, 145, 219, 221, 225, 230–235, 238–240, 242, 243, 245
digitale Volumentomografie 103
Dokumentation 118, 188, 195, 196, 207, 208
Dringender Fall 162
Ductus cochlearis 7, 8

E

EBM 149, 150, 201–205
E-Health 195, 197, 198
Eilfall 162, 163, 166, 167
Einheitlicher Bewertungsmaßstab 201, 202
elektronisch 119, 195, 199, 200, 203
elektronische Gesundheitskarte 195
Elektronischer Heilberufsausweis 198
Endolymphe 6, 10, 138
Endoskopie 62, 86, 101, 105, 107, 117
endoskopische Kehlkopfchirurgie 158
Epistaxis 59, 165
Epithel 5, 16, 18, 37, 46
Erreger 36, 57, 94, 112, 217–219, 222, 228, 231, 242, 246

F

Felsenbein 6, 10, 52
FESS 148, 155
Freiburger Sprachverständlichkeitstest 130, 131
Frequenz 13, 14, 28, 125, 130, 139

G

Gaumenmandel 69, 157
Gaumenmandeln 21
Gaumensegel 19, 22, 44, 71, 72, 108, 158
Gebührenordnung für Ärzte 190, 201, 205
Gehörgang 3–5, 9–11, 13–15, 35, 36, 40, 42, 52–54, 95, 96, 119, 132, 134, 135, 138, 148, 151–153

Gehörknöchelchenkette 5, 14, 132–134, 152
Geschmacksorgan 20
gesetzliche Unfallversicherung 48, 206
Gesprächskultur 185, 190
Gleichgewichtsprüfung 97, 136, 188
Gleichgewichtsprüfungen 136, 213
Gleichgewichtssinn 93
Glottis 27, 28, 79, 84
GOÄ 201, 205, 206
Gustometrie 144

H

Haarzellen 7, 8, 14, 47, 48, 134
Händedesinfektion 221–226, 228, 229, 231, 237
Händehygiene 218, 221, 242
Heimlich Handgriff 172, 173, 176
Hepatitis 226, 227, 243–246
Herz-Lungen-Wiederbelebung 171, 174, 178
HNO-Status 86, 91, 92, 119
Hörbahn 11, 13, 14, 52, 53, 135
Hören 10, 12–14, 125, 170
Hörgerät 54, 126, 130
Hörprothetik 53
Hörprüfung 96–98, 124, 136
Hörschwelle 13, 125, 127–130, 134, 135
Hörstörung 15, 49, 136
Hörsturz 37, 38, 48, 49, 52, 151, 162
Hörweitenprüfung 96, 97
Hygiene 217, 220, 229–232, 236, 237, 240, 242
Hygieneplan 196, 208, 220, 240–243
Hygienische Händedesinfektion 220, 223
Hygienplan 240, 242
hypertensiven Krise 177
Hyperventilation 168
Hypoglykämie 50, 177
Hypopharynx 21, 22, 67, 73, 105, 106, 108, 158
Hypotonie 168

I

ICD-10-GM 201, 203
Impedanz 132
Impedanzaudiometrie 100
Impfung 67, 74, 244, 246
Infektion 58, 60, 67, 217–219, 221, 225, 227, 230, 232, 244, 246
Innenohr 3, 5, 6, 11, 12, 44, 46, 48, 54, 136, 150, 153
Innerer Gehörgang 10

J

JVEG 201

K

Kardiopulmonale Reanimation 178
Kartenterminal 197, 198
Karzinom 37, 59, 62, 66, 67, 70, 103
Kassenärztliche Bundesvereinigung 201
Kassenärztliche Vereinigung 194, 201
Kehlkopf 16, 22–24, 27–30, 76, 83, 105, 117, 120, 158, 159, 167
Kehlkopfchirurgie 158
Kehlkopfkarzinom 37, 79, 159
Kern 11, 63
Kernspintomografie 94
Kleinchirurgische Eingriffe 149
Knochenleitungsmessung 125, 127
Koagulation 59, 154, 167
Kommunikation 25, 54, 70, 185, 187, 190, 191, 195, 196, 198, 209–211
Krampfanfall 176
KRINKO 217, 230, 232, 237, 244
Kritische Instrumente 232, 234

L

Labordiagnostik 91, 94, 112
Labyrinth 6, 7, 10, 46
Labyrinthitis 44, 48, 49
Lagerungsprüfung 51, 137
Lagerungsschwindel 39, 50, 51
Laryngektomie 80, 81, 83, 159
Laryngitis 38, 75, 76
Laryngoskopie 26, 76, 79, 91, 92, 105, 106, 108, 109, 112, 204
Laryngospasmus 167
Lautheitsausgleich 129
Lufleitungsmessung 125
Luftdusche 43, 44, 119
Luftröhre 16, 22, 23, 28, 30, 31, 36, 75, 76, 81, 83, 84, 112, 159, 168, 176, 230
Lupenlaryngoskopie 105–109, 167, 204
Lymphadenitis 85, 86
Lymphe 29
Lymphknoten 28–30, 37, 64, 67, 80, 85, 86, 110, 111, 160

M

Magnetresonanztomografie 94
Medikationsplan 195, 197, 199
Medizinprodukt 232
Medizinproduktebuch 196, 208
Meldepflicht 220, 242
Meniere-Erkrankung 49, 151

Mikrolaryngoskopie 78, 80, 107, 109
Mikrolayngoskopie 158
Mittelohr 3–5, 11, 15, 44, 45, 48, 52, 133, 134, 151–153
MRSA 58, 220, 231, 242
Mundhöhle 18–20, 22, 36, 65–67, 104, 105, 120, 144, 148, 156, 230, 231
Musculus 5, 25, 29, 139
Myringoplastik 152

N

Nasaler Provokationstest 143
Nase 6, 16, 36, 38, 43, 44, 56, 57, 59–61, 63, 64, 70, 99–101, 103, 105, 113, 120, 140, 144, 154, 167, 171, 174, 175, 178, 228, 241
Nasenatmung 56–58, 60–62, 69, 76, 93, 103, 140, 154, 156
Nasenbeinbruch 35, 59, 167
Nasenbluten 56, 59, 62, 167, 177
Nasenmuschel 16, 154
Nasenmuschelhyperplasie 56, 58
Nasennebenhöhlen 16–18, 38, 56, 57, 60–62, 64, 70, 101, 103, 154, 155, 204
Nasenseptumdeviation 38, 56, 61
Nasopharynx 17, 20, 22, 44, 69, 105
Neck Dissection 67, 81, 160
Nervus 10, 11, 24, 25, 144
Neugeborenenhörscreening 47, 100, 136
Notfall 63, 64, 162, 163, 165–167, 198
Notfallausrüstung 163
Notfalldatenmanagement 195, 197, 198
Notfälle 162, 165–167, 170, 172, 174, 191, 193, 212
Notfallmedikamente 163, 164
Nystagmen 97, 137
Nystagmusbrille 97, 137

O

Ohrmuschel 3, 4, 6, 29, 40, 42, 45, 53, 95, 97, 150, 153, 157
Ohrtrompete 5, 6, 20, 21, 42–44, 57, 69, 95, 103, 153
Olfaktometrie 144
Operationen 37, 49, 58, 67, 80, 109, 119, 148–151, 153–159, 189, 200–202, 207, 225–227, 232, 240
OPS 149, 201
Oropharynx 21, 22, 104
Ösophagoskopie 73, 113
Otitis externa 38, 40, 165, 166
Otoakustische Emissionen 134
Otosklerose 46, 134, 153
Otoskopie 91, 92, 95, 96

P

Palpation 91, 95, 104, 106, 110, 111
Parazentese 44, 151

Pathogenität 218, 219
Pathologische Kategorien 35
Patientenakte 195–197, 199, 200, 207
Paukenerguss 43, 44, 133, 151
Paukenhöhle 5–7, 42–44, 46, 49, 119, 132, 133, 151, 152
Perilymphe 6, 14, 29
Pfeiffer-Drüsenfieber 69
Pharyngitis 38, 65, 66
Phonation 26, 28
Politzer 44
Polygraphie 72, 145
Polypen 61
Polysomnographie 72, 145, 146, 204
Praxisausweis 195, 198
Praxisverwaltungssystem 195, 197–200, 207
Pricktest 101, 124, 141, 142, 188
Pulsoxymeter 163, 170, 171
Punktion 37, 61, 94, 110, 111, 120, 230, 237, 240, 241

Q

Qualitätsmanagement 196, 209

R

Rachen 6, 16–20, 22, 63, 66, 67, 86, 92, 105, 109, 112, 113, 120, 156, 167, 170, 230, 231
Rachenblutung 167
Rachenmandel 20–22, 38, 43, 44, 57, 68–70, 103, 156
Reflex 100, 139
Reflux 66, 73, 76, 79
Reinke-Ödem 77
Reintöne 125
Rezept 195, 197, 199
Rhinitis 38, 56–62
Rhinomanometrie 103, 140, 143
Rhinoplastik 57, 154
Rhinoskopie 58, 91, 92, 101–103, 143
Riech- und Schmeckprüfung 144
Riechsinn 17
Riechstörung 57, 60
Rinne 97, 98, 127
Robert-Koch-Institut 217

S

Schalldruck 13, 14, 125
Schallempfindungsschwerhörigkeit 15
Schallleitung 13–15, 53
Schallleitungsschwerhörigkeit 15
Schallwandlung 13–15
Schilddrüse 28, 30, 86, 94, 110–112, 204
Schlafapnoe 71, 72
Schlafdiagnostik 72, 145
Schlaganfall 177

Schleimhaut 5, 16, 20, 25, 27, 58, 60, 66, 70, 77, 101, 120, 154, 155, 223, 229, 230, 233, 234
Schlucken 6, 19, 22, 26, 27, 81, 84, 93, 106, 110, 113, 176
Schmeckstörung 66
Schnarchen 38, 65, 69–72, 145, 158
Schneckengang 6, 7, 14
Schutzausrüstung 220, 221, 226–229, 231, 232, 242
Schutzkleidung 220, 221, 226–229, 242, 245
Schweigepflicht 185
Schwerhörigkeit 15, 47, 52, 53, 124
Seitenstränge 21
Selbstzahlerleistung 190
Sensor 6
Septumplastik 56, 71, 149, 154
SGB V 201
Sinneszellen 7–9, 17, 20
Sinusitis 38, 56, 58, 60, 61, 66, 76, 103, 155
Sonografie 85, 86, 106, 110, 112, 119, 204
Speicheldrüsen 20
Speicheldrüsenentzündung 74
Speiseröhre 18, 21, 22, 67, 73, 106, 112, 113, 159, 167
Spielaudiometrie 128
Sprachaudiometrie 100, 124, 130
Stapediusreflex 5, 133, 134
Stapediusreflexmessung 95, 125, 132, 134
Stapesplastik 46, 153
Steigbügel 5, 134, 153
Stellknorpel 23–25, 77, 79
Sterilisation 117, 219, 221, 232–236, 243
Stichverletzung 244
Stimme 63, 75, 77, 79, 81, 82, 93, 97, 105, 110, 159, 169
Stimmlippengranulom 77
Stimmlippenknötchen 79, 80
Stimmlippenlähmung 81, 82, 110
Stimmlippenpolyp 77, 158
Stimmmuskel 25
Stimmstörung 82
Struma 86

T

Teambesprechung 190, 210
Telefon 185, 187, 191
Telematik 196, 200
Telematikinfrastruktur 188, 195–197, 199
Telemedizin 196
TEOAE 134–136
Terminservicestelle 191–194
Terminvereinbarung 191, 193
Thermische Prüfung 138
Tinnitus 38, 39, 52, 129, 130, 204

Tinnitus-Matching 129, 130
Tonaudiogramm 48, 49, 53, 126, 130, 132
Tonaudiometrie 13, 14, 52, 95, 100, 125, 128, 129, 204
Tonsillektomie 70, 71, 156, 157, 167
Tonsillitis 38, 39, 65, 66, 68, 156, 165
Tonsillotomie 70–72, 156, 157, 167
Trachealkanüle 84, 159, 230
Tracheobronchoskpie 112
Tracheostoma 31, 81, 83, 84, 112, 120, 159, 175, 230
Tracheotomie 81, 83, 84, 159, 230
Trommelfell 3, 5, 14, 40, 42, 44, 46, 48, 49, 95, 96, 120, 132, 134, 151, 152
Tubenfunktionsstörung 39, 42, 45, 151, 153
Tubenmandeln 21
Tympanometrie 95, 125, 132, 134
Tympanoplastik 45, 46, 149, 152
Tympanoskopie 49, 152

U

Ultraschall 74, 86, 94, 101, 110
Unfallvermeidung 244
Unkritische Instrumente 232, 234
Untersuchungs- und Behandlungseinheit 116, 239
Untersuchungs- und Behandlungsplatz 116–118
UV-GOÄ 201, 206

V

Valsalva 6, 43, 95
Venenverweilkanüle 165, 237
Verhaltensaudiometrie 124, 125, 128, 129
Verletzung 35, 47, 82, 83, 245
Versichertenstammdatenmanagement 195, 197, 199
Vertäubung 127, 128, 132
Vestibularapparat 10
Vestibularisschwannom 36, 52
Videookulografie 100, 137
Virulenz 218, 219
Vorhof 6, 8, 10–12, 139

W

Weber 96, 97, 127
Wischdesinfektion 233, 234, 238, 239

Z

Zunge 11, 19, 20, 63, 65, 66, 105, 108, 144, 169, 170
Zungenmandel 21

MIX
Papier aus verantwortungsvollen Quellen
Paper from responsible sources
FSC® C105338

If you have any concerns about our products,
you can contact us on
ProductSafety@springernature.com

In case Publisher is established outside the EU,
the EU authorized representative is:
**Springer Nature Customer Service Center GmbH
Europaplatz 3, 69115 Heidelberg, Germany**

Printed by Libri Plureos GmbH
in Hamburg, Germany